江西省政府"江西省国医名师"资金项目支助出版项目

谢强盱江医派研究丛书　总主编　谢　强

盱派谢强
转移兴奋灶针灸疗法

主　审　付　勇
主　编　李　芳　黄冰林　李思宏

U0201043

全国百佳图书出版单位
中国中医药出版社
·北　京·

图书在版编目（ＣＩＰ）数据

盱派谢强转移兴奋灶针灸疗法 / 谢强总主编；李芳，黄冰林，李思宏主编 . -- 北京：中国中医药出版社，2023.12

（谢强盱江医派研究丛书）

ISBN 978-7-5132-8580-3

Ⅰ.①盱… Ⅱ.①谢… ②李… ③黄… ④李… Ⅲ.①针灸疗法—临床应用—中医学—神经病学 Ⅳ.① R246.6

中国国家版本馆 CIP 数据核字 (2023) 第 227027 号

中国中医药出版社出版

北京经济技术开发区科创十三街 31 号院二区 8 号楼
邮政编码　100176
传真　010-64405721
河北新华第二印刷有限责任公司印刷
各地新华书店经销

开本 880×1230　1/32　印张 11.25　彩插 0.25　字数 247 千字
2023 年 12 月第 1 版　2023 年 12 月第 1 次印刷
书号　ISBN 978 - 7 - 5132 - 8580 - 3

定价　50.00 元
网址　www.cptcm.com

服 务 热 线　010-64405510
购 书 热 线　010-89535836
维 权 打 假　010-64405753

微信服务号　zgzyycbs
微商城网址　https://kdt.im/LIdUGr
官 方 微 博　http://e.weibo.com/cptcm
天猫旗舰店网址　https://zgzyycbs.tmall.com

如有印装质量问题请与本社出版部联系（010-64405510）
版权专有　侵权必究

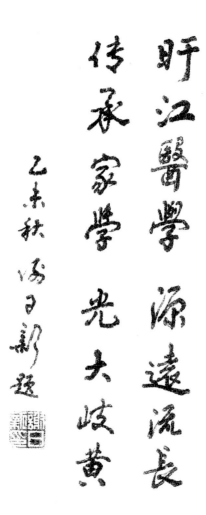

旴江醫學　源遠流長
傳承家學　光大岐黃

乙未秋　謝日新題

谢日新（谢强的父亲）题词

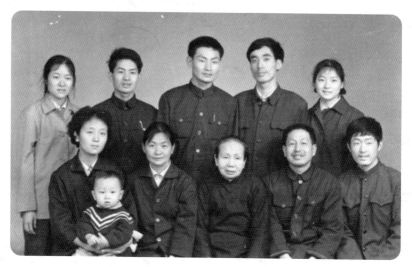

1979 年，谢强和家人在南昌的合影

注：前排，中坐者为祖母杨满金，左二为母亲李斯炅，右二为父亲谢日新，左一为大嫂高令兰（抱怀中为侄儿谢凯），右一为弟弟谢勇。后排，中立者为哥哥谢坚，左二为谢强，左一为妻子马雅可，右二为妹夫刘东保，右一为妹妹谢英。

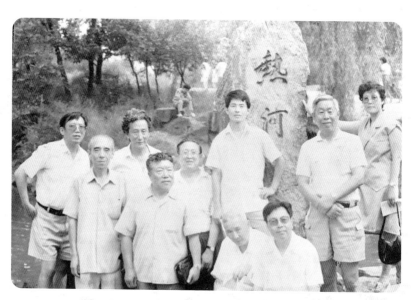

1993 年，谢强随同恩师魏稼教授在承德避暑山庄
参加《中国针灸荟萃》编委会议时与王雪苔等针灸专家的合影

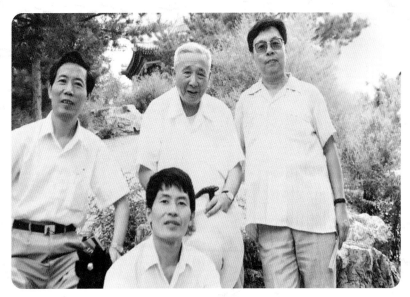

1993 年，谢强随同恩师魏稼教授在承德避暑山庄
参加《中国针灸荟萃》编委会议时与李鼎等针灸专家的合影

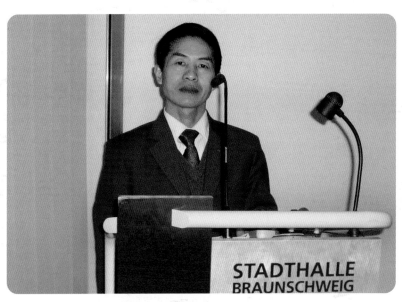

2004 年，谢强在德国布伦瑞克市市政厅做学术报告 1

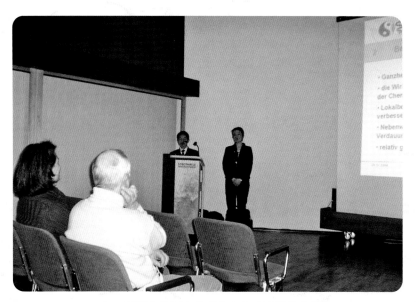

2004 年，谢强在德国布伦瑞克市市政厅做学术报告 2

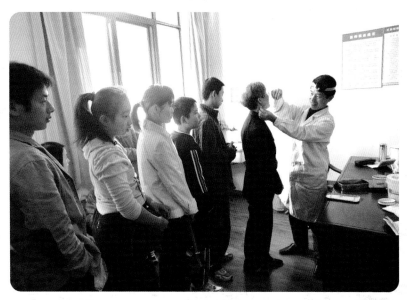

2006 年，江西省中医院谢强诊室里患者正排队针灸，谢强为患者
"飞针"施治

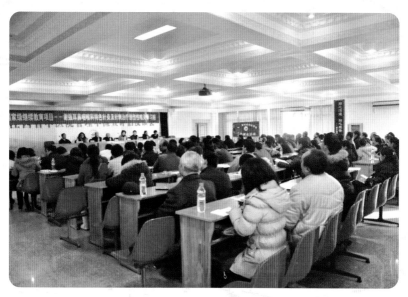

2010 年，江西省中医院会议厅"国家继续教育项目——谢强耳鼻咽喉科特色针灸及针刺治疗创伤性喉炎学习班"结业典礼

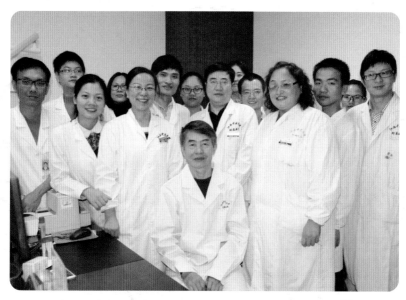

2015 年，国家中医药管理局"全国名老中医药专家谢强传承工作室"部分成员合影

● 原著者简介

谢强（1953—　），江西抚州临川人，出生于江西盱江（抚河）畔，盱江医派传人，享受国务院政府特殊津贴专家，国家级名中医，2011年国家中医药管理局批准建设"全国名老中医谢强传承工作室"。一级主任中医师，二级教授，博士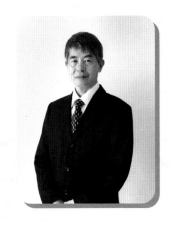研究生导师，全国第三、四、五、六批老中医药专家学术经验继承工作指导老师。现任江西中医药大学岐黄书院岐黄中医门诊部主任中医师，江西中医药高等专科学校盱江医派研究院名誉院长。历任江西中医药大学嗓音言语听力医学研究所所长，南京中医药大学和江西中医药大学博士研究生导师（中医学、针灸推拿科学、中医五官科学），中国针灸学会针灸文献专业委员会委员。研究方向：针灸学、五官科学、盱江医学史。主持国家、部省级课题11项。主编著作6部。发表论文212篇。

前　言

　　2021 年江西省中医药管理局批准建设"江西省国医名师谢强传承工作室"，并且予以基金资助。《盱派谢强转移兴奋灶针灸疗法》是谢强教授盱江医派研究的又一重要研究成果。

　　2006 年，谢强的导师魏稼教授翻阅了肖永涛撰写的《谢强教授针灸治疗耳鼻喉科疾病经验介绍》（《新中医》2006 年第 2 期）一文，针对谢强发掘整理家传的明代盱江南丰李梴"上补下泻"针法提出的"上补下泻转移兴奋灶针灸学说"，立即与谢强坐而论道，经过多番辩论，导师最后满意地对谢强说："'上补下泻转移兴奋灶针法'很有意义。"鼓励谢强对这一针灸学说做进一步研究，力争出书推广应用。在导师的激励下，谢强数易其稿，终于在 2019 年 3 月完成初稿，当书稿交给导师时，导师看着手上的书稿很是激动，他说："终于有人将流传在盱江流域的古江西针派的针学思想和经验发掘整理出来了，你将李梴的'上补下泻'针法与现代的转移兴奋灶理论融合，意义重大。""此针法突显了针灸起效的真谛，上病下取，一针为率，最多四针，用穴少，创痛少，起效快，疗效佳，简便易行，易于推广应用。江西的热敏灸疗已经走向世界，我相信江西的'上补下泻转

1

移兴奋灶针法'亦很快会走向世界。""世界针灸看中国，中国针灸看江西。"（见谢强《旴派上补下泻经典针刺学》）

《旴派谢强转移兴奋灶针灸疗法》总结了谢强教授倡导的上补下泻转移兴奋灶针灸疗法，由李芳、黄冰林、李思宏等主持整理谢强教授的原书稿资料，修缮纠错，删繁存精，并且将自己的临床亲验医案加入书中，编撰成篇。

《旴派谢强转移兴奋灶针灸疗法》编委会
2023 年 9 月

目　录

第一章 概　述

第一节　转移兴奋灶针灸疗法的概念

盱派谢氏转移兴奋灶针灸疗法，又称盱派谢氏上补下泻转移兴奋灶针灸疗法，属异穴补泻法，源于谢强教授家传明代江西盱江医学流派李梴《医学入门》首创的"上补下泻"针法。谢强教授根据李梴"上补下泻"针法精义，阐发《黄帝内经》"上病下取""远道刺"的经旨，结合中医学经络学说及西医学神经反射学说、神经－内分泌－免疫网络学说，以诠释"上补下泻"针法的现代机制，在其祖母杨满金和导师魏稼教授的指导下提出了创新特色针灸疗法——转移兴奋灶针灸疗法，重点针刺人体远端手足腧穴以转移兴奋灶，达到缓解上部病灶的兴奋度以治愈疾病之目的，诠释上补下泻转移兴奋灶是针灸起效的真谛！

谢强教授曾感叹：李梴的这种遵循《内经》"上病下治""远道刺"关键点的"上补下泻"针法，简易效佳，但自清代以来渐渐被后世无数繁杂的针灸方法及手法掩盖和替代，逐渐被针灸医者忽视淡忘，现已少有人知晓李梴"上补下泻"针法。如今，虽然不少医生在临床中有意无意采取了"上病下取"方法施针，但是知晓和讨论李梴"上补下泻"针法的人屈指可数，仅有全国名老中医盛燮荪（浙江省嘉兴市第一医院,第三批全国老中医药专家学术经验继承工作指导老师,2022 年 11 月 22 日逝世)和谢强(江西中医药大学附属医院,第三、四、五、六批全国老中医药专家学术经验继承工作指导老师)的两个团队仍在整理研究并应用此法。因此,李梴的"上补下泻"针法亟待认真发掘整理、开发应用,使其不至于淹没于历史尘埃中。

转移兴奋灶针灸疗法是一种既传统又现代的经典针灸术。明代针灸大家杨继洲就在《针灸大成》中推崇李梴针法并赞颂"南丰李氏补泻法":"又有一言真秘诀,上补下泻值千金。"转移兴奋灶针灸疗法传承了李梴的"上补下泻"传统针法,又用现代医学语言诠释其医学机制,可以说它既传统又现代。医者只需掌握《内经》"上病下取"和《医学入门》"上补下泻"两个施针关键点就能很快学会和应用针灸进行施治。因此,相对于通常针灸技术而言,"转移兴奋灶针灸疗法"取穴少、施针少,一般施 1 ~ 4 针即可,重在手足部施针而头面胸腹部施针少、伤害少、创痛少、安全效佳,是一种既经典又简易的针灸术,更易为民众所接受,有助于针灸疗法推广应用。

转移兴奋灶针灸疗法,通过在病灶下方的远端施针,形成一个高强度的新的兴奋灶(点),其强度远远高于病灶的兴奋度,转移兴奋灶,从而降低了病灶的兴奋度,缓解了病灶的病理发展态势,加速了病情的愈好。这都是针灸的转移兴奋灶作用所致,所以谢强教授将这一传统针灸术重新命名为"转移兴奋灶针灸疗法",希望今人继续传承、推广、应用这已诞生了数百年的古老珍稀针灸术,让这种少创痛、简易效佳的古老经典针灸术——"转移兴奋灶针灸疗法"给医学界带来清新的春风！使古老的针灸疗法不再玄奥难懂而重返易简！

　　转移兴奋灶针灸疗法临床操作的关键点：针刺和艾灸皆可，施针灸时分主针、主穴和应针、应穴。例如针刺，先施于主针，针刺人体病灶下方远端的腧穴（主穴），每次选穴1～2个，针尖朝上，重刺激，泻法，行针导气，激发针气向上行，在病灶的下方远端产生一个新的强大兴奋灶（点），远远高于上方病灶的兴奋强度，导邪下行消散，转移兴奋灶，以降低病灶的兴奋度，从而缓解病势；待主针针气上走后，方可施于应针，针刺上方病灶周围的腧穴（应穴），每次选穴1～2个，针尖朝下，弱刺激，补法，以应答主针的针气。留针期间，主针须朝上方行针1～3次，催气，导气，以激发针气上行，而应针不需行针，只需静候主针针气。艾灸亦是如此，下方主灸（主穴）的艾灸量要比上方应灸（应穴）的艾灸量大即可。主针（主灸）和应针（应灸）上下相配，主强应弱，互相应答，疏通经络，导邪下散，平衡阴阳，扶正祛邪，转移兴奋灶，维系人体自稳态平衡，从而改善炎症、组织增生、代谢紊乱、内分泌失调、神经功能失调等，达到治愈疾病的目的。正如李梴《医学入门·针灸》所说："百病一针为率，多则四针。""通而取之……头取手足三阳，胸腹取手足三阴，以不病者为主，病者为应……先下主针而后下应针，主针气已行而后针应针……先斗气、接气，而后取气。"转移兴奋灶针灸疗法应用规律归纳起来为二十四字诀："上病下取，近病远治，针（穴）分主应，下主上应，先主后应，主重（泻）应轻（补）。"

　　譬如，治疗心绞痛，先施主针，刺下方手部的内关（主穴），针尖朝上，强刺激，泻法，行针导气，激发针气向上行；待主针针气上走后，方可施于应针，针刺上端近心区的天池（应穴），针尖朝下，弱刺激，补法，以应答主针针气。留针期间，主针行针 3 次，每次行针 30 秒至 1 分钟，以催气、导气，使针气上行；应针中途不行针，以静候应答主针针气。如此上下感召，上下通达，转移兴奋灶，达到缓解心绞痛的作用。谢强教授认为，针刺取穴不宜过多，否则干扰了主穴的兴奋性，获效不会太佳。这正如李梴指出："百病一针为率，多则四针，满身针者可恶。"犹如在一个广场上，东边有一位名家在演唱，不一会儿南边、北边和西边又来了几位歌者来演唱，此时这位名家即使再卖力演唱，但进入听众耳内的歌声也不再有之前的美妙了，究其原因就是被来自旁边的歌声干扰了，岂不遗憾。

谢强教授指出：古往今来，针刺方法繁多，手法多多，补泻各有不同，因玄奥繁复很难掌握，莫衷一是，不少医者临床都脱离了《内经》旨义，施针的"关键点"模糊，因此临床疗效常常欠佳，不如人意。《内经》《医学入门》重视"上病下取"，即"近病远治""远道刺"，重视针手足部腧穴治疗全身疾患，尤其重视肘膝以下的五输穴。转移兴奋灶针灸疗法其实就是强调：一是先在远离病灶下方的部位下针，重刺激泻之（造成一个新的强兴奋灶，兴奋强度远远高于患部的兴奋度，转移兴奋灶，"围魏救赵"，使患部的兴奋度下降，从而缓解患部的病理态势）；二是在上方病灶部位下针，轻刺激补之。但不少医者施针时，眼中只有病灶处，常常先针患部周围腧穴，后针远端腧穴，在患部腧穴施于强刺激手法，更有甚者在患部周围的针上加电刺激以求增强疗效。其实，对病灶周围的腧穴的强刺激，有可能适得其反，使病情越来越重。如耳鸣，即是因听神经兴奋而鸣，此时在耳部强刺激针刺，就可能因为兴奋加兴奋而"火上浇油"，促使耳鸣更甚；或者不少医者，也知道手足五输穴重要，先针之，但手法轻，而针患部腧穴却手法重，如此疗效亦常常不如意。因此，在针灸临床，如果注意这两个关键点，以下部腧穴为主施针，往往起效快、疗效显著，可大大提高临床治愈率。

综上所述，转移兴奋灶针灸疗法为异穴补泻法，源于江西"旴江医学针派"明代李梴《医学入门》，提倡"近病远治""上病下取"，以"穴分主应"为取穴理念，以"刺分先后"为刺激顺序，以"上补下泻"为刺激手法，以应穴应答主穴针气、上下交感、转移兴奋灶为临床特色，揭示了针灸的关键点，以及起效、速效、显效的奥秘。转移兴奋灶针灸疗法是遵循了《内经》《医学入门》中"上病下治""上补下泻"的针灸思想，并且结合中医经络整体观与西医神经反射学说、神经－内分泌－免疫网络学说而创研的一种简易经典特色针刺法。因此，谢强教授将家传的李梴"上补下泻"针法，命名为上补下泻转移兴奋灶针灸疗法，简称转移兴奋灶针灸疗法。

第二节　转移兴奋灶针灸疗法的渊源

转移兴奋灶针灸疗法，又名上补下泻转移兴奋灶针灸疗法，源于谢强教授家传旴江医派明代李梴《医学入门》上补下泻针法，是谢强教授继承发展了李梴的"上补下泻"针法精义，阐发《内经》"上病下取"奥义，并结合中医学整体观及西医学神经反射学说、神经－内分泌－免疫网络学说，根据家传、师授所创新的一种特色针灸疗法。

转移兴奋灶针灸疗法，通过强刺激远离病灶处的腧穴或部位，转移兴奋灶，降低病灶兴奋度，达到治愈疾病的作用。这种"小刺激大反应"，有类似"杠杆作用"的"给一个支点，就能撬起整个地球"作用，能起到意想不到的全身治疗效果。该法提供了崭新的治疗学理念。为进一步探索其源流，现将中医古籍文献中与上补下泻转移兴奋灶针灸疗法取穴思想渊源与传承有关的部分文献整理如下。

一、中医典籍中体现"上病下取"取穴思想的部分文献

《内经》《针灸甲乙经》等书中有关针灸的文献，对后世有着深远的影响，纵观后世针灸大家在学术上的传承和成就，无不深谙于这一部部经典著作。这些医籍是后世针灸学的学术思想源头。

（一）春秋战国时期《内经》中体现"上病下取"取穴思想的记载（表1）

表1 《内经》中的部分条文

条文	出处	单取下穴	上下配穴	左右配穴
冬取井荥，春不鼽衄	《素问·水热穴论》	√		
足少阴令人腰痛，痛引脊内廉。刺少阴于内踝上二痏。春无见血，出血太多，不可复也	《素问·刺腰痛》	√		

条文	出处	单取下穴	上下配穴	左右配穴
解脉令人腰痛，痛引肩，目䀮䀮然，时遗溲。刺解脉，在膝筋肉分间郄外廉之横脉出血，血变而止	《素问·刺腰痛》	√		
同阴之脉令人腰痛，痛如小锤居其中，怫然肿，刺同阴之脉，在外踝上绝骨之端，为三痏	《素问·刺腰痛》	√		
飞阳之脉令人腰痛，痛上怫怫然，甚则悲以恐，刺飞阳之脉，在内踝上五寸，少阴之前与阴维之会	《素问·刺腰痛》	√		
昌阳之脉令人腰痛，痛引膺，目䀮䀮然，甚则反折，舌卷不能言。刺内筋为二痏，在内踝上大筋前、太阴后，上踝二寸所	《素问·刺腰痛》	√		
少阳令人腰痛，如以针刺其皮中，循循然不可以俯仰，不可以顾，刺少阳成骨之端出血，成骨在膝外廉之骨独起者，夏无见血	《素问·刺腰痛》	√		
邪客于足少阴之络，令人卒心痛暴胀，胸胁支满，无积者，刺然骨之前出血，如食顷而已。不已，左取右，右取左，病新发者，取五日已	《素问·缪刺论》	√		√

条文	出处	单取下穴	上下配穴	左右配穴
邪客于手少阳之络，令人喉痹舌卷，口干心烦，臂外廉痛，手不及头，刺手小指次指爪甲上去端如韭叶各一痏，壮者立已，老者有顷已，左取右，右取左，此新病，数日已	《素问·缪刺论》	√		√
邪客于足厥阴之络，令人卒疝暴痛，刺足大指爪甲上与肉交者各一痏，男子立已，女子有顷已，左取右，右取左	《素问·缪刺论》	√		√
邪客于足太阳之络，令人头项肩痛，刺足小指爪甲上与肉交者各一痏，立已；不已，刺外踝下三痏，左取右，右取左，如食顷已	《素问·缪刺论》	√		√
邪客于手阳明之络，令人气满胸中，喘息而支胠，胸中热，刺手大指次指爪甲上去端如韭叶各一痏，左取右，右取左，如食顷已	《素问·缪刺论》	√		√
邪客于足阳跷之脉，令人目痛从内眦始，刺外踝之下半寸所各二痏，左刺右，右刺左，如行十里顷而已	《素问·缪刺论》	√		√

条文	出处	单取下穴	上下配穴	左右配穴
邪客于手阳明之络，令人耳聋，时不闻音，刺手大指次指爪甲上去端如韭叶各一痏，立闻。不已，刺中指爪甲上与肉交者，立闻。其不时闻者，不可刺也。耳中生风者，亦刺之如此数。左刺右，右刺左	《素问·缪刺论》	√		√
邪客于足阳明之络，令人鼽衄上齿寒，刺足中指次指爪甲上与肉交者各一痏，左刺右，右刺左	《素问·缪刺论》	√		√
嗌中肿，不能内唾，时不能出唾者，缪刺然骨之前，出血立已，左刺右，右刺左	《素问·缪刺论》	√		√
齿龋，刺手阳明，不已，刺其脉入齿中，立已	《素问·缪刺论》		√	
胃病者，腹䐜胀，胃脘当心而痛，上支两胁，膈咽不通，食饮不下。取之三里也	《灵枢·邪气脏腑病形》	√		
耳鸣，取手足中指爪甲上，左取右，右取左，先取手，后取足	《灵枢·厥病》	√		√
耳聋，取手足小指次指爪甲上与肉交者，先取手，后取足	《灵枢·厥病》	√		

条文	出处	单取下穴	上下配穴	左右配穴
厥心痛,与背相控,善瘛,如从后触其心,伛偻者,肾心痛也,先取京骨、昆仑,发针不已,取然谷	《灵枢·厥病》	√		
厥心痛,腹胀胸满,心尤痛甚,胃心痛也,取之大都、太白	《灵枢·厥病》	√		

可知,《内经》中虽然明确具体穴位的经文不多,但治疗时选取的都是手足经脉,甚至独取手足末端部位如足外踝、手指爪甲处以治疗诸疾,或与患处部位上下相配治疗,且刺有先后,先取下,后取上。《素问·缪刺论》云:"齿龋,刺手阳明,不已,刺其脉入齿中,立已。"这体现"上病下取"上下配穴的取穴思想。

(二)西晋皇甫谧《针灸甲乙经》中体现"上病下取"取穴思想的记载(表2)

表2 《针灸甲乙经》中的部分条文

条文	出处	单取下穴	上下配穴	左右配穴
风眩头痛,小海主之	《针灸甲乙经·卷之七·六经受病发伤寒热病第一(下)》	√		

条文	出处	单取下穴	上下配穴	左右配穴
青盲，商阳主之。瞴目，目眽眽，偏历主之。眼痛，下廉主之。瞴目，目眽眽，少气，灸五里，左取右，右取左。目中白翳，目痛泣出，甚者如脱，前谷主之。白膜覆珠，瞳子无所见，解溪主之	《针灸甲乙经·卷之十二·足太阳阳明手少阳脉动发目病第四》	√		√
耳中生风，耳鸣耳聋时不闻，商阳主之。聋，耳中不通，合谷主之。耳聋，两颞颥痛，中渚主之。耳焞焞浑浑，聋无所闻，外关主之。卒气聋，四渎主之	《针灸甲乙经·卷之十二·手太阳少阳脉动发耳病第五》	√		
邪客于手阳明之络，令人耳聋，时不闻音，刺手大指次指爪甲上端如韭叶，各一痏，立闻。不已，刺中指爪甲上与肉交者，立闻。其不时闻者，不可刺也。耳中生风者，亦刺之如此数，右取左，左取右	《针灸甲乙经·卷之五·缪刺第三》	√		√
邪客于足太阳之络，令人头项痛，肩痛，刺足小指爪甲上与肉交者各一痏，立已。不已刺外踝上三痏，左取右，右取左，如食顷已	《针灸甲乙经·卷之五·缪刺第三》	√		√

续表

条文	出处	单取下穴	上下配穴	左右配穴
气喘，热病衄血不止，烦心，善悲，腹胀，逆息热气，足胫中寒，不得卧，气满胸中热，暴泄，仰息，足下寒，膈中闷，呕吐，不欲食饮，隐白主之	《针灸甲乙经·卷之七·六经受病发伤寒热病第一（下）》	√		
胁痛咳逆，不得息，窍阴主之，及爪甲与肉交者，左取右，右取左，立已，不已复取之。手足清，烦热汗不出，手肢转筋，头痛如锥刺之，循循然不可以动，动益烦心，喉痹舌卷，口干，臂内廉痛不可及头，耳聋鸣，窍阴皆主之	《针灸甲乙经·卷之七·六经受病发伤寒热病第一（下）》	√		√
振寒瘛疭，手不伸，咳嗽唾浊，气膈善呕，鼓颌，不得汗，烦满身痛（《千金》作身心痛），目眴纵衄，尺泽主之。左窒刺右，右窒刺左	《针灸甲乙经·卷之七·六经受病发伤寒热病第一（下）》	√		
狂歌妄言，怒恐，恶人与火，骂詈，三里主之	《针灸甲乙经·卷之七·足阳明脉病发热狂走第二》	√		
身重骨痿不相知，太白主之	《针灸甲乙经·卷之九·脾受病发四肢不用第六》	√		

条文	出处	单取下穴	上下配穴	左右配穴
胸中满痛，乳肿，溃痈，咳逆上气，咽喉喝有声，天溪主之……咳逆烦闷不得卧，胸中满，喘不得息，背痛，太渊主之。咳逆上气，舌干胁痛，心烦肩寒，少气不足以息，腹胀喘，尺泽主之。咳，干呕烦满，侠白主之……凄凄寒嗽，咳吐血，逆气惊，心痛，手少阴郄主之。咳而胸满，前谷主之。咳，面赤热，支沟主之。咳，喉中鸣，咳唾血，大钟主之	《针灸甲乙经·卷之九·邪在肺五脏六腑受病发咳逆上气第三》	√		
腹寒胀满，厉兑主之。腹大不嗜食，冲阳主之。厥气上榰，解溪主之。大肠有热，肠鸣腹满，夹脐痛，食不化，喘，不能久立，巨虚上廉主之。肠中寒，胀满善噫，恶闻食臭，胃气不足，肠鸣腹痛，泄，食不化，心下胀，三里主之。腹满，胃中有热，不嗜食，悬钟主之	《针灸甲乙经·卷之九·脾胃大肠受病发腹胀满肠中鸣短气第七》	√		
卒疝，少腹痛，照海主之，病在左取右，右取左，立已	《针灸甲乙经·卷之九·足厥阴脉动喜怒不时发㿉疝遗溺癃第十一》	√		√

13

由上表可知，皇甫氏明确了具体的穴名来治疗诸疾，多数独取手足末端五输穴，并强调"主之"，而很少配伍患处穴位，深谙《内经》"上病下取""远道刺"之旨。可见，其将"上病下取"思想在各类疾病治疗中运用得灵巧活泛。

（三）东晋葛洪《肘后备急方》中体现"上病下取"取穴思想的记载（表3）

表3 《肘后备急方》中的部分条文

条文	出处	单取下穴	上下配穴	左右配穴
救卒死而张目及舌者。灸手足两爪后十四壮了	《肘后备急方·救卒中恶死方第一》	√		
卒魇不觉，灸足下大趾聚毛中，二十一壮……又方，灸两足大趾上聚毛中，灸二十壮	《肘后备急方·治卒魇寐不寤方第五》	√		
治卒心痛……灸手中央长指端，三壮	《肘后备急方·治卒心痛方第八》	√		
治卒吐逆方……灸两手大拇指内边爪后第一纹头各一壮，又灸两手中央长指爪下一壮，愈	《肘后备急方·治卒心腹烦满方第十一》	√		
卒霍乱……干呕者，灸手腕后三寸，两筋间是，左右各七壮，名间使	《肘后备急方·治卒霍乱诸急方第十二》	√		
治卒狂言鬼语方。针其足大踇趾爪甲下入少许，即止	《肘后备急方·治卒发癫狂病方第十七》	√		

条文	出处	单取下穴	上下配穴	左右配穴
治卒中急风,闷乱欲死方,灸两足大趾下横纹中,随年壮	《肘后备急方·治中风诸急方第十九》	√		
治卒中急风……若毒急不得行者,内筋急者,灸内踝;外筋急者,灸外踝上,二十壮	《肘后备急方·治中风诸急方第十九》	√		
葛氏治卒干呕不息……灸两腕后两筋中一穴,名间使,各七壮。灸心主尺泽亦佳	《肘后备急方·治卒胃反呕哕方第三十》	√		
葛氏,男子阴卒肿痛方,灸足大趾第二节下横纹理正中央五壮,佳	《肘后备急方·治卒阴肿痛颓卵方第四十二》	√		

可见,葛氏临床重视下部取穴,不仅针刺且更重灸治,体现了"上病下取"的取穴思想。

(四)宋代席弘《席弘赋》中体现"上病下取"取穴思想的记载(表4)

表4 《席弘赋》中的部分条文

条文	出处	单取下穴	上下配穴	左右配穴
列缺头疼及偏正,重泻太渊无不应	《席弘赋》	√		
虚喘须寻三里中	《席弘赋》	√		

条文	出处	单取下穴	上下配穴	左右配穴
手连肩脊痛难忍，合谷针时要太冲	《席弘赋》	√		
心疼手颤少海间，若要除根觅阴市	《席弘赋》	√		
但患伤寒两耳聋，金门听会疾如风	《席弘赋》		√	
五般肘痛寻尺泽，太渊针后却收功	《席弘赋》	√		
手足上下针三里，食癖气块凭此取	《席弘赋》	√		
阴陵泉治心胸满，针到承山饮食思	《席弘赋》	√		
委中专治腰间痛，脚膝肿时寻至阴	《席弘赋》	√		
更有三间肾俞妙，善除肩背浮风劳	《席弘赋》		√	
最是阳陵泉一穴，膝间疼痛用针烧	《席弘赋》	√		
委中腰痛脚挛急，取得其经血自调	《席弘赋》	√		
肚疼须是公孙妙，内关相应必然瘳	《席弘赋》	√		
髋骨腿疼三里泻，复溜气滞便离腰	《席弘赋》	√		

续表

条文	出处	单取下穴	上下配穴	左右配穴
倘若膀胱气未散，更宜三里穴中寻	《席弘赋》	√		
若是七疝小腹痛，照海阴交曲泉针	《席弘赋》	√		
久患伤寒肩背痛，但针中渚得其宜	《席弘赋》	√		

可见，席氏临床重视下部取穴，传承了《内经》"上病下治"经旨，体现了"上病下取"的取穴思想。

（五）元代危亦林《世医得效方》中体现"上病下取"取穴思想的记载（表 5）

表 5 《世医得效方》中的部分条文

条文	出处	单取下穴	上下取穴	左右取穴
伤寒阳毒……若病者三四日以上……灸太冲，穴在足大指本节后二寸或一寸半陷中，三十壮，神验	《世医得效方·卷第一·大方脉杂医科·阳毒》	√		
疟疾……于十指近甲梢针出血，及看两舌下，有紫肿红筋，亦须针去血，效	《世医得效方·卷第二·大方脉杂医科·截疟》		√	
干呕，灸尺泽，穴在肘约上动脉，灸三壮。又灸乳下一寸，三十壮	《世医得效方·卷第四·大方脉杂医科·呕吐》		√	

条文	出处	单取下穴	上下取穴	左右取穴
吐血，呕逆，灸大陵，穴在掌后两骨间是	《世医得效方·卷第七·大方脉杂医科·失血》	√		
衄不止，灸足大指节横理三毛中十壮，剧者百壮。并治阴卵肿	《世医得效方·卷第七·大方脉杂医科·失血》	√		
梦泄精，三阴交二七壮，梦断，神良。穴在内踝上大脉并四指是	《世医得效方·卷第八·大方脉杂医科·癫冷》	√		
治胃中热病，灸三里三十壮，穴在膝下三寸	《世医得效方·卷第八·大方脉杂医科·积热》	√		
肿满……足第二指上一寸半，随年壮。又灸两大手指缝头，七壮，治水气，通身肿满，效。太冲、肾俞各百壮，治虚劳浮肿效	《世医得效方·卷第九·大方脉杂医科·肿满》		√	
霍乱……第二脚指上，如绿豆大艾炷，灸三壮，即愈	《世医得效方·卷第十二·大方脉杂医科·肿满》	√		
治白崩……灸内踝上三寸，左右各百壮，名三阴交。治漏下不止，或赤或白，灸交仪，穴在内踝上五寸	《世医得效方·卷第十五·产科兼妇人杂病科·崩漏》	√		
妇人绝子。灸然谷五十壮，在内踝前直下一寸	《世医得效方·卷第十五·产科兼妇人杂病科·求嗣》	√		

条文	出处	单取下穴	上下取穴	左右取穴
风翳，患右目灸右手中指本节头骨上五壮，炷如小麦大，左手亦如之。目卒生翳，灸大指节横纹三壮，在左灸右，在右灸左，良	《世医得效方·卷第十六·眼科·风证》	√		√
失音，颊车蹉……灸足内踝上三寸宛宛中，或二寸五分，名三阴交穴	《世医得效方·卷第十七·口齿兼咽喉科·齿病》	√		
喉风……合谷穴，穴法口授。治牙关不开，则阳灵穴应针，各刺一刺出血，入二分，关窍即开	《世医得效方·卷第十七·口齿兼咽喉科·喉病》	√	√	

　　可见，危氏临床重视下部取穴，不仅针刺更重灸治，体现了"上病下取"的取穴思想。危氏在辨治喉病中运用主、应针配穴法治疗喉风牙关不开，"合谷穴……治牙关不开，则阳灵穴应针，各刺一刺出血，入二分，关窍即开。"可见，合谷穴为主穴，阳灵穴为应穴，先刺主穴，后刺应穴以应答主针的针气。这是古代针灸关于采取主应配穴法的较早记载。危亦林和李梴皆为旴江南丰人，据此可以推断，明代李梴"穴分主应，刺分先后"的"上补下泻"针法或是私淑了元代危亦林之针术。

（六）明代徐凤《针灸大全》中体现"上病下取"取穴思想的部分条文（表6）

表6 《针灸大全》中的部分条文

条文	出处	单取下穴	上下配穴	左右配穴
若是胃中停宿食，后寻三里起璇玑	《针灸大全·长桑君天星秘诀歌》	√		
耳鸣腰痛先五会，次针耳门三里内	《针灸大全·长桑君天星秘诀歌》		√	
牙疼头痛兼喉痹，先刺二间后三里	《针灸大全·长桑君天星秘诀歌》	√		
寒疟面肿及肠鸣，先取合谷后内庭	《针灸大全·长桑君天星秘诀歌》	√		
三里膝眼下，三寸两筋间。能通心腹痛，善治胃中寒	《针灸大全·马丹阳天星十二穴治杂病歌》	√		
委中曲腘里，横纹正中央。腰痛不能举，沉沉引脊梁	《针灸大全·马丹阳天星十二穴治杂病歌》	√		
肚腹三里留，腰背委中求。头项寻列缺，面口合谷收	《针灸大全·四总穴歌》	√		
三里内庭穴，肚腹中妙诀。曲池与合谷，头面病可彻。腰背痛相连，委中昆仑穴。胸项如有痛，后溪并列缺	《针灸大全·千金十一穴歌》	√		

续表

条文	出处	单取下穴	上下配穴	左右配穴
胸结身黄，取涌泉即可	《针灸大全·通玄指要赋》	√		
腰脚疼，在委中而已矣	《针灸大全·通玄指要赋》	√		
抑又闻心胸病，求掌后之大陵	《针灸大全·通玄指要赋》	√		
阴陵泉治心胸满，针到承山饮食思	《针灸大全·席弘赋》	√		
耳内蝉鸣腰欲折，膝下明存三里穴	《针灸大全·席弘赋》	√		
睛明治眼未效时，合谷光明安可缺	《针灸大全·席弘赋》	√		
最是阳陵泉一穴，膝间疼痛用针烧	《针灸大全·席弘赋》	√		
委中腰痛脚挛急……转筋目眩针鱼腹，承山昆仑立便消	《针灸大全·席弘赋》	√		

　　由上可知，徐凤临床重视选取手足远端的穴位，体现了"上病下取"的取穴思想。

（七）明代高武《针灸聚英》中体现"上病下取"取穴思想的部分条文（表7）

表7 《针灸聚英》中的部分条文

条文	出处	单取下穴	上下配穴	左右配穴
头痛……脉浮，刺腕骨、京骨；脉长，合谷、冲阳；脉弦，阳池、风府、风池	《针灸聚英·卷之二·杂病》		√	
热病汗不出，商阳、合谷、阳谷、侠溪、厉兑、劳宫、腕骨以导气。热无度不止，陷谷，血以泄热	《针灸聚英·卷之二·杂病》	√		
腹痛……实痛宜刺泻之，太冲、三阴交、太白、太渊、大陵	《针灸聚英·卷之二·杂病》	√		
心痛……针太溪、然谷、尺泽、行间、建里、大都、太白、中脘、神门、涌泉	《针灸聚英·卷之二·杂病》		√	
疟……针合谷、曲池、公孙。灸不拘男女，于大椎中第一节处，先针后灸三七壮，立效。获灸第三节亦可	《针灸聚英·卷之二·杂病》		√	
喉痹，针合谷、涌泉、天突、丰隆……头肿，针曲池穴	《针灸聚英·卷之二·杂病》		√	
咳嗽……针曲泽（出血立已）、前谷。面赤热咳，支沟。多唾，三里	《针灸聚英·卷之二·杂病》	√		

条文	出处	单取下穴	上下配穴	左右配穴
吐衄血……针隐白、脾俞、上脘、肝俞	《针灸聚英·卷之二·杂病》		√	
下血,肠风多在胃与大肠。针隐白。灸三里	《针灸聚英·卷之二·杂病》	√		
淋……灸三阴交	《针灸聚英·卷之二·杂病》	√		
小水不禁,灸阴陵泉、阳陵泉	《针灸聚英·卷之二·杂病》	√		
脚气……针公孙、冲阳。灸三里	《针灸聚英·卷之二·杂病》	√		
痿……针中渎、环跳。灸三里、肺俞	《针灸聚英·卷之二·杂病》		√	
癫……针委中出血二三合	《针灸聚英·卷之二·杂病》	√		

由此可见,高氏临床重视选取手足远端的腧穴,体现了"上病下取"的取穴思想,而且辨证论治独特,结合脉法辨经施治。

(八)明代李梴《医学入门》中体现"上病下取"取穴思想的部分条文(表 8)

表 8 《医学入门》中的部分条文

条文	出处	单取下穴	上下配穴	左右配穴
泄泻肚腹诸般疾,三里内庭功无比	《医学入门·卷一·针灸·附:杂病穴法》	√		

条文	出处	单取下穴	上下配穴	左右配穴
伤寒流注分手足，太冲内庭可浮沉。二穴总治流注，又能退寒热。在手针手三里，在足太冲，在背行间，在腹足三里	《医学入门·卷一·针灸·附：杂病穴法》	√		
一切内伤内关穴，痰火积块退烦潮。兼针三里尤妙	《医学入门·卷一·针灸·附：杂病穴法》	√		
腰连脚痛腕骨升，三里降下随拜跪。补腕骨，泻足三里	《医学入门·卷一·针灸·附：杂病穴法》	√		
头面耳目口鼻（咽牙）病，曲池合谷为之主。二穴又治肩背肘膊疼痛及疟疾	《医学入门·卷一·针灸·附：杂病穴法》	√		
偏正头疼左右针，列缺太渊不用补	《医学入门·卷一·针灸·附：杂病穴法》	√		
疟疾……危氏只刺十手指出血，及看舌下有紫肿红筋，亦须去血	《医学入门·卷一·针灸·附：杂病穴法》		√	
头风目眩项捩强，申脉金门手三里	《医学入门·卷一·针灸·附：杂病穴法》	√		
眼红或瞳仁肿痛，流泪出血，烂弦风，俱泻足临泣，或太冲、合谷	《医学入门·卷一·针灸·附：杂病穴法》	√		

条文	出处	单取下穴	上下配穴	左右配穴
耳聋临泣与金门，合谷针后听人语	《医学入门·卷一·针灸·附：杂病穴法》	√		
鼻塞鼻痔及鼻渊，合谷太冲随手努	《医学入门·卷一·针灸·附：杂病穴法》	√		
口噤喎斜流涎多……轻者只针合谷、颊车	《医学入门·卷一·针灸·附：杂病穴法》		√	
手指连肩相引疼，合谷太冲能救苦	《医学入门·卷一·针灸·附：杂病穴法》	√		
手三里治肩连脐，脊间心后称中渚	《医学入门·卷一·针灸·附：杂病穴法》	√		
冷嗽只宜补合谷，三阴交泻实时住	《医学入门·卷一·针灸·附：杂病穴法》	√		
心痛翻胃刺劳宫，寒者少泽细手指	《医学入门·卷一·针灸·附：杂病穴法》	√		
心痛手战少海求，若要除根阴市睹；太渊列缺穴相连，能祛气痛刺两乳	《医学入门·卷一·针灸·附：杂病穴法》	√		
胁痛只须阳陵泉	《医学入门·卷一·针灸·附：杂病穴法》	√		
腹痛公孙内关尔	《医学入门·卷一·针灸·附：杂病穴法》	√		
痢疾合谷三里宜，甚者必须兼中膂	《医学入门·卷一·针灸·附：杂病穴法》		√	

续表

条文	出处	单取下穴	上下配穴	左右配穴
心胸痞满阴陵泉，针到承山饮食美	《医学入门·卷一·针灸·附：杂病穴法》	√		
脚若转筋眼发花，然谷承山法自古	《医学入门·卷一·针灸·附：杂病穴法》	√		
两足难移先悬钟（又名绝骨），条口后针能步履	《医学入门·卷一·针灸·附：杂病穴法》	√		
内伤食积针三里，璇玑相应块亦消	《医学入门·卷一·针灸·附：杂病穴法》		√	
脾病气血先合谷，后刺三阴针用烧	《医学入门·卷一·针灸·附：杂病穴法》	√		
吐血尺泽功无比……	《医学入门·卷一·针灸·附：杂病穴法》	√		
喘急列缺足三里，呕噎阴交不可饶	《医学入门·卷一·针灸·附：杂病穴法》	√		
劳宫能治五般痫，更刺涌泉疾若挑	《医学入门·卷一·针灸·附：杂病穴法》	√		
神门专治心疾呆，人中间使祛颠妖	《医学入门·卷一·针灸·附：杂病穴法》	√		
妇人通经泻合谷，三里至阴催孕妊	《医学入门·卷一·针灸·附：杂病穴法》	√		

可见，李氏重视"上病下取"，以达到"上补下泻"的目的，正如他在《医学入门·卷一·针灸》中所说："通而取之……头取手足三阳，胸腹取手足三阴。"

（九）明代杨继洲《针灸大成》中体现"上病下取"取穴思想的部分条文（表9）

表9 《针灸大成》中的部分条文

条文	出处	单取下穴	上下配穴	左右配穴
疝瘕：阴跻（此二穴，在足内踝陷中。主卒疝，小腹疼痛，左取右，右取左，灸三壮。女人月水不调，亦灸）	《针灸大成·卷八·阴疝小便门》	√		√
治气上壅足三里，天突宛中治喘痰	《针灸大成·卷二·灵光赋（杨氏）》		√	
心痛：灸足大指次指下中节横纹当中，灸五壮，男左女右，极妙。二足皆灸亦可。	《针灸大成·卷八·腹痛胀满门》	√		
邪客于足少阴之络，令人卒心痛，暴胀，胸胁支满，无积者，刺然骨之前出血，如食顷而已。不已，左取右，右取左。病新发者，取五日已	《针灸大成·卷一·缪刺论》	√		√
邪客于足厥阴之络，令人卒疝暴痛，刺足大指爪甲上与肉交者，各一痏，男子立已，女子有顷已，左取右，右取左	《针灸大成·卷一·缪刺论》	√		√

条文	出处	单取下穴	上下配穴	左右配穴
邪客于足太阳之络,令人头项肩痛,刺足小指爪甲上与肉交者,各一痏,立已。不已,刺外踝下三痏,左取右,右取左,如食顷已	《针灸大成·卷一·缪刺论》	√		√
邪客于手阳明之络,令人气满胸中,喘息而支胠,胸中热,刺手大指次指爪甲上,去端如韭叶,各一痏,左取右,右取左,如食顷已	《针灸大成·卷一·缪刺论》	√		√
邪客于足阳跷之脉,令人目痛从内眦始,刺外踝之下半寸所各二痏,左刺右,右刺左,如行十里顷而已	《针灸大成·卷一·缪刺论》	√		√
邪客于手阳明之络,令人耳聋,时不闻音,刺手大指次指爪甲上去端如韭叶,各一痏,立闻。不已,刺中指爪甲上与肉交者,立闻,其不时闻者,不可刺也。耳中生风者,亦刺之如此数,左刺右,右刺左	《针灸大成·卷一·缪刺论》	√		√
邪客于足阳明之络,令人鼽衄,上齿寒,刺足大指次指爪甲上与肉交者,各一痏,左刺右,右刺左	《针灸大成·卷一·缪刺论》	√		√

条文	出处	单取下穴	上下配穴	左右配穴
邪客于手足少阴、太阴、足阳明之络，此五络皆会于耳中，上络左额角，五络俱竭，令人身脉皆动，而形无知也，其状若尸，或曰尸厥。刺足大指内侧爪甲上去端如韭叶（隐白），后刺足心（涌泉），后刺足中指爪甲上各一痏（厉兑），后刺少商、少冲、神门	《针灸大成·卷一·缪刺论》	√		
邪客于足少阳之络，令人胁痛不得息，咳而汗出，刺足小指次指爪甲上与肉交者，各一痏（窍阴），不得息立已，汗出立止。咳者温衣饮食，一日已，左刺右，右刺左，病立已，不已，复刺如法	《针灸大成·卷一·缪刺论》	√		√
邪客于足少阴之络，令人嗌痛，不可内食，无故善怒，气上走贲上，刺足下中央之脉（涌泉），各三痏，凡六刺，立已，左刺右，右刺左。嗌中肿，不能内唾，时不能出唾者，缪刺然骨之前出血立已，左刺右，右刺左	《针灸大成·卷一·缪刺论》	√		√
肚腹三里留，腰背委中求，头项寻列缺，面口合谷收	《针灸大成·卷三·四总穴歌》	√		
泻络远针，头有病而脚上针	《针灸大成·卷二·标幽赋》	√	√	√

条文	出处	单取下穴	上下配穴	左右配穴
心胀咽痛，针太冲而必除。脾冷胃疼，泻公孙而立愈	《针灸大成·卷二·标幽赋》	√		
阴陵泉治心胸满，针到承山饮食思	《针灸大成·卷二·席弘赋》	√		
照海、支沟，通大便之秘；内庭、临泣，理小腹之膜	《针灸大成·卷二·玉龙赋》	√		
头面之疾针至阴	《针灸大成·卷三·肘后歌》	√		
顶心头痛眼不开，涌泉下针定安泰	《针灸大成·卷三·肘后歌》	√		
又有一言真秘诀，上补下泻值千金	《针灸大成·卷三·杂病穴法歌》	√	√	√

由此可见，杨氏临床重视选取手足远端的腧穴，不仅针刺，而且重灸治，体现了"上病下取"的取穴思想。

（十）清末民初黄石屏《针灸诠述》中体现"上病下取"取穴思想的部分条文（表10）

表10 《针灸诠述》中的部分条文

条文	出处	单取下穴	上下配穴	左右配穴
皮痹膝寒：复溜、厉兑	《针灸诠述》	√		
治痹……肌痹，取阳关、附分	《针灸诠述》		√	
筋痹足挛：承筋、承山	《针灸诠述》	√		
治痹……骨痹，用青灵、极泉	《针灸诠述》		√	

续表

条文	出处	单取下穴	上下配穴	左右配穴
口喝，用通谷、大敦、天牖、八邪	《针灸诠述》		√	
治目痛赤，合谷为主，丝竹空为辅，左痛先针右手合谷，右痛先针左手合谷，针尖斜向内，偏头痛斜向外	《针灸诠述》		√	√
牙痛以双合谷为主，颊车为辅	《针灸诠述》		√	
少商穴放血少许，治咽痛极效，重症加针合谷，再重加针少海、天突，男先针左，女先刺右	《针灸诠述》	√	√	

由上可知，黄氏以针治疗疾病颇具特色，如针尖的内外方向，分男女而针左右，腧穴上下相配，先后次第针刺，左病右取、右病左取等。各类疾病多选取手足远端穴位，体现了"上病下取"取穴思想。

综上所述，可知古代医家临床取穴比较重视"上病下取"，大都重视手足下部腧穴，而且重视手足部的特定穴和特定部位，有着主穴远取、远近结合、辨证辨经取穴等特点，对各类疾病的治疗远端用穴比重较高，尤其是作为众经之源的两部经典著作——《黄帝内经》《针灸甲乙经》，更加注重"上病下取"的取穴方法，而且多独取下部腧穴（部位）疗上部之疾，后世医家皆趋之若鹜，遵从经旨"上病下取"，重视远端取穴，有的独取下穴，也有上下穴相配但以下穴为主、上穴为辅，或刺分先后等多法，发展和拓宽了"上病下取"之法。可见，谢强教授根据李梴重视"上病下取""上补下泻"针法而创新的转移兴奋灶针灸疗法，充分总结了《内经》以来的前人针灸经验。

二、李梴"上补下泻"针法的渊源与传承

盱江医派明代南丰名医李梴擅针术，倡导异穴补泻，遵《内经》"上病下取"之经旨，首创"上补下泻"针法治疗全身诸疾，强调"百病一针为率，多则四针"。关于"上补下泻"针法，在明代以前的针灸文献中无此说，故为李氏首创。此法历代医家多有私淑，推崇备至，沿用至今，疗效不衰。明代针灸学家杨继洲推崇其术，在所撰《针灸大成》中收载了李梴"上补下泻"针法，认同"上补下泻值千金"。

李梴"上补下泻"针法文辞概念的提出，见于其著作《医学入门·卷一·针灸·附：杂病穴法》。歌赋结尾词中："又有一言真秘诀，上补下泻值千金。"而其针法精义亦出现在该篇中："通而取之……头取手足三阳，胸腹取手足三阴，以不病者为主，病者为应……先下主针而后下应针，主针气已行而后针应针。"可见，李梴"上补下泻"针法体现了《内经》"上病下取"的取穴思想。所以，谢强教授将"上补下泻"针法的要点，概括为二十四字诀："上病下取，近病远治，针（穴）分主应，下主上应，先主后应，主重（泻）应轻（补）。"

（一）李梴传略

李梴（chān），字健斋（一作楗斋），生卒年不可详考，约生活于明代中晚期，江西盱江流域南丰州（今江西省抚州市南丰县）人，明代著名儒医，为江西历史上十大名医之一，是盱江医派的著名代表医家。李氏于万历三年（1575

年）刊行《医学入门》，首创"上补下泻"针法治疗各科疾病，此针法采取异穴补泻，与通常的同穴补泻迥异。李氏提倡"百病一针为率，多则四针，满身针者可恶"，颇具特色，明代著名针灸学家杨继洲推崇其术，历代医家多有私淑，推崇备至，沿用至今，疗效不衰。

1. 生平

李梴，少习儒，为邑庠生，自幼好学，负奇才，轻名利。其兄李桥，为明代名进士，历任要职。李梴青年时期因病学医，博览群书，勤于临床，医声斐然，常以儒理释医理，尝谓："学者不深入易，则于死生之故不达，利济人物，终无把握。""晚年因感初学者苦无门径可寻，乃收集医书数十家，论其要，括其词，发其隐而类编之，分注之"，立志于门经书之编纂，经六年之久，著成《医学入门》8 卷，并于万历三年（1575）刊行于世。全书医文并茂，寓医学于诗词歌赋之中，方便初学者，所以后世一致称赞《医学入门》是一部很好的学医入门指导书籍。该书还一度流传到日本、朝鲜、越南等地，尤其是日本汉方医学界学者认为"学医不可无规格（'规格'即指李梴《医学入门》）"，认为学医的弟子一律要以李梴的《医学入门》为教材，可见《医学入门》在日本广泛流传，影响深远。

李梴不慕荣利，致力医学研究，理论渊博，经验丰富，行医于江西、福建两省各地，赢得了患者的高度赞誉，声名远扬，与陈自明、崔嘉彦、严用和、危亦林、龚廷贤、龚居中、喻昌、黄宫绣、谢星焕并列为江西历史上十大名医。

2. 学习背景

李梴，生卒年不详，大约生活在明代嘉靖至万历年间。

明代在结束了金元时期的混乱之后，经过几代统治者的励精图治，成为继汉唐盛世后又一个兴盛的中原王朝，在洪武、永乐时期一度被称为"治隆唐宋""远迈汉唐"。明代医家继承了金元时期百家争鸣的学术思想，并通过自身的临床实践，加以融会贯通，形成了更为系统完善的理论体系。受宋以来"不为良相，便为良医"观念的影响，明代许多知识分子在仕途不得志或因亲疾而改弦更张，致力于医学，前者如李时珍、吴昆，后者如汪机、李中梓、王肯堂等，李梴也是青年时期因病学医。儒医的大批出现，方便了医著的撰写，促进了医学知识的交流与传播，加速了医学理论的发展。

从时代背景来看，李梴的针灸思想承袭了宋金元时期和明代当时的各针灸名家的思想。从地域背景来看，李梴为江西盱江流域南丰人，曾行医于江西、福建两省各地。宋代针法代表人物主要有席弘，金元时期针法代表人物主要有金元四大家及张元素、何若愚、窦汉卿、罗天益、王国瑞、滑寿、危亦林等，明代针法代表人物主要有陈会、刘瑾、刘纯、徐凤、汪机、高武、薛己等，代表作有《席弘赋》《世医得效方》《神应经》《医学小经》《针灸大全》《针灸问对》《针灸聚英》等，李梴受本土盱江医派的医家如席弘、危亦林、陈会、刘瑾、徐凤的影响较大。综上所述，这些代表人物的学术思想对李梴浸淫久远，对其学术思想的形成影响深刻。

3. 私淑

历代医家针法渊源大致有四：一是源于私淑前贤著作；二是源于师授；三是源于家传；四是源于民间医生及劳动大众的生活实践经验。譬如，席弘的针术来自世代为宫廷医官的先祖家传；而窦汉卿的针术既有师授传承因素，也有私淑《内经》等经典的启示，还有从道人宋子华等处得来的经验。

据考，李梴因病学医，具体师从何人未详，其自幼好学，博览群书，多私淑前贤经典。李梴从少习儒，熟知四书五经等儒家经典，尝谓："学者不深入易，则于死生之故不达……"可知其对中国古老的众经之首《易经》也谙熟于心。

据李梴所著《医学入门·引》所云："子值离索之失，而考诸《素问》《玄语》，知本者欤？"可知其取法自中医经典《内经》，尊《经》用《经》。

据李梴《医学入门·集例》（以下简称《集例》）所汇集的理论思想来看，其吸收了大量明代以前重要医学著作的内容。该书除以刘纯《医经小学》等书作为蓝本外，还选取了数十种前代的医学著作，上自《素问》《灵枢》《难经》《伤寒论》《金匮要略》《脉经》，下迄唐、宋、金、元、明等朝代的医籍，如《医林史传》《原医图赞》《大观本草》《针灸铜人》《伤寒六书》《南阳活人书》《妇人大全良方》《仁斋直指方》《世医得效方》《玉机微义》《素问玄机原病式》《脾胃论》《丹溪心法》《外科枢要》等。可见，李梴遵经典、用经典，追根溯源，私淑众多名医，实集明代以前医学思想之大成。

李梴《医学入门》中本草部分，折中于李东垣、朱丹溪、方广、王纶之论；内伤杂病部分，对张仲景伤寒、刘河间温暑、李东垣内伤、朱丹溪杂病学说大加赞赏，全文引录且附以己见；妇人、小儿、外科部分，以陈自明、杨仁斋、薛己等学说为主，传承发扬了前贤学说及临床经验。

（二）李梴针学思想

《医学入门》刊行于明万历三年（1575年），明崇祯九年（1636年）补刻。全书共8卷，法宗《内经》《难经》，广采各家医书之精义，分类编辑而成。

该书参酌诸家，附以己见，编以歌诀，释以微义撰著而成。所持之论，均有依本，又有创新和发展。全书采用歌赋的形式而后附以注文，歌赋与注文均博采历代各家学说，根据前人的思想自行编写，既符合经旨，又阐明了自己的特殊见解，"实集明代以前医学之大成"。后世视其为医学入门之作，又为医学百科全书，受到国内外医家的重视和流传，对后世影响深远。

1. 李梴"上补下泻"针法重穴法

李梴的"上补下泻"针法，包括穴法和补泻手法，含义深刻，将穴法和补泻手法完美结合，效如桴鼓。李梴"上补下泻"针法治疗各类疾病的内容，集中在《医学入门·卷一·针灸·附：杂病穴法》中，仅从目录名称"杂病穴法"来看，可知李梴"上补下泻"针法重穴法。从李梴著作行文中亦能看出其重"穴法"。

为了叙述方便，下面将李梴《医学入门·卷一·针灸·子午八法》《医学入门·卷一·针灸·附：杂病穴法》《医学入门·卷一·针灸·附：杂病穴法·迎随》，分别简写为《子午八法》《杂病穴法》《迎随》，以便论述。具体内容列表如下（表11）。

表 11　李梴重穴法的条文

条文	出处	感悟
八法者，奇经八穴为要，乃十二经之大会也。言子午八法者，子午流注兼奇经八法也	《子午八法》	由此可以看出，李梴认为的"子午八法"，"子午"之意为子午流注；"八法"指选穴、定穴，意指与奇经八脉交会的八穴，即八脉交会穴。李氏直接指出"八法"即八穴，可见其对"穴"的重视
神针大要有四：曰穴法，周身三百六十穴，统于手足六十六穴。六十六穴，又统于八穴，故谓之奇经	《子午八法》	由此可以看出，李氏认为针灸首要、大要重在选穴、审穴，将其上升为"法"的地位，可见其对"穴"法的重视，也可看出其对八脉交会穴的精义有深刻的领悟
神针大要有四：曰穴法……此穴法之大概也	《子午八法》	《子午八法》整个篇章都在论述五输穴和八脉交会穴的名称、作用主治、禁忌、刺法，并编译歌诀以便记忆。篇头以"神针大要""曰穴法"为始，篇尾以"此穴法之大概也"为终，可见整个章节都在讲述穴法
杂病随证选杂穴，仍兼原合与八法……十二原穴与八会穴，皆经络气血交会之处	《杂病穴法》	该条文见于《杂病穴法》歌赋起首。由此可见，李梴治疗杂病讲究辨证选穴，多选用原穴、合穴和八脉交会穴，重视原合配穴。在接下来的歌赋词中，李梴治疗各类疾病也多选用肘膝关节以下的五输穴、原穴、八脉交会穴，如以曲池、合谷为主治疗头面耳目口鼻（咽牙）病；取列缺太渊泻法治疗偏正头疼；以申脉金门手三里治疗头风、目眩、项强等，可以看出李梴针灸疗疾选穴多取远道穴，以肘膝以下四肢末端穴为主

条文	出处	感悟
又有一言真秘诀，上补下泻值千金	《杂病穴法》	歌赋篇尾引出最为重要的李梴"上补下泻"针法的文辞表述。结合整篇歌赋重在对全身多种疾病的辨穴、审穴、选穴，对针刺补泻的描述只是简单陈述"补"或"泻"，对于具体如何补泻未明确点明，可知李梴"上补下泻"针法重辨穴、审穴、选穴，强调"穴法"的重要性

从上表可知，李梴重"穴法"，临床治病重审穴、辨穴，并上升到"法"的高度，强调"穴法"的重要地位。

其后，李氏在《医学入门·卷一·针灸》中又特意归纳了《治病要穴》与《治病奇穴》，并且将二者独立成篇，详述这些穴位的主治疾病及取穴方法，以此提倡医家辨证选穴应"易精简"，精益求精，甚至在病灶下方的远端独取一穴即可获效，不取多穴，取穴少而用穴精，正如李氏所倡导："百病一针为率，多则四针。"

综上所述，可知李梴重穴法，疗病讲究辨证选穴，选穴以远取、下取为主，多取四肢远端的五输穴、原穴、八脉交会穴。

当代著名针灸学家、江西旴派针灸名医魏稼教授主编的全国高等医药院校研究生试用教材《针灸流派概论》对古代针灸流派代表人物的学术渊源、特点与影响及现代应用情况进行了深入探讨，论述范围广泛，具有前瞻性和临床实用性，书中提出了穴法、手法、刺营出血等十八大针灸流派，可见魏氏亦提示了穴法的重要性。

临床注重选用腧穴或对腧穴理论颇有造诣的针灸流派称穴法派。用穴上升为"法"的高度就不仅仅是腧穴定位这么简单,其深刻含义还包括穴性、穴效,并且要结合症状、病证及经络属性、腧穴属性等诸多复杂的因素。由于辨证选穴是穴法派的理论核心,历来得到学者广泛认同,故辨证选穴派即所称的穴法派。李梴《杂病穴法》歌赋起首就说:"针家以起风废瘫痪为主,虽伤寒内伤,亦皆视为杂病……杂病随证选杂穴……后世每以针四肢者为妙手。"可见,李梴治疗疾病讲究辨证选穴,属于穴法派代表无疑。

(2)古代穴法派代表医家及著作

穴法派的重要性非同寻常,代表人物不胜枚举,并各有建树,为溯其源流,下面从穴法派的基础篇、代表人物篇、穴法支流派篇来举例说明其传承脉络,如此可以深刻了解李梴穴法的源流(表12~表14)。

表12 穴法派的基础篇

时代	著作	穴法的学术特点
战国	《黄帝内经》	①丰富的经穴和穴法理论;②确立了病因、八纲、经络、脏腑辨证方法;③确立了局部取穴、周围取穴与远隔取穴的三大选穴原则;④论述了取腧穴、取经络、取部位、取病所的针灸处方原则
西汉	《难经》	①论述了奇经八脉的辨证方法;②论述了八会穴、俞募穴、五输穴的应用
东汉	《伤寒杂病论》	①论述了治风穴:风池、风府;②论述了妇人中风热入血室刺期门一法

表 13 穴法派的代表人物篇

时代	代表人物	著作	穴法的学术特点
西晋	王叔和	《脉经》	①按八纲、经络、脏腑辨证选穴，先脉后证，再提出穴位；②重视俞募与五输合用；③按七情、六淫病因辨证选穴；④按三焦辨证选穴；⑤重针、灸、药合用
西晋	皇甫谧	《针灸甲乙经》	①在腧穴数量上，增到349穴；②临床辨证选穴更加细致；③充实了腧穴定位理论；④在腧穴主治与选用方面记载更详细；⑤充实和细化了穴法理论；⑥《针灸甲乙经》是我国最早、最全面、最经典的穴法派理论代表之作
隋代	巢元方	《诸病源候论》	①对经络病机辨证的发挥，如阴郄治衄、丰隆止血；②风病的辨证选穴，认为中风多从俞入，五脏中风必取背俞穴
唐代	孙思邈	《备急千金要方》等	①受王叔和、皇甫谧学术思想影响巨大；②提出了"孔穴主对"说；③补充了很多经外奇穴，如悬命和十宣；④首次命名"阿是穴"
宋代	王执中	《针灸资生经》	①受王叔和、皇甫谧和孙思邈学术思想影响；②罗列了近200种病症的辨证取穴内容；③证明阿是穴的应用价值，成为"以痛为输"的代表人物
金元时期	李东垣	《脾胃论》等	①重脾胃的辨证选穴，多取昆仑、三里、中脘，如妇人常取血海；②重辨证选穴，刺营出血，以治虚实诸证；③外感内伤辨证选俞募穴

时代	代表人物	著作	穴法的学术特点
金元时期	罗天益	《卫生宝鉴》	①灸治脾胃病辨证选穴，多取三里、中脘、气海、三阴交等穴；②重辨证选穴刺营出血
金元时期	朱丹溪	《格致余论》等	①热证用灸，辨证选穴，为灸治实热证或虚热证的机制做了发挥；②重辨证选穴，刺营出血；③应用火针
明代	汪机	《针灸问对》等	①独特辨证观，强调四诊辨证，注重"审经与络"，结合脏腑辨证和气血辨证；②注重按经取穴和局部取穴；③结合脉诊辨证取穴；④注重远道取穴；⑤提出"治病无定穴"说

表14 穴法支流派篇

派别	代表人物（著作）	年代	穴法的学术特点
辨时选穴派	何若愚	金代	①首创"子午流注"名称；②最早提出子午流注纳甲取穴法，开创时间针灸学的先河，是按时取穴流派的鼻祖
	王国瑞	元代	①创立了十二经夫妻相合逐日按时取原穴说；②创立了"飞腾八法"
	徐凤	明代	①编成"子午流注逐日按时定穴诀"；②提出"灵龟八法"，自创"只取本时天干"
	高武	明代	创立了按时按经选穴补泻说
特定穴法派	王叔和	西晋	强调俞募穴相互配用

派别	代表人物（著作）	年代	穴法的学术特点
特定穴法派	刘完素	金元时期	①重五输穴的应用；②提出"接经三法"；③创用"八关大刺"；④偏重井穴、荥穴、原穴的运用；⑤善用放血疗法；⑥对热证可灸有所发挥；⑦创"痛症分经取原法"
	张元素	金元时期	①重五输穴的应用；②多用原穴、井穴，创"五输接经法"；③创"大接经法"刺井疗中风；④提出"经络取原说"和"拔原法"
	王好古	金元时期	①重原穴、五输穴的应用；②提出原穴"拔原"说；③根据脏腑配属取五输，辨证、辨经选五输，根据邪属阴阳配五输，依传变规律配五输；④杂病善取井穴
	李东垣	金元时期	①提出泻背俞穴治疗外感疾病及上热下寒证；②补腹募穴治疗内伤疾病
	窦汉卿	金元时期	①重八脉交会穴的应用；②详细介绍了流注八穴的位置、归经及取穴方法；③总结出八穴的213种主治病症
	王国瑞	元代	以八脉交会穴为基础创"飞腾八法"
	徐凤	明代	①以八脉交会穴为基础创"灵龟八法"；②扩大八穴的主治证候，增加到了234种

派别	代表人物（著作）	年代	穴法的学术特点
特定穴法派	高武	明代	《拦江赋》以八脉交会穴的临床应用为基础，创担截配穴法
以痛为输派	《黄帝内经》	春秋战国	最早提出"以痛为输"思想
	孙思邈	唐代	命名"阿是穴"，提出"有阿是之法……不问孔穴，即得便快成痛处，即云阿是，灸刺皆验"
	王执中	宋代	提出"按之酸痛是穴"学说，改变了腧穴固化的传统观念
	王国瑞	元代	将其称为"不定穴"
	徐凤	明代	谓之"天应穴"

由表 12 至表 14 可知，李梴穴法的传承关系，承袭了从上古岐伯、黄帝到明代穴法派中各针灸名家的学术思想，尤其是穴法支流派中的特定穴法派，临床重五输穴、原穴、八脉交会穴治疗全身各种病症。

（3）私淑历代针灸名家前贤

从李梴著作行文中可知，李氏针法不仅沿袭《内经》《难经》经典，还私淑宋代席弘（江西旴派）、宋代庄绰、宋代何若愚、元代危亦林（江西旴派）、元代窦汉卿、明代徐凤（江西旴派）、明代凌汉章、明代高武、明代董宿、明代方贤、明代张世贤等针灸名家（表 15）。

表15 从李梴著作行文探渊源

原文	出处	考证
经络, 修明堂仰人伏人图歌, 而注以《内经》……穴法主治, 与《铜人针灸经》及徐氏、庄氏皆同	《集例》	《铜人针灸经》经考系元代书商抄录《太平圣惠方》卷九十九《针经》的全文, 作者已无可考。徐氏经考为明代江西盱派徐凤。庄氏经考为宋代山西清源人庄绰
灸必依古, 针学曾受五家手法, 取其合于《素》《难》及徐氏、何氏, 录之以备急用	《集例》	可见, 李氏取法乎上, 法宗中医经典《素问》《难经》。徐氏经考为明代江西盱派徐凤。何氏经考为宋代著名针灸学家何若愚
针法多端, 今以《素》《难》为主	《子午八法》	说明"上补下泻"针法核心主旨取法自中医经典《素问》《难经》
《赋》云: 气刺两乳求太渊……	《杂病穴法》	经考此处的《赋》即《席弘赋》, 经比对发现《杂病穴法》与《席弘赋》属于同源文献。可知, 李梴针法思想承袭宋代江西盱派席弘针派
疟疾《素问》分各经, 危氏刺指舌红紫	《杂病穴法》	此处的"危氏"即元代江西盱派名医危亦林, 危氏善用刺血治疗疟疾
窦师曰: 公孙冲脉胃心胸……	《杂病穴法》	此处的"窦师"即元代著名针灸大家窦汉卿
《兰江赋》	《杂病穴法》	《兰江赋》被高武的《针灸聚英》首载, 据考为明代针灸医家凌汉章所作
《图注难经》云: 手三阳从手至头……	《迎随》	经考《图注难经》是明代张世贤撰
尝爱《雪心歌》云: 如何补泻有两般……	《迎随》	《雪心歌》即是《补泻雪心歌》, 是对宋代江西盱派席弘针派补泻法的简要概括

原文	出处	考证
《奇效良方》有诗最明	《迎随》	《奇效良方》即《太医院经验奇效良方大全》，为明代董宿、方贤等编撰的一部荟萃前人经验的医书
其法具载徐氏针灸，乃窦文真公之妙悟也	《迎随》	"徐氏"乃江西盱派医家徐凤。"窦文真公"即元代窦汉卿
补泻一段，乃庐陵欧阳之后所授，与今时师不同	《迎随》	"庐陵欧阳"经考姓氏、生卒不详，为江西庐陵人，多数学者认为系席弘针法传人

李梴《医学入门·卷一·针灸》行文中，多次频繁出现"徐氏""徐氏诸书""徐氏针灸""窦师""窦太师""窦文真公"等词。据考，徐凤针法思想多承袭窦汉卿窦氏针法一脉，故可知李氏对"窦""徐"两位针灸名家的思想精髓多有妙悟。现将窦汉卿《标幽赋》和李梴《医学入门·卷一·针灸》中的条文做比较（表16）。

表16 《标幽赋》和《医学入门·针灸》条文比较

标幽赋	医学入门·卷一·针灸
轻滑慢而未来，沉涩紧而已至	如针下沉重紧满者，为气已至……如针下轻浮虚活者，气犹未至
阳跷阳维并督脉，主肩背腰腿在表之病；阴跷阴维任冲带，去心腹胁肋在里之疑	又云：阳跷阳维并督脉；三脉属阳。主肩背腰腿在表之病；阴跷阴维任冲带，五脉属阴。去心腹胁肋在里之疴，此奇经主病要诀也
更穷四根三结，依标本而刺无不痊	能究根结之理，根据标本刺之，则疾无不愈

标幽赋	医学入门·卷一·针灸
但用八法五门，分主客而针无不效	以不病者为主，病者为应……先下主针而后下应针，主针气已行而后针应针
空心恐怯，直立侧而多晕	若空心立针，侧卧必晕
头风头痛，刺申脉与金门	头风目眩项捩强，申脉金门手三里
天地人三才也，涌泉同璇玑、百会；上中下三部也，大包与天枢、地机	三部，大包为上部，天枢为中部，地机为下部。又百会一穴在头应天，璇玑一穴在胸应人，涌泉一穴在足应地，是谓三才
两间两商两井，相依而别两支	两井两商二三间，手上诸风得其所……此六穴相依相倚，分别于手之两支，手上诸病治之
左手重而多按，欲令气散	先以左手大指爪重掐穴上，亦令气血散耳
大抵疼痛实泻，痒麻虚补	痒麻虚补，疼痛实泻，此皆先正推衍《内经》通气之法

可知，窦汉卿《标幽赋》和李梴《医学入门·针灸》中的行文有非常多的相似之处，因此李梴针法承袭于窦汉卿针法。

（4）"应针"探源及传承

李梴"上补下泻"针法的精髓是"上病下取，近病远治，针（穴）分主应，下主上应，先主后应，主重（泻）应轻（补）"。李梴《医学入门·卷一·针灸》云："通而取之……头取手足三阳，胸腹取手足三阴，以不病者为主，病者为应……先下主针而后下应针，主针气已行而后针应针。"可见，李梴在此提出了"应针"这一名词和概念，主应针配合是"上补下泻"针法的主要临床原则之一。

应针（应穴），应是应答、应和；宋代以前未出现"应针"一词。但是自宋代始，江西盱派席弘已经提出了"应针"这一概念，至元代危亦林已经提出了"应针"一词，李梴受之影响，传承本土医家的针学思想明确提出了"先下主针而后下应针，主针气已行而后针应针"的"上补下泻"针法。如宋代江西盱派席弘《席弘赋》"气刺两乳求太渊，未应之时泻列缺"，元代江西盱派危亦林《世医得效方·卷第十七·喉病·针灸法》"合谷穴……治牙关不开，则阳灵穴应针，各刺一刺出血……关窍即开"，明代江西盱派的徐凤《针灸大全·卷四·窦文真公八法流注》"公孙二穴通冲脉……凡治后证，必先取公孙为主，次取各穴应之"等，提出了"应针"这一概念。所以，至明代，盱派李梴传承席弘、徐凤的针学思想明确提出了"应针"一词。

此外，李梴还受不少前人的影响，譬如：

春秋战国时期，《内经》云："病在上者下取之。""齿龋，刺手阳明，不已，刺其脉入齿中，立已。"针刺上下腧穴的上下互动效应，亦体现有主应配穴的针刺取穴思想。

金元明时期，窦默（窦汉卿）《标幽赋》提出了与之相类似的"客针"概念，王国瑞《扁鹊神应针灸玉龙经》、凌汉章《得效应穴针法赋》等提出了"应穴"概念，但没有明确的"应针"一词。窦默《针经指南·标幽赋》云："但用八法五门，分主客而针无不效。""头风头痛，刺申脉与金门。眼痒眼痛，泻光明于地五。"可见，窦氏提出了"客针"概念，运用了主针和客针的上下互动效应，但没有提出"应针"一词，没有明确表明客针有应答主针的作用。王国瑞在

《扁鹊神应针灸玉龙经·穴法歌（穴法相应三十七穴）》云："承浆应风府，风池应合谷。迎香应上星，翳风应合谷。听会应合谷，哑门应人中……足三里应膏肓……膏肓应足三里……"可见，王氏提出了"应穴""应针"概念，表明应穴有应答主穴的作用，但没有明确提出"应针"一词；且应穴有的在下，有的在上，如"足三里应膏肓""膏肓应足三里"，这与李梴的"应针""应穴"必须是针刺上部患处周围腧穴的原则不同。

明代凌汉章《得效应穴针法赋》云："行步难移太冲奇，应在丘墟。人中除急瘠之强痛，应在委中。取神门去心内之呆痴，应在太冲。风伤项急始求于风府，应在承浆……"可见，凌氏提出了"应穴"概念，但没有明确提出"应针"一词。且应针的腧穴有的在下，有的在上，如"人中除急瘠之强痛，应在委中""取神门去心内之呆痴，应在太冲"，与李梴的"应针"必须取上部患处周围腧穴的原则不同。

李梴之后，明代杨继洲私淑李梴"上补下泻"针法，在他的《针灸大成》中全文收入了李梴的"上补下泻"针法，且有"上补下泻值千金"之称颂，由此李梴"上补下泻"针法得到后世关注，但清代以后渐渐被人们忽视淡忘，现今已少有人知道"上补下泻"针法。

当代浙江盛燮荪团队发表有《略论李梴"上补下泻"针刺法》《盛氏"上补下泻"针法学术思想探析》《盛氏针灸临床经验集》等文章和著作，重视和突出"上补下泻"针法的主应针配合应用，传承和推广李梴"上补下泻"针法。

当代江西谢强团队发表有《基于古今文献的盱江李梴"上补下泻"针法治疗五官疾病研究》《盱江谢氏"上补下泻"针法治疗过敏性鼻炎的临床特色》《盱江谢氏转移兴奋

灸针刺法的临床应用》《旴医谢强五官针灸传珍》等文章和著作，重视和突出"上补下泻"针法的主应针配合应用，传承和推广李梴"上补下泻"针法。

"上补下泻针法"中"应针"的源头和传承脉络：春秋战国《内经》→宋代席弘《席弘赋》→元代窦汉卿《针经指南》→元代王国瑞《扁鹊神应针灸玉龙经》→元代危亦林《世医得效方》→明代凌汉章《得效应穴针法赋》→明代徐凤《针灸大全》→明代李梴《医学入门》→明代杨继洲《针灸大成》→当代盛燮荪《盛氏针灸临床经验集》→当代谢强《旴医谢强五官针灸传珍》。

综上所述，可知李梴的"上补下泻"针法中的"针分主应，刺分先后"承袭于《内经》、席弘、窦汉卿、王国瑞、危亦林、凌汉章、徐凤的针法思想，并且在他们的基础上又有所发挥，有自己的妙悟创新，提出来主针和应针上下配合施针，倡导"上补下泻"针法。李梴之后，明代著名针灸大家杨继洲在《针灸大成》中直接全文引录李梴的"上补下泻"针法及"应穴"的应用，由此李梴"上补下泻"针法至今仍有传承，浙江盛燮荪和江西谢强的团队在坚持传承和推广应用。

（5）针灸歌赋《杂病穴法》对旴派席弘针学的传承

李梴针灸治疗各类疾病的内容集中在《医学入门》的《杂病穴法》中，其首创的"上补下泻"一词也是在《杂病穴法》"又有一言真秘诀，上补下泻值千金"中提出的。故而研究《杂病穴法》歌诀条文可以集中看出李氏"上补下泻"针法穴法思想的学术渊源和传承。

将历代医籍中有关治疗的针灸歌赋与李梴《杂病穴法》

歌赋进行比较，发现《席弘赋》《长桑君天星秘诀歌》《天元太乙歌》与《杂病穴法》之间的内容有很多类似之处，经考证表明《席弘赋》《长桑君天星秘诀歌》《天元太乙歌》是同源文献，皆系江西旴派席弘针灸医门针法的传承，源头为《席弘赋》，体现了席弘的针灸穴法思想，为席弘所传无疑，亦说明《席弘赋》的影响力之大。因此，李梴的穴法思想私淑和传承了席弘针学，又有所创新和发展。李梴《杂病穴法》歌赋与注文均根据前人的著作内容自行编写，不仅法宗经典又有发挥，阐明了自己独特的临床和学术见解。现将各歌赋比较如下（表 17）。

表 17 四赋相似条文比较

席弘赋	长桑君天星秘诀歌	天元太乙歌	杂病穴法
胃中有积刺璇玑，三里功多人不知。阴陵泉治心胸满，针到承山饮食思	若是胃中停宿食，后寻三里起璇玑……胸膈痞满先阴交，针刺承山饮食喜	胃中有积取璇玑，三里功深人不知。阴陵泉主胸中满，若刺承山饮食宜	内伤食积针三里，璇玑相应块亦消。心腹痞满阴陵泉，针到承山饮食美
冷风冷痹疾难愈，环跳腰间针与烧	冷风湿痹针何处？先取环跳次阳陵	环跳能除腿股风，冷风膝痹疟疾同	冷风湿痹针环跳，阳陵三里烧针尾
水肿水分兼气海，皮内随针气自消	肚腹浮肿胀膨膨，先针水分泻建里	腹胀浮沉泻水分，喘粗三里亦须针	水肿水分与复溜，胀满中脘三里揣
谁知天突治喉风，虚喘须寻三里中	虚喘须寻三里中	耳聋气闭喘填胸，欲愈须寻三里中	喘急列缺足三里，呕噎阴交不可饶

从上表可以看出《席弘赋》《长桑君天星秘诀歌》《天元太乙歌》《杂病穴法》之间有很多相似内容，可得出《席弘赋》《长桑君天星秘诀歌》《天元太乙歌》《杂病穴法》属于同源文献。而前三首歌赋的内容阐述的多是席弘针法思想的精髓，可知李梴《杂病穴法》所载的穴法传承于本土旴派席弘针灸医门的针灸学术思想，亦可以看出席弘针灸医门的学术经验在整个明代的传播非常广泛。

席弘，又名宏，后名横，字宏达，号梓桑君。生卒年不详，江西旴江流域临川人。宋代著名针灸医家，旴江针灸学派的代表人物。席氏撰有《席横家针灸书》（已佚）、《席弘赋》、《天元太乙歌》（经后裔整理）等。席氏精针灸，专内、妇、五官等科，出生于针灸世家，从宋代迄明代初期已经传承 12 代，是我国当时针灸传承最久远的医门。席氏针灸医门传承有序，其传人陈会撰、刘瑾补辑的《神应经》中附有"传宗图"，记载了其医门 12 代的传衍状况，清代以来仍有后裔席瑾传承其针术。

《席弘赋》最早收载于明代江西旴派徐凤的《针灸大全》，深刻反映了席弘针灸学术思想。此后，经《针灸全书》《针灸大成》《针灸聚英》转载，由此传承至今。徐凤，字廷瑞，自署籍贯为"江右石塘"，即江西弋阳石塘人，为旴江医派针灸代表人物之一。

《席弘赋》歌诀中的"补泻""审穴"是施针的关键所在，充分运用了上病下取、特定穴相配等方法治疗各类疾病，其选穴、配穴和手法皆有很多妙解。譬如，善用经脉起、止穴，这在其他古代医家的医籍中是不多见的，而今之医家也很少使用经脉起、止穴治疗危重病证。这种善用经脉起、止穴的取穴思想，也体现了"上病下取"的取穴思想。

从席弘针灸治疗各类疾病的取穴看（表18），虽采用了局部患处取穴，但是多数是选取下方手足远端穴位治疗各类疾病，如耳聋取足部的金门配耳部的听会，眼疾取手部的合谷和足部的光明配眼部的睛明，咽喉病取足部的太冲配头部的百会等。可知，李梴的"上补下泻"针法承袭于席弘针灸医门思想，而又有所阐发和创新。

席弘针灸医门外传主要医家：陈会，江西盱江流域丰城人，为席弘医门第11代传人。陈氏总结席氏医门针灸经验，撰成了针灸医籍《广爱书》（12卷）。刘瑾，江西盱江流域南昌人，席弘针灸医门第12代传人，其在明太祖朱元璋第十七子朱权的指令下，对其师陈会的《广爱书》进行重新校勘缩写为1卷，更其名曰《神应经》，书名是朱权所定。此外，朱权的《乾坤生意》首次刊载的《长桑君天星秘诀歌》也体现了席氏针法理论的精髓（经李鼎教授考证，认为此秘诀歌出自席弘医门）。《神应经》的问世，使席氏医门经验得以流芳百世。后世私淑其学，代代传承。席弘一派的学术思想对整个明代有着深远影响，明代杨继洲的《针灸大成》收录了《神应经》的"补泻迎随诀"，并命名其为"《神应经》补泻"。席弘针派的《席弘赋》和《神应经》，在明代已远传海外。

《神应经》以病症配穴为主要内容，其中治疗各类疾病配穴多选取肘膝关节以下的五输穴、原穴等，并且选配患处腧穴，重视"上病下取"。如合谷、迎香，治面痒肿；合谷、百会、后顶，治头项俱痛；合谷、攒竹，治头风冷泪出；合谷、曲池，治咽中闭；合谷、少商、廉泉，治单蛾；前谷、听会等，治耳鸣；二间、迎香等，治鼽衄；又如单取下穴曲泽、间使、内关、大陵等，治心痛；鱼际，治心烦怔忡；腕骨，治烦闷；风市、委中，治腰痛难动；阳辅，治腰如坐水；尺泽、曲池、合谷等，治挫闪腰疼，胁肋痛；太冲、三阴交，治妇人漏下不止；足临泣、三阴交，治月事不利；腕骨，治小儿惊风；太冲，治小儿卒疝等，皆体现了"上病下取"及上下配穴的思想。

由上可知，李梴"上补下泻"针法承袭于陈会、刘瑾传承的席弘针法一派。

表18 同源文献中各类疾病治疗取穴条文比较

席弘赋	长桑君天星秘诀歌	天元太乙歌	杂病穴法
列缺头痛及偏正，重泻太渊无不应		列缺头疼及偏正，重泻太渊无不应	偏正头疼左右针，列缺太渊不用补
手连肩脊痛难忍，合谷针时要太冲		手挛脚背疼难忍，合谷乃须泻太冲	手指连肩相引疼，合谷太冲能救苦
耳聋气痞听会针，迎香穴泻功如神	耳聋气闭喘填胸，欲愈须寻三里中	耳聋气闭翳风穴，喘绵绵寻三里中	耳聋临泣与金门，合谷针后听人语
气刺两乳求太渊，未应之时泻列缺		气刺两乳求太渊，未应之时列缺针	太渊列缺穴相连，能祛气痛刺两乳
冷嗽先宜补合谷，三阴交泻即时住			冷嗽只宜补合谷，三阴交泻即时住
心痛手颤少海间，若要寻根觅阴市		心疼手颤少海间，欲要除根针阴市	心痛手战少海求，若要除根阴市睹

续表

席弘赋	长桑君天星秘诀歌	天元太乙歌	杂病穴法
转筋目眩针鱼腹，承山昆仑立便消	脚若转筋眼发花，先针承山次外踝		脚若转筋眼发花，然谷承山法自古
胃中有积刺璇玑，三里功多人不知。阴陵泉治心胸满，针到承山饮食思	胃中有积取璇玑，三里功深人不知。阴陵泉主胸中满，若刺承山饮食宜	若是胃中停宿食，后寻三里起璇玑。胸膈痞满先阴交，针刺承山饮食喜	内伤食积针三里，璇玑相应块亦消……心腹痞满阴陵泉，针到承山饮食美
	脾病血气先合谷，后刺三阴交莫迟		脾病气血先合谷，后刺三阴针用烧
鸠尾能治五般痫，若下涌泉人不死			劳宫能治一般痫，更刺涌泉疾若挑
谁知天突治喉风，虚喘须寻三里中	耳聋气闭喘填胸，欲愈须寻三里中	虚喘须寻三里中	喘急列缺足三里，呕噎阴交不可饶

　　由上表所示并结合前文所述可知，《天元太乙歌》《席弘赋》《长桑君天星秘诀歌》《杂病穴法》皆体现了江西盱派席弘针灸医门的针灸学术思想，歌诀和经文中多取下部远端穴治疗各类疾病，重视"上病下取"；亦反映了李梴《杂病穴法》的穴法传承于席弘思想。然而，对比上表可以看出《杂病穴法》穴法与其他同源文献中的内容也有不同，李氏穴法不拘一格，另辟蹊径，有继承又有所发挥和创新。

（三）李梴"上补下泻"针法对后世的影响和传承

1. 对明代《针灸大成》的影响

李梴《医学入门》中的针灸思想对后世的针灸学家有着深广的影响，尤其是明代针灸学家杨继洲《针灸大成》10卷中，就有6卷独立成篇地分别收入了李梴《医学入门》有关针灸的文献。

如《针灸大成·卷之三·杂病穴法歌》直接将李氏《医学入门》的《杂病穴法》独立成篇收入书中，与其他历代针灸名家歌赋并列在一起。

《针灸大成·卷之四·南丰李氏补泻》中称李氏独特的针刺补泻方法为"南丰李氏补泻"，与"《内经》补泻""《难经》补泻""《神应经》补泻"齐名，独立成篇。

《针灸大成·卷之五》收入《医学入门》的《流注开阖》，独立成篇。

《针灸大成·卷之六》中的《十二经穴歌》，采用了李梴编撰的独具特色的经穴歌。

《针灸大成·卷之七》全文引用《医学入门》的《治病要穴》，独立成篇。

《针灸大成·卷之九》全文引用《医学入门》的《捷要灸法》和《取膏肓穴法》，独立成篇。

《针灸大成》是一部在中国针灸学史上流传广泛、影响巨大的针灸学专著，已有50余种版本，并有日、法、德等多种译本，受到国际上的认可。现今《针灸大成》风行天下，一刊再刊，传播广泛，还被鉴定为珍贵的古医籍，具有很高的医学实用价值。这也促进了李梴"上补下泻"针法的传播。

纵观《针灸大成》篇幅，引用李梴《医学入门》的内容诸多，可知李梴的针灸思想借由《针灸大成》的广泛流传对后世医家的影响巨大，可后人只知杨继洲而少知李梴，实为遗憾。

经过文献查找，发现清代廖润鸿所著的《勉学堂针灸集成》也大篇幅地引用了李梴《医学入门》的内容。

鉴于上述，可知李梴《医学入门》的针灸学术思想对后世的影响深远。

2. 对当今医家的影响与承袭

（1）盛燮荪团队"盛氏上补下泻"针法

浙江省嘉兴市第一医院盛燮荪团队将李梴"上补下泻"针法广泛应用于临床，称为"盛氏上补下泻"针法。盛氏团队《略论李梴"上补下泻"针刺法》《盛氏针灸临床经验集》等均论述了应用此法治疗现代各种疑难杂症，尤其对癌痛的住痛移疼效果显著。具体如下。

盛燮荪、陈峰、朱勇《略论李梴"上补下泻"针刺法》一文中仅就李梴的针法经验，结合自身较多的临床验证，做一初步讨论。文中从3个方面阐述李梴针法的精义，较契合李氏思想。

胡天烨、马睿杰、方剑乔等应用盛氏"上补下泻"针法经验，认为盛燮荪教授传承了李梴"上补下泻"针法，通过跟随盛燮荪教授临证，总结盛老及其传人的医案，从中体会其"上补下泻"针法的特点。如盛氏传承人陈峰，用"上补下泻"针法治疗癌痛，以太冲、合谷为主穴，运用提插法，远道刺激以重为泻；以局部疼痛处阿是穴为应穴，施以捻转法，刺激宜轻为补，取得满意疗效。陈峰运用"上补下泻"

针法治疗癌痛，拓展此法的应用范畴，说明"上补下泻"针法有较好的临床效益和经济价值，值得在临床推广应用。此法应用于临床不仅疗效显著，而且可以减少因补泻不当而产生的疼痛不适感，获患者信赖，易于接受针刺，有利于安全医疗。

戴晴、盛燮荪、陈峰应用"上补下泻"针法治疗颈型颈椎病，以手阳明经为主治疗，取风池、大椎等，以捻转补法为主；曲池、合谷等以提插泻法为主，经治疗症状消失。这表明"上补下泻"针法在临床上可用于各类病症，对于痛证有较好的疗效。

王道均治疗中晚期癌痛。以双侧合谷、太冲为主，为"下穴"，施以泻法；以阿是穴或癌痛患者病痛部位相近的穴为辅，为"上穴"，施行补法。结果显示治疗组总有效率优于对照组，为94.29%。

陈东水用"上补下泻"针法治疗肩周炎。局部取肩三针、臂臑、阿是穴；远部肩前侧痛取尺泽、太渊，肩外侧痛取曲池、合谷，肩后侧痛取天井、外关，临床疗效显著。

许旭杰治右手无名指挛曲，取右手关冲和左足窍阴，三棱针点刺出血，一次好转。治左手腕关节扭伤，取左手神门和通里附近的阿是穴、右足照海和太溪。治左手肘关节风湿痛，取左手肘髎、曲池，直刺补法；梁丘、犊鼻，直刺；皆施行捻转泻法。效果尤佳。许氏亦为盛燮荪弟子，传承李梴针法思想，擅长"上补下泻"针法。

盛燮荪传承人胡天烨等，文中用病案反证李梴"上补下泻"针法的效应，指出若与李氏"上补下泻"针法相反而施，易出现不良反应。如肩痛，取肩部局部穴施泻法，下部穴用补法，反致加重疼痛，甚至影响肢体活动功能。该结果值得深思。

戴晴等亦反证，认为"上补下泻"针法若相反而施，往往于针刺后病处更为酸痛，甚至活动受限。若患者前来求助解决，亦可在合谷等下部穴位行重泻法，即可解除。

（2）谢强团队谢氏"上补下泻"针法

江西中医药大学附属医院（江西省中医院）谢强团队将李梴"上补下泻"针法广泛应用于临床，称为谢氏"上补下泻"针法、谢氏"上补下泻"转移兴奋灶针法。谢氏团队《旴江谢氏"上补下泻"针法治疗过敏性鼻炎的临床特色》《基于古今文献的旴江李梴上补下泻针法治疗五官疾病研究》《旴江谢氏转移兴奋灶针刺法的临床应用》等论述了应用此法治疗现代各种疑难杂症，尤其对五官科病症效果显著，并且对针法机制和临床应用进行了深入探讨。具体如下。

谢强、李芳、李思宏《简易经典的特色针刺法——旴江转移兴奋灶针刺法》，阐述谢强传承旴江明代李梴"上补下泻"针法所创新的一种简易经典特色针刺法——转移兴奋灶针法。谢强分析了病理兴奋灶的产生、治疗兴奋灶的建立、病理兴奋灶的转移，论述了转移兴奋灶针法的临床机制。

谢强分析病理兴奋灶的产生。病症的产生大多是由于内外刺激因素（创伤、感染、应激等）作用于人体，引起免疫应答或神经兴奋，从而启动 NEI（神经 - 内分泌 - 免疫）网络调控功能处理刺激。当刺激超出 NEI 网络的调节代偿能力，内环境稳态被破坏而致病。在局部表现为变质、渗出、增生等亢进的免疫应答或其他神经内分泌功能紊乱，引起红、肿、热、痛等症状或麻木、紧束、异物感等，表现为复杂的神经症，再由外周神经反馈而被脑部感知。这一过程可概括为局部病灶兴奋性增加，成为一个病理兴奋灶（点）。

谢强分析治疗兴奋灶的建立。施针时，先下主针，先针刺病灶下方远端的手足肘膝以下穴位，泻法，强刺激，其不仅有局部治疗作用，还有全身治疗作用。这一过程可概括为建立一个新的治疗兴奋灶（点），并尽量强化局部刺激，使新部位产生比病灶更强的兴奋度，从而降低病灶的兴奋度，缓解病灶的病理态势。因此，就可充分发挥 NEI 网络对人体的调节功能来治愈疾病。虽然，针灸本身不提供任何外源性物质，但能通过刺激病灶下方远端的腧穴，引起腧穴局部的神经兴奋而达到治疗目的。

谢强分析病理兴奋灶的转移。通过主针对病灶下方远端腧穴产生的神经强烈兴奋，由外周神经传输到中枢神经，兴奋整个 NEI 网络的调控机制，通过调节内分泌激素、神经递质、神经肽等物质的分泌，使功能的储备与协同得以改善和调整，抑制功能异常。尤其使 HPA（下丘脑 – 垂体 – 肾上腺皮质）系统兴奋，分泌 ACTH（促肾上腺皮质激素）调节抗炎和免疫作用物质，以降低局部组织中的 PGE2（前列腺素 E2）、5–HT（5– 羟色胺）、HA（透明质酸）的含量，缓解水肿、疼痛等症状，缓解炎性反应；抑制 IL–1（白细胞介素 –1）、IL–6（白细胞介素 –6）活性物质，缓解发热症状及充血、水肿、疼痛、增生等。由此可见，通过转移兴奋灶，可以改善病灶局部环境和微循环功能，促进炎症吸收、消退和增生组织吸收、软化、消散；最终，使局部病灶的炎症得到控制，神经内分泌功能恢复，重新建立内环境的稳态，以达治愈病症的目的。这一过程可概括为新兴奋灶（点）对原病理兴奋灶（点）的抑制，即兴奋灶（点）的转移。

谢强强调，针刺时要做到异穴分施，主泻而应补即"上补下泻"。针刺时，首先，主针取病灶下方的远端（或健侧处腧穴），施以较重刺激手法为泻，使主穴的兴奋强度远远高于患部病灶的兴奋度，转移兴奋灶，从而降低患部的兴奋度，缓解患部病灶的病理态势；然后，应针取上方近病灶处的腧穴，施以较轻刺激手法为补，避免了有些疾病针刺时不宜强刺激患部，恐有加重患部病状之虞。譬如，急症面瘫，患部（乳突部）疼痛不宜刺激，更不宜施于针刺泻法；因此，主针可取远端（健侧）的合谷针刺之，重刺激，泻之，在下方远端产生一个新的兴奋灶，其兴奋强度远远高于患部的兴奋强度，转移兴奋灶，从而降低患部的兴奋度以缓解疼痛，有助于改善面瘫；其后，应针可取病灶周围的风池（不宜取乳突下的翳风穴）针之，轻刺激，补之，以应答主针针气。

谢强强调，针刺时要做到"针（穴）分主应"，"以不病者为主，病者为应"，"先下主针而后下应针"。如胸闷咳喘，病位在胸，胸骨上缘的天突即是应穴（应针）；下方远端手部为"不病"部位，取手腕处的内关即是主穴（主针）。因此，先针刺主穴内关（主针），较重刺激，泻之，转移兴奋灶；后针刺应穴天突（应针），弱刺激，补之。上下主应，相互应答。

谢强强调，针刺时要做到先主后应、先泻后补。即主针先刺，重刺激，泻法；应针后刺，轻刺激，补法；由于先主后应、先泻后补，就能弱化和转移局部病灶的兴奋强度。如治疗突聋引起的耳暴鸣，先施主针，针刺下方手部外关（主穴），重刺激，泻法，在下方远端手部外关穴处产生一个新的兴奋灶，其兴奋强度远远高于上方耳患部的兴奋强度，转移兴奋灶，从而降低患部听神经的兴奋度，有助于缓解耳鸣；其后，施以应针，针刺上方耳患部周围的翳风，轻刺激，补之，应答主针针气。此法可避免先针刺患部腧穴，甚至重刺激或电针刺激，造成听神经兴奋度增强，使耳鸣加重。可见，先主后应、先泻后补，可弱化和转移局部病灶的高兴奋性，有助于疾病向愈。

李芳、黄冰林、谢强等《旴江谢氏转移兴奋灶针刺法的临床应用》，阐述转移兴奋灶针法治疗各科疾病的临床应用。

治疗头颈胸腹手足部疾病，先施主针刺下方远端主穴，后施应针刺上方病灶患部应穴；主针用重手法泻之，应针用轻手法补之。留针期间，在主穴行针 3 次，每次 30 秒至 1 分钟，以催气、导气，使针气上行；应穴中途不捻针，以静候应答主针。亦可施于艾灸，主穴重灸，转移兴奋灶；辅穴轻灸，以应答主穴。具体如下。

治疗头痛：太阳头痛，先施主针，刺后溪，重刺激，泻之，转移兴奋灶；后施应针，刺风池、天柱，轻刺激，补之，应答主针针气。少阳头痛，先施主针，刺外关，重刺激，泻之，转移兴奋灶；后施应针，刺太阳、率谷，轻刺激，补之，应答主针针气。阳明头痛，先施主针，刺合谷，重刺激，泻之，转移兴奋灶；后施应针，刺上星、印堂，轻刺激，补之，应答主针针气。厥阴头痛，先施主针，刺太冲，重刺激，泻之，转移兴奋灶；后施应针，刺百会、前顶，轻刺激，补之，应答主针针气。每次主穴、应穴各取 1 个，交替取用。

治疗三叉神经痛：先施主针，刺下方手足部的合谷、太冲、内庭，重刺激，泻之，转移兴奋灶；后施应针，刺四白、下关、地仓，轻刺激，补之，应答主针针气。每次主穴、应穴各取 2 个，交替取用。

治疗急性结膜炎：先施主针，刺下方手足部的合谷、商阳、太冲，重刺激，泻之，转移兴奋灶；后施应针，刺眼睛周围的太阳、攒竹、丝竹空，轻刺激，补之，应答主针针气。每次主穴、应穴各取 2 个，交替取用。

治疗耳源性眩晕：先施主针，刺下方的足三里、太溪、液门、外关，重刺激，泻之，转移兴奋灶；后施应针，刺耳周围的听宫、翳风、风池、百会，轻刺激，补之，应答主针针气。每次主穴、应穴各取 2 个，交替取用。

治疗落枕：先施主针，刺外劳宫，重刺激，泻之，转移兴奋灶；后施应针，刺天柱、阿是穴，轻刺激，补之，应答主针针气。每次取应穴 1 个，交替取用。

治疗肺炎（轻症）：先施主针，刺下方的内关、曲池、尺泽、太溪、鱼际，重刺激，泻之，转移兴奋灶；后施应针，刺胸背部的天突、大椎、肺俞、膈俞、膏肓，轻刺激，补之，应答主针针气。每次主穴、应穴各取 2 个，交替取用。

治疗急性单纯性胃炎：先施主针，刺下方的内关、足三里、梁丘、公孙，重刺激，泻之，转移兴奋灶；后施应针，刺腹部的中脘、下脘、章门、天枢，轻刺激，补之，应答主针针气。每次主穴、应穴各取 2 个，交替取用。

治疗急性乳腺炎：先施主针，刺下方的内关、梁丘、曲池、足三里、太冲，重刺激，泻之，转移兴奋灶；后施应针，刺胸背部的乳根、膻中、天宗、期门，轻刺激，补之，应答主针针气。每次主穴、应穴各取 2 个，交替取用。

治疗急性盆腔炎：先施主针，刺下方的合谷、曲池、行间、中封、太冲，重刺激，泻之，转移兴奋灶；后施应针，刺腰腹部的冲门、次髎、中极，轻刺激，补之，应答主针针气。每次主穴、应穴各取 2 个，交替取用。

治疗外伤性截瘫（上肢瘫痪）：先施主针，刺下肢的条口和手肘关节下方的手三里、外关，重刺激，泻之，转移兴奋灶；后施应针，刺肩背部肩髃、大椎、大杼，轻刺激，补之，应答主针针气。每次主穴、应穴各取 2 个，交替取用。

治疗肱骨外上髁炎：先施主针，刺下肢部条口和手部的手三里、中渚，重刺激，泻之，转移兴奋灶；后施应针，刺肩髃和颈背部的大椎、大杼，轻刺激，补之，应答主针针气。每次主穴、应穴各取 2 个，交替取用。

治疗漏肩风：肩前区疼痛为主，后伸时疼痛加剧，先施主针，取合谷，重刺激，泻之，转移兴奋灶；后施应针，取肩髃，轻刺激，补之，应答主针针气。肩外侧疼痛为主，外展时疼痛加剧，先施主针，取外关，重刺激，泻之，转移兴奋灶；后施应针，取肩髎，轻刺激，补之，应答主针针气。肩后侧疼痛为主，肩内收时疼痛加剧，先施主针，取后溪，重刺激，泻之，转移兴奋灶；后施应针，取肩贞，轻刺激，补之，应答主针针气。肩前近腋部疼痛为主且压痛明显，先施主针，取合谷，重刺激，泻之，转移兴奋灶；后施应针，取肩前，轻刺激，补之，应答主针针气。每次主穴、应穴各取 1 个，交替取用。

治疗膝关节痛：先施主针，取膝关节病灶下方的悬钟、昆仑、阳陵泉，重刺激，泻之，转移兴奋灶；后施应针，取膝关节病灶周围的膝眼、鹤顶、犊鼻，轻刺激，补之，应答主针针气。每次主穴、应穴各取 2 个，交替取用。

治疗踝关节痛：先施主针，取足部的仆参，重刺激，泻之，转移兴奋灶；后施应针，取足踝部病灶周围的太溪，轻刺激，补之，应答主针针气。每次主穴、应穴各取 1 个，交替取用。

谢强、杨淑荣等《转移兴奋灶针灸法为主治疗鼻咽癌放疗后口咽黏膜放射性损伤的临床观察》，将患者 94 例随机分为试验组和对照组，每组各 47 例。治疗组采用转移兴奋灶针灸疗法（针刺上方取咽安、廉泉，下方取合谷穴、足三里、三阴交、然谷、太溪、大钟；艾灸涌泉）结合自拟中药方生津利咽饮含漱，对照组以生津利咽饮含漱并内服，疗程 1 个月。结果：试验组总有效率为 89.4%，对照组为 70.2%，两组比较差异显著（$P<0.01$）。认为采取转移兴奋灶针灸疗法，有疏通经络、清降虚火、益气生津、润利口咽的作用。

任元元等《转移兴奋灶针灸法为主治疗感音神经性耳鸣的临床观察》，将 100 例患者随机分 2 组，试验组和对照组各 50 例，试验组采用转移兴奋灶针灸疗法为主结合自拟方聪耳息鸣饮，对照组运用西药对照观察。结果：试验组总有效率为 84%，与对照组 72% 相比差异显著（$P<0.01$）。

胡启煜等《转移兴奋灶针法思想在中医耳鼻咽喉科的应用》，认为应用转移兴奋灶针法不仅可用于中医耳鼻咽喉科中，还可广泛应用于各科之中，因其选穴简单、取穴方便、操作快捷等优点值得在临床上推广使用。

丁亚南等《转移兴奋灶针灸法治疗暴聋机理探讨》，对转移兴奋灶针灸疗法治疗暴聋的机制进行探讨，从传统针灸治疗的另一个角度认识和理解针灸治疗机制。

范新华等《针灸与药物治疗突发性耳聋疗效对比观察》，将80例突发性耳聋患者随机分为2组，每组40例。观察组采用转移兴奋灶针灸疗法，取涌泉（泻法，手法稍重）、听宫、听会、耳门，同时配合艾条热敏化悬灸涌泉穴；对照组采用常规药物治疗。结果：观察组总有效率为80.0%（32/40），优于对照组的55.0%，两组比较差异显著（$P<0.01$）。

杨淑荣等《"转移兴奋灶"针灸法治疗喉源性咳嗽的临床研究》，将160例患者随机分为试验组、对照组各80例。试验组予针刺开音1号、咽安、三阴交等穴并结合艾灸涌泉穴治疗；对照组给予西医常规治疗。结果：试验组总有效率分别为62.03%、94.93%，对照组总有效率分别为45.00%、88.75%。两组比较差异显著（$P<0.01$）。

范新华等《转移兴奋灶针灸法治疗突发性耳聋机理探析》，对谢强教授应用转移兴奋灶针灸疗法治疗暴聋的机理进行探讨，认为此法较宜于治疗突发性耳聋。

范新华等《转移兴奋灶针灸疗法治疗突发性耳聋80例的临床观察》，将80例突发性耳聋患者随机分为2组，转移兴奋灶针灸疗法治疗40例，常规西医治疗40例，治疗3个疗程。结果：试验组总有效率80%，对照组总有效率55%。两组比较差异显著（$P<0.01$）。

杨淑荣等《谢强教授五官科特色针灸疗法》，介绍了谢强教授倡导的五官科特色针灸疗法——转移兴奋灶针法的具体操作及临床运用。

常向辉等《转移兴奋灶针法治疗急性咽炎 60 例的临床观察》，将符合条件的 60 例急性咽炎患者按 1∶1 对照随机分为 2 组。试验组 30 例采用转移兴奋灶针法治疗，对照组 30 例采用常规西医治疗。结果：试验组愈显率 90%，对照组愈显率 70%。两组比较差异显著（$P<0.01$）。

丁亚南等《转移兴奋灶针灸疗法治疗急性扁桃体炎 80 例的临床观察》，将 80 例急性扁桃体炎患者按 1∶1 随机分为 2 组。试验组 40 例采用转移兴奋灶针灸疗法治疗，每日 1 次；对照组 40 例采用常规西医治疗。结果：试验组总有效率 95.0%；对照组总有效率 82.5%。两组比较差异显著（$P<0.01$）。

此外，谢强采取上补下泻转移兴奋灶针灸疗法在临床的广泛应用，其中以针刺为主治疗急性创伤性喉炎技术，刺营治疗急性扁桃体炎技术，刺营治疗慢性肥厚性咽炎伴鼾症技术，已经列为国家中医药管理局中医适宜技术推广项目，向全国推广应用，使谢氏转移兴奋灶针灸疗法得到广泛应用。

（3）其他医家应用"上补下泻"法

通过对各数据资源库以"上补下泻"为主题词做全文检索，文献时间范围不限，共得到 94 篇论文，其中多为探讨李梴独特的学术思想和辨治风格，文献中多数仅有"上补下泻"的文辞表述，有的将"上补下泻"理念应用于理法方药中，有的对"上补下泻"针法仅进行初步和简单的论述，而针治的临床验案不多。

方基良介绍"一针为率"3 则医案，重视"下泻"，治疗头痛目眩独取四关穴之肝经原穴太冲，用针行凉泻法，强刺激，3 次而痊愈。

王健针刺治疗肩周炎，采取"上补下泻"方法，针刺顺序是先条口透承山，后刺合谷、曲池、肩髃。王氏先刺下肢穴，后刺上肢穴和病灶处穴，上补下泻，诸穴合用，共奏通络止痛之功。

王丽治疗肩周炎，应用"上补下泻"方法，先刺条口透承山，后刺合谷、曲池、肩髃。认为，此针刺顺序是循经气流注方向施治，诸穴合用，上补下泻，通络止痛。

孔立红治疗肩周炎，先刺合谷，次刺曲池，再刺肩髃。诸穴合用，取其上病下取、上补下泻之意。

吴濂清治疗急性肠炎。取穴：中脘、气海、天枢（双）、阴陵泉（双）。手法：上补下泻。下肢穴位提插捻转2～3分钟，腹部穴位搓捻15～20秒钟，针毕，脐周绞痛立止。

宋福春应用气功按摩方法治疗急性软组织扭挫伤，采取上补下泻等方法，疗效显著。将上补下泻法灵活运用于气功按摩治疗中，拓展了"上补下泻"针法的应用范围，不仅限于针刺中，还可将此理念用于其他治疗方法里。

徐力应用推拿治疗小儿发热。对阴虚内热的发热小儿施予上补下泻法推按，推揉足三里增进食欲，推点涌泉引气下行以退虚热。

王芳芳治疗寒湿腰痛，应用上补下泻方法，取脾经的阴陵泉、肾经的复溜，行泻法，取膀胱经相应背俞穴及阳明经穴，行补法。辨治湿热腰痛，取腰部腧穴予补法，患侧下肢腧穴行泻法等。王氏采取局部穴用补法、下肢穴用泻法疗腰痛，可见补阳经而泻阴经是其特色。

唐玉枢治疗历节痛疾，论述其师吴棹仙艾灸风毒八穴的临床应用，采取了上补下泻法。风毒八穴皆为下肢诸穴，以膝关节为界，上穴用补法，下穴用泻法。唐氏以膝关节部位的上下位置为界，施行上补下泻。

（4）其他医家应用"上病下取"法

李梴"上补下泻"针法重视"上病下取"，因此对各数据资源库以"上病下取"为主题词检索到110篇论文。

畅建修治疗头痛，采取"上病下取"分经论治。前额痛，针内庭、合谷；偏头痛，针足临泣、风池；枕后痛，针后溪、金门；口舌糜烂，用附子、吴茱萸各等份捣烂，醋调敷足心，上病下取，引火归原，疗效显著。

孙萌萌、刘建武综述针治少阳头痛，发现足临泣、太冲是当今医家针治少阳头痛频率最高的二穴；有医家选取照海或太冲、太溪、丰隆、足三里等下肢远端穴位，治疗少阳头痛；有医家基于数据挖掘技术分析发现历代针灸治疗少阳头痛，非常重视选用四肢远端穴位。此外，"上病下取"不仅应用于针刺，还应用于刺络放血、电针等多法中。

郦雪芬治疗月经性偏头痛，取下方太冲透刺涌泉配合体针，疗效显著。

周国荣、陈伟平、林雯治疗左下齿疼痛，取合谷（右）、丰隆（左），用泻法，效佳。

班秀文治疗外感风寒而头痛、鼻塞，用吴茱萸配生姜、生葱白捣烂，加温，外敷下方涌泉，效显效速。

刘颖取下方足三里、丰隆、悬钟、三阴交治疗重症眩晕，疗效显著。

冯富忠取下方光明（右）、太冲（右），用泻法治疗失眠不寐、左眼睑跳动甚，效佳。

李磊、王学平治疗小儿流涎证属脾气不足者，以吴茱萸

10g 研细末，醋调糊状，敷下方双足涌泉，流涎明显减少。

姜云武治疗偏头痛，以下方双侧足临泣、太冲为主穴，患侧太阳、风池等为辅穴。对四肢穴用提插泻法，强刺激，要求针感上行，向头痛部位传导，疗效显著。

周建洲用中渚、上明二穴治疗眼目疾病。上明为局部取穴，中渚为远部取穴，疗效迅速。

曹文然选下方太溪、足三里、阴廉、阳陵泉等穴电针治疗呃逆，效佳，且未见复发。

综上所述，"上补下泻"针法运用于临床涉及各科病种较多。可见，"上补下泻"不仅在针刺，而且在气功、推拿、刺络放血、艾灸等治疗中也可灵活运用，甚至有医家将"上补下泻"理念应用在处方用药中。当今医家对肩周炎的"上补下泻"施针的先后次序研究颇多，另外，"上补下泻"针法在癌痛中的运用文章和综述类文章较多，对于癌痛取穴规律的研究颇多。此外，盛氏传承人在治疗肩周炎案例中，没有按"上补下泻"施针，而是相反施行"上泻下补"针刺，出现致使病情加重的教训，由此进一步说明临床针灸遵循"上补下泻"方法非常重要。这是针灸疗法取得速效、显效的关键所在。

三、谢氏对李梴"上补下泻"针法的传承与发展

谢强教授为当代盱江医派谢氏针灸和五官科传人，从事临床工作 50 余年。国家一级主任中医师，二级教授，博士研究生导师，享受国务院政府特殊津贴，江西省国医名师，全国第三批至第六批老中医药专家学术经验继承工作指导老师。2011 年国家中医药管理局批准建设第二批全国名老中医

谢强传承工作室以来，培养传承人 32 人。

谢强教授倡导的上补下泻转移兴奋灶针灸疗法，是传承明代盱派医学家李梴首创的"上补下泻"针法，用现代医学神经反射学说、NEI 网络学说及 NEI 网络调节下的"自稳态"思想以诠释"上补下泻"针法的现代机制，在祖母杨满金和导师魏稼教授的指导下提出的创新特色针灸疗法。

（一）源于家传的本土盱派李梴"上补下泻"针法

转移兴奋灶针灸疗法，源于谢强教授家传明代江西盱江医学流派李梴《医学入门》"上补下泻"针法。谢强教授的天祖父谢怀翎，极为推崇家乡明代李梴"上补下泻"针法，认为此针法临床适应证广泛，适宜治疗内、外、妇、儿、五官各科疾病，取穴精少，重点突出，实用效佳。

1974 年，谢强教授刚刚进入江西省中医院工作时，其祖母杨满金告知，家传数百年的谢氏"上补下泻"针法，源于家乡名医李梴的《医学入门》书中，其天祖父谢怀翎年少时将家藏《医学入门》熟悉记于心，经过几十年实践体悟，已将李梴"上补下泻"针法的操作具体化，传于子孙，简便易学，只要记住关键点就能行走天下。其天祖父认为，虽然李梴《医学入门》叙述的针法文字简少，未能述及临证针刺补泻具体如何操作，其实可以化繁为简，只需记住手中只有"主针"和"应针"，眼中只有"患处"和"远处"；最精妙关键点是"主针"先针刺离病灶远的穴位（越远越佳），针尖要朝患处方向，重手法针刺，需强刺激或较强刺激，此即为泻，激发针气前行；留针期间，需行针 1～3 次，重症和久治不愈症在留针期间宜行针 3 次以上，每次行针 30 秒至 1 分钟，以提插为主亦可结合捻转，加强针气的传送；待主针的针气前行，方能施于"应针"，针刺患处周围穴位，针尖要朝"主针"方向，手法宜轻，进针宜浅，需弱刺激，此即为补，留针期间不行针以静候应答"主针"。取穴以少为佳，1～3穴即可，最多4穴，手法好可以只扎"主针"不需再扎"应针"，多则干扰针气，只有急症、重症、久治难愈症取穴可适当多些。

其祖母举例说：比如治疗胃脘痛，首先应该确定"主针"和"应针"，要记得应用"上补下泻"原则，可以将常用的下方足三里作为主针的穴位，上方胃痛处的中脘作为应针穴位，先用"主针"刺足三里穴，针尖朝上，手法要重，待针气上行，再用"应针"刺上方胃部的中脘穴，针尖朝下，手法要轻，中途"主针"要行针促进针气上行，新手要行针3～4次，熟手行针1～2次，若熟手在进针时针气已经上行明显，也可以不再行针了。"应针"中途不要行针，只需静候"主针"针气。

其祖母还说：虽然世间流传许多针刺精妙手法和针灸处方，都可以酌情融入自家针法中，但要确定主针和应针，要做到"上病下取"，均需遵循主针重刺激、应针弱刺激的原则，这样皆可获得不差的疗效。这是家传之秘，不可轻传，有德者传之，无德者就是家人也不可传。

1996年，谢师祖母逝世前，她表示非常赞同谢强根据家传李梴"上补下泻"针法而倡导的现代"转移兴奋灶针灸疗法"，认为李梴和家传的"上补下泻"针法与谢强提出的现代"转移兴奋灶针灸疗法"有异曲同工之妙，且更加实用效佳，很适宜临床操作应用。

（二）源于《内经》"远道刺""上病下取"

转移兴奋灶针灸疗法，遵循《内经》针灸取穴重视"远道刺""上病下取"的取穴思想。如《灵枢·官针》云："远道刺者，病在上，取之下……"《素问·五常政大论》云："病在上，取之下；病在下，取之上。"可见，《内经》"远道刺""上病下取"，反映了治病必求其本的中医整体观念，是转移兴奋灶针法的理论根源所在。

（三）吸收了现代医学神经反射等学说

转移兴奋灶针灸疗法，吸收了现代医学神经反射学说、NEI 网络学说，综合了 NEI 网络调节下的"自稳态"思想和中医经络理论的"整体观"核心精神，概括了针灸调节 NEI 网络治疗疾病这一过程，使之更加直观、易于理解和运用。

中医经络理论的整体观和结构与 NEI 网络相关，NEI 网络与中医经络功能系统均对人体内外环境的信息起整体调控作用。这是转移兴奋灶针灸疗法理论融汇中西的依据。因此，将"上补下泻转移兴奋灶针灸疗法"结合现代观，新命名为"转移兴奋灶针灸疗法"。

（四）传承与发展

谢强教授传承家传的李梴"上补下泻"针法，在中医整体观的指导下并且吸收了现代医学神经反射学说、NEI 网络学说，综合了 NEI 网络调节下的"自稳态"思想，用"转移兴奋灶"观念结合中西医思维，从基础理论到临床实践来解析和探索古老的"上补下泻"针法。

1. 上补下泻，重视经脉根本

转移兴奋灶针灸疗法之补泻，不同于习用的同穴补泻，属异穴补泻，重视经气的上下感传。例如，重视经络标本根结学说。标本与根结，是基于经脉之气生发于下，十二经脉皆为向心性循行。根与本、结与标位置相近或相同，其含义相似。根者，本者，部位在下，皆经气始生发之地，为经气之所出；结者，标者，部位在上，皆为经气归结之所。因此，强调四肢远端腧穴的重要性，经脉气血产生运动的根源在人体下部，根源于四肢，四肢的腧穴（尤其是肘膝关节以下的五输穴）在针灸治疗中具有非常重要的地位。所以，以针刺远离病灶的下部腧穴为主针（主穴），上方近病灶的腧穴为应针（应穴），通过先刺下方主针，后刺上方应针，上下应答，经气沟通，转移兴奋灶，达到调和阴阳、扶正祛邪的目的。

2. 重视主针，建立新兴奋灶

先施主针，通过强刺激远离人体患部病灶的腧穴（主穴），由针刺作用产生一个新的兴奋灶，其兴奋强度远远高于患部病灶的兴奋强度，从而降低患部的兴奋度，从而缓解患部病灶的病理态势；后施应针，轻刺激患部病灶周围腧穴（应穴），以应答主针针气；通过"转移兴奋灶"，改善全身各种痛症、炎症、组织增生、功能失调等，平衡阴阳，维系自稳态的平衡，以达治愈疾病的目的。

3. 上补下泻，转移兴奋灶

转移兴奋灶针刺疗法，吸收了现代医学神经反射学说、NEI 网络学说，综合了 NEI 网络调节下的"自稳态"思想和中医经络理论的"整体观"核心精神，概括了针灸调节 NEI 网络治疗疾病这一过程，使之更加直观，易于理解和运用。中医经络理论的整体观和结构与 NEI 网络相关，NEI 网络与中医经络功能系统均对人体内外环境的信息起整体调控作用。这是转移兴奋灶针刺疗法理论融汇中西的依据。

由此可见，旴江转移兴奋灶针灸疗法，是以江西旴派明代李梴《医学入门》"上补下泻"针法和"近病远治"思想为理论基础，结合中医经络理论、整体观与西医神经反射学说、神经－内分泌－免疫网络学说而创研的简易经典的特色针灸法。因为，此法侧重选取远离病灶的下部腧穴，有着"转移兴奋灶"、缓解病症的作用，故谢强教授将之命名为转移兴奋灶针灸疗法。

第二章 转移兴奋灶针灸疗法的 理论基础

　　转移兴奋灶针灸疗法，宗《内经》的"上病下取"取穴思想和李氏的"上补下泻"的针法精义。其中"上"和"下"具体所指为何？"上"，即疾病发生在头面躯干，针刺之应该用补法；"下"，即取远离病灶下方四肢部位的腧穴，针刺之应该用泻法。这符合"上病下取，近病远治"的思想。故而，阐述以手足部位腧穴治疗疾病来探索转移兴奋灶针灸疗法的理论基础，更具代表意义。转移兴奋灶针灸疗法的刺激方式多种多样，有针刺、艾灸、推拿、指压、按摩、拔罐、放血、刮痧、穴位注射、药物敷贴、电磁声光技术等，下面以针刺刺激方式为代表进行讨论。

第一节　传统医学理论基础

一、以《内经》"上病下取"理论为临床思维核心

　　谢强教授认为，转移兴奋灶针灸疗法是以《内经》的"上病下取"理论为治则指导。"上病下取"理论出自《灵枢·官针》中"远道刺者，病在上，取之下"。《素问·五常政大论》云："气反者，病在上，取之下"。《内经》的这一

论述提出了"气反者",什么是气反呢?明代医家张介宾解释说:"气反者,本在此而标在彼也。"认为"其病既反,其治亦宜反。故病在上,取之下,谓如阳病者治其阴,上壅者疏其下也"。(《类经·运气类》)。景岳先生的论述,说明了"上病下治"适用于病证标本不完全一致的"气反者",属于中医反治法的范畴,意思为各类疾病发生部位在躯干头面,此为标部,治亦宜反,治疗却不该着重在标部,应该找到四肢远端的本部治之。这些论述,对后世医家的临床实践起到重要的指导作用,至今仍有着十分重要的意义。

转移兴奋灶针灸疗法即是"治亦宜反",因为疾病发生部位为标部,治疗却不该着重在标部,治病必求于本,应该找到远端的本部先治之,后在标部治疗以应答、呼应本部,通经接气。因此,在远离患部下方的远端施以重刺激,刺激阈值高过病灶处,降低病灶的兴奋度,转移兴奋灶。如此,一是可以导上泛之浊邪下降,二是可以引上浮之阴阳气血下行,以达愈病目的。

"上病下治",转移兴奋灶针灸疗法临床应用范围十分广泛,人体躯干脏腑头面疾病,标在上本在下,所以治病求本,治亦在下,应该"上病下取"腧穴。故转移兴奋灶针灸疗法选用四肢腧穴为主穴,病灶局部穴位为应穴,以治疗各类疾病,体现了中医治病求本的整体观。"上病下取"的思想与远道刺相似,重视整体与局部的关系,且广泛应用于临床,在古代典籍中尤其多见应用于治疗各类疾病。《四总穴歌》"肚腹三里留,腰背委中求,头项寻列缺,面口合谷收",亦证实了上补下泻转移兴奋灶针灸疗法重视"上病下取"的有效性和实用性。

后世医家在治疗疾病时对于局部取穴还是远端取穴这两种截然相反的取穴思路常常疑惑犹豫，应如何选择？转移兴奋灶针灸疗法运用"上病下取"理论作为治疗各类疾病的原则，不仅会采用远道取穴，甚至独取手足穴位用泻法。

譬如，治疗三叉神经痛，先施主针，取下方手部的外关（主穴），重刺激，泻之，转移兴奋灶，若头痛缓解可不施应针；若头痛未缓解，则接着施应针，取瘈脉（应穴），轻刺激，补之，应答主针针气。这正可谓符合上补下泻转移兴奋灶针法，既传承了《内经》《医学入门》"上病下取""上补下泻"针法旨义，又有发扬和创新。

综上所述，临证运用转移兴奋灶针灸疗法时，应辨别阴阳虚实，辨明病机，分而治之，"上病下取"达到"上病下治"的目的。实证，强刺激远端部位起到引邪下出或通利下导等作用；虚证，较强刺激远端部位，起到引火归原、引阳入阴、引热下行等作用。

二、以标本根结五输穴理论为经络学基础

转移兴奋灶针灸疗法，以经络标本根结及五输穴理论为指导，以"经气发于肢末"为穴法依据，重视"上病取下"的经气治疗作用。《内经》云："凡刺之道，气调而止。""刺之要，气至而有效。"针灸的最终作用对象不是穴位，而是穴位、经络中的经气疏通，通过激发、调整经气以治疗疾病。

人体是一个复杂的生命系统，标本根结理论是补充说明经气弥散作用的另一种运行模式。标本根结及五输穴理论表明，经脉之根本在于手足末端，经气出自手足末端，并循经

向心性流动，归于头面胸腹。

标本根结理论认为，经络的分布与气血的流注，以手足肘膝以下为"根"与"本"，以头面、胸腹为"结"与"标"。其中，十二经之"本"在手足远端，"根"为手足末端的井穴，经气出于此，表明手足之末为经脉之根本所在。

五输穴理论亦认为，经气出于手足末端之井穴，溜于荥，注于输，行于经，入于合，如江河水流汇入湖海，经气充盛合于脏腑。可见，五输穴理论与标本根结理论相合，经气出于五输之井，表明手足之末为经脉之根本所在。

《内经》的标本根结理论，为后世医家推崇备至，沿用至今。古代医学经典中对该标本根结理论的重要性有很多描述（表19）。

表 19　医学经典中标本根结理论重要性的相关条文

原文	出处
能知六经标本者，可以无惑于天下	《灵枢·卫气》
夫阴阳逆从标本之为道也，小而大，言一而知百病之害	《素问·标本病传论》
知标本者，万举万当	《素问·标本病传论》
更穷四根三结，依标本而刺无不痊	《标幽赋》
此言能究根结之理，依标本刺之，则疾无不愈	《杂病穴法》
不知根结，五脏六腑，折关败枢，开阖而走，阴阳大失，不可复取	《灵枢·根结》

可知，标本根结理论在指导临床治疗方面意义非凡，能知标本根结可以"无惑于天下"，"知百病"，"万举万当"。此"更穷四根三结，依标本而刺无不痊"，"则疾无不愈"。

鉴于上述内容，标本根结及五输穴经络理论为转移兴奋灶针灸疗法注重"上补下泻""上病下取""近病远治"，运用手足四肢腧穴治疗头面躯干疾病提供了经络学理论依据。转移兴奋灶针灸疗法，可通过刺激手足四肢下端穴位，调动本部之集中经气，治疗标部头面躯干之疾病，符合中医临证"治病必求于本"思想，正如"经脉所过，主治所及"。这便是转移兴奋灶针灸疗法治疗各类疾病的经络学基础。

三、顺应标本根结、五输穴，调理经气是疗效发挥的关键

转移兴奋灶针灸疗法的精髓源于《内经》标本根结和五输穴理论，通过主针刺激下方"本"部四肢下端穴位，应针刺激上方"标"部躯干头面病灶局部腧穴，穷究"根结"之理，深探经气本源，激发脏腑精气，调动经气升达集聚于躯干头面，使经通气接、邪气开散，以治疗上方"标"部各类疾病。

（一）标本理论

"标本"中"标"原意指树梢，引申为人体上部，与人体头面胸背的位置相应；"本"原意指树根，引申为人体下部，与人体四肢末端相应。十二经脉，皆有"标"部和"本"部，为经络腧穴分布的上下对应部位。人体头面躯干为"标"，经气弥散于人体上方"标"部；人体肢端为"本"，经气深聚于人体下方"本"部，是经气的本源所在。譬如，头面五官犹如树木之枝叶，四肢末端犹如树木之根部，只有根部的根深固蒂才能有标部的枝繁叶茂。

十二经脉标本与相应腧穴和躯干头面的关系情况，列表如下（表20）。

表20　十二经脉标本对应关系表

十二经脉	本		标	
	部位	对应腧穴	部位	对应腧穴
足太阳	跟以上5寸	跗阳	两络命门（目）	睛明
足少阳	窍阴之间	足窍阴	窗笼（耳）之前	听会
足阳明	厉兑	厉兑	颊下，夹颃颡	人迎
足少阴	内踝下上3寸	交信、复溜	背俞与舌下两脉	肾俞、廉泉
足厥阴	行间上5寸	中封	背俞	肝俞
足太阴	中封前上4寸	三阴交	背俞与舌本	脾俞、廉泉
手太阳	外踝之后	养老	命门（目）之上1寸	攒竹
手少阳	小指次指之间上2寸	中渚	耳后上角下外眦	丝竹空
手阳明	肘骨中上至别阳	曲池	颜下合钳上	迎香
手太阴	寸口之中	太渊	腋内动脉	中府
手少阴	锐骨之端	神门	背俞	心俞
手厥阴	掌后两筋之间2寸	内关	腋下3寸	天池

从上表可以发现，本部穴位多分布在肘膝关节以下，标部穴位多数分布于头面，少数分布在躯干部。通过十二经

脉的标本流注，将头面躯干与手足末端紧密联系起来。因此，标本理论为转移兴奋灶针灸疗法采取"远取为主"，运用手足部腧穴治疗人体上部各类疾病疗效的发挥奠定了理论基础。

转移兴奋灶针灸疗法，重视在手足下端"本部"泻之，如只用"主针"独泻合谷穴治头面五官诸疾，为"有其在标而求之于本"的逆取法；亦重视"标本"同取，标本结合，上补下泻，如针"本部"内关、"标部"天池治胸闷。如此，远近皆取，标本兼治。不同之处在于针分先后，手足下端本部"主针"先刺，强刺激泻之，所谓"有先治其本者"；头面胸腹标部"应针"后刺，弱刺激补法之。正如李梴所云："无非欲其阴阳相应耳。"

（二）根结理论

"根"，意为根本、开始，多为井穴经气所出之处；"结"，指结聚、归结，多指头、胸腹部经气所归之处。"根""结"在经络理论上指的是经气所起和所归的部位。马蒔在《灵枢注证发微》中注曰："脉气所起为根，所归为结。"《类经》云："脉气由此而出，如井泉之发，其气正深也。"强调了根部如井泉，气深始发。《标幽赋》认为"更穷四根三结，依标本而刺无不痊"。这里，"四根"指的就是手足四肢末端为十二经脉的"根"，"三结"指的就是以头、胸、腹三部为十二经脉的"结"。

《灵枢·根结》提道："九针之玄，要在终始……不知终始，针道咸绝。"此处的"终始"意指根结，始为根，终为结。四肢远道穴是根处，是经气始发处，是调整经气的初始部位，也是调整经气的关键位置。正如道家《老子》第六十四章云:"慎终如始,则无败事。"重视"初""始","不忘初心,方得始终",可知"初"的可贵,"始"的重要,亦知"根"的重要非同寻常。标本根结理论揭示了头面五官、躯体与手足的整体关系,体现了经气运行的多样性,进一步说明四肢肘膝关节以下的腧穴治疗远隔部位的躯干脏腑、头面五官各类疾病的重要性。

经脉根结与相应腧穴和躯干头面的关系情况见下表(表21)。

表21　经脉根结相关表

经脉	根(井穴)	入	结
足太阳	至阴	飞扬、天柱	命门(目)
足阳明	厉兑	丰隆、人迎	颡大(钳耳)
足少阳	窍阴	光明、天容	窗笼(耳)
足太阴	隐白	/	太仓(胃)
足少阴	涌泉	/	廉泉(舌下)
足厥阴	大敦	/	玉英(玉堂)
手太阳	少泽	支正、天窗	/
手少阳	关冲	外关、天牖	/
手阳明	商阳	偏历、扶突	/

从上表可以发现,根部穴位多分布在肘膝关节以下,结部穴位多数分布于头面和躯干部。通过十二经脉的根结流注,将头面躯干与手足末端紧密联系起来。因此,根结理论为转移兴奋灶针灸疗法采取"上病下取""远取为主",运用手足部腧穴治疗人体上部各类疾病疗效的发挥奠定了理论基础。

从根结"根、溜、注、入"理论的阐述，不难发现"结"部和"入"部穴位多分布于头面五官周围，"根"部皆在四肢远端穴位处，说明了人体上部腧穴与四肢肘膝以下腧穴上下联通，关系密切。

谢强教授对井穴有深刻认识，常用涌泉治疗失眠、头痛、眩晕、痤疮、青光眼、耳鸣、鼾症等头面五官火热证，引火、引气下行，导阴液上行，滋液灭火；亦常用三商刺络放血治疗眩晕、突聋、青光眼、三叉神经痛、咽喉急症、胆囊炎等。正如李梴在《子午八法》中云："井者，若水之源始出也。""所出为井，井，常汲不乏，常注不溢。"谢氏强调井穴是脉气起始生发之地，泉源不竭，突显"根"部初始、本源的特点。结为脉气的所归处，为头胸腹的器官和部位。根结反映出经气上下两极间紧密相连的生理病理关系。

谢强教授重视强调穷究"根结"的理论，针刺选穴不仅取"根结"腧穴，更取范围较广的"标本"部的腧穴，临床疗效甚佳。故可以大胆设想，除各类疾病外的任何疾病都可以运用"本部"手足四肢腧穴（肘膝关节以下的五输穴最佳）与"标部"头面胸腹腧穴相配治疗，甚至独取"本部""根部"手足腧穴即可。正如李梴《医学入门》所说："百病一针为率。"《四总穴歌》亦云："肚腹三里留，腰背委中求，头项寻列缺，面口合谷收。"谢强教授强调，如果针刺时，针尖朝上激发经气，上行则取效更为迅捷。如此，皆说明位居四肢"本部""根部"腧穴的重要性。这也是"上补下泻转移兴奋灶针灸疗法"取效的关键所在。

综上所述，谢氏转移兴奋灶针灸疗法的精髓，源于《内经》标本根结理论，通过刺激下方"本"部四肢下端腧穴为主，辅以上方"标"部病灶局部腧穴，穷究"根结"之理，深挖阳气本源，激发脏腑精气，调动和激发经气升达集聚于头面，通经接气，治疗"标"部各类疾病。可见，顺应标本根结调理经气是谢氏转移兴奋灶针灸疗法疗效发挥的关键。

（三）五输穴理论

五输穴在肘、膝以下的分布规律和经气流注的深浅规律有着显著的相关性，故其相互对应的腧穴疗效上亦有着明显的规律性。五输穴主治范围广，疗效显著，取穴简便，操作安全，深受历代医家推崇，广泛应用于临床各科疾病，是转移兴奋灶针灸疗法常用的远端特定穴。

五输穴位于手足四肢肘、膝之下，十二经脉均有5个，分别命名为井、荥、输、经、合。五输穴与标本根结的经气流注规律相合，是后者在临床针灸实践中的具体反映，亦为转移兴奋灶针灸疗法取穴提供更具体的取穴参考。

1. 五输穴理论

十二经脉之气，源于五输，故可通过刺激五输穴激发脏腑经气治疗人体疾病。根据《灵枢·九针十二原》所载："经脉十二，络脉十五，凡二十七气以上下，所出为井，所溜为荥，所注为输，所行为经，所入为合。二十七气所行，皆在五输也。"人体经脉有12条，络脉有15条，合计27条经络，其经络之气（二十七气）发于五输，流向躯干，如从涓涓细流逐渐汇成滔滔江海。

五输穴的分布，亦应此意。井穴居于手足末端，就像水之源头，系经气所出之地；荥穴居于掌指、跖趾关节之前，如水流尚微一般，系经气流行之处；输穴居于掌指、跖趾关节之后，如水流由小变大一般，系经气渐盛之处；经穴多居于腕、踝关节以上，如水流宽大通畅一般，系经气盛行之处；合穴多居于肘膝周围，如江河汇入湖海一般，经气充盛、深入汇合于脏腑、躯干、头面。

五输穴是临床常用要穴，历代医家推崇备至，为首选用穴。临床应用上，可通过针刺五输穴调节全身经气、脏腑功能以治疗各种疾病，正所谓"治水先治源"。此外，为拓展五输穴的临床运用，古代医家将五输穴与五行相配属，初见于《灵枢·本输》，完善于《难经》，为子母补泻手法及子午流注针法奠定了理论基础。

可知，经络遍布全身，沟通脏腑、躯干、头面，经络之经气如水流从四肢末端流向脏腑、躯干，上布头面。故躯干头面部的疾病，局部经气失衡，可针刺五输穴以激发、调整经气治疗疾病，常有四两拨千斤之效。

2. 五输穴总汇

井穴：少商（肺）、商阳（大肠）、厉兑（胃）、隐白（脾）、少冲（心）、少泽（小肠）、至阴（膀胱）、涌泉（肾）、中冲（心包）、关冲（三焦）、足窍阴（胆）、大敦（肝）。

荥穴：鱼际（肺）、二间（大肠）、内庭（胃）、大都（脾）、少府（心）、前谷（小肠）、足通谷（膀胱）、然谷（肾）、劳宫（心包）、液门（三焦）、侠溪（胆）、行间（肝）。

输穴：太渊（肺）、三间（大肠）、陷谷（胃）、太白（脾）、神门（心）、后溪（小肠）、束骨（膀胱）、太溪（肾）、大陵（心包）、中渚（三焦）、足临泣（胆）、太冲（肝）。

经穴：经渠（肺）、阳溪（大肠）、解溪（胃）、商丘（脾）、灵道（心）、阳谷（小肠）、昆仑（膀胱）、复溜（肾）、间使（心包）、支沟（三焦）、阳辅（胆）、中封（肝）。

合穴：尺泽（肺）、曲池（大肠）、足三里（胃）、阴陵泉（脾）、少海（心）、小海（小肠）、委中（膀胱）、阴谷（肾）、曲泽（心包）、天井（三焦）、阳陵泉（胆）、曲泉（肝）。

井穴：位于手足之末，乃经气之源，为阴阳经交接、经气交通之处，有通经开窍启闭之功，常用于治疗神志昏迷、心下满。

荥穴："荥主身热"，善治一切火热证。

输穴："输主体重节痛"，"荥输治外经"，输穴善治肿胀疼痛，可解除经脉循行线路上相关的病痛，常用于治疗体重节痛。

经穴："经主喘咳寒热"，"病变于音者，取之经"，经穴功善调寒热，常用于治疗喘咳寒热等肺系病症。

合穴："合主逆气而泄"，"合治内腑"，合穴为经气会合之处，气血旺盛，善调脏腑气机，常用于治疗逆气而泄等六腑病症。

正如《灵枢·顺气一日分为四时》所说："病在脏者，取之井；病变于色者，取之荥；病时间时甚者，取之输；病变于音者，取之经；经满而血者，病在胃及以饮食不节得病者，取之于合。"《难经·六十八难》亦说："井主心下满，荥主身热，输主体重节痛，经主喘咳寒热，合主逆气而泄。"《难经·七十四难》指出："春刺井，夏刺荥，季夏刺输，秋刺经，冬刺合。"

综上所述，标本根结及五输穴理论为"上病下取""上下同取"等治疗原则提供了理论依据。《素问·阴阳应象大论》的"清阳实四肢"、《灵枢·动输》的"夫四末阴阳之会者，此气之大络也"等均说明手足末端是阴阳两气之"本"与"根"，对于治疗躯干脏腑头面五官疾病有着重要作用。本部、根部腧穴的临床应用，有"头面之疾针至阴""顶心头痛眼不开，涌泉下针定安泰"（《肘后歌》），"肚腹三里留，腰背委中求，头项寻列缺，面口合谷收"（《四总穴歌》），"心胀咽痛，针太冲而必除，脾冷胃疼，泻公孙立愈"（《标幽赋》），"耳聋临泣与金门，合谷针后听人语"（《医学入门》）等。又如标部、结部腧穴的应用，有"头晕目眩，要觅于风池"（《通玄指要赋》），"耳聋气闭，全凭听会、翳风"（《百症赋》）等。再如标本根结部腧穴配合应用，有"廉泉、中冲，舌下肿痛堪取；天府、合谷，鼻中衄血宜追"（《百症赋》）等。由此可见，历代医家重视应用手足四肢末端穴位治疗头面躯干疾病，亦是标本根结理论临床应用的具体反映。

四、"通经接气"为针法效应特点

转移兴奋灶针灸疗法通经接气效应的产生，其核心在于人为地激发和增强经气感传并操控经气感传的方向。通常针刺同一经脉最易达到通经接气。以手阳明大肠经为例，针刺手部的合谷和颈前部的扶突治疗咳喘，在病灶局部和远端腧穴之间建立一条被激发和增强的感传通道，更有利于针感向上传导，使经气靶向性地升达至病灶周围，很容易达到经接气通、调和气血、平衡阴阳、祛除病邪之目的，往往咳喘可得到迅速缓解。

李梃在《医学入门·迎随》中单列"通而取之"之法，言"通者，通其气也""主针气已行而后针应针"。谢强教授传承李梃针法，针刺治疗各类疾病亦强调气机的贯通，注重先泻后补，转移兴奋灶，"通经接气"为其效应特色。针刺注重经气两极的治疗作用，强调针分主应，以下部或健部为主，位于上部的已病部位为应，先刺主针，主针的针气上行后，再刺应针，以应针应答主由此针针气，上行应答，使气接经通，气血顺畅，阴阳平衡。可知，主针和应针的上下应答，通经接气是针法取得效应的关键所在。

《灵枢·九针十二原》曰："刺之要，气至而有效。"针刺治疗起效的核心是气至病所，气不至则效不达，气速至则效速。"通经接气"即是"气至"另一种表达方式。只有当针灸调控经气使气达病所，经接气通，疾病才会缓解。当良性的针刺感觉传达至病所，患者感受到针下如"痒麻酸胀、疼痛、寒或热、电击感"等，而医家手下有"如鱼吞钩、沉涩紧满"之感，即是气至。李梃在《迎随》中有诸多关于"气至"的描述，见下表（表22）。

表22　李梃《迎随》中关于"气至"的描述条文

原文
如针下沉重紧满者，为气已至……如针下轻浮虚活者，气犹未至引之气犹不至，针如插豆腐者死
如觉针下紧满，其气易行
其气遍体交流
其气自得通行

经络的针感传导过程，即是经气运行的内在表现形式。经研究发现，经络感传的方向，是从被针刺的腧穴沿其所在经脉的两个不同方向分别传导的。如针刺感传停止，则会不再向远处传导，而原路归返，并在归返途中逐渐消失或抵达针刺原处消失，此现象称为经络的"往返传导"。这种经络"往返传导"现象，证明了可以通过"调气"或改变针芒方向，人为地进行调控经气感传强度和方向，使经气持续传导至病所，而不消失和归返。古医籍中有很多关于"调气"的表述，见下表（表23）。

表 23　古医籍中关于针灸"调气"的条文

序号	原文	出处
1	此皆先正推衍《内经》通气之法，更有取气、斗气、接气之法	《迎随》
2	先斗气、接气而后取气，手补足泻，足补手泻，如搓索然	《迎随》
3	如病人左手阳经，以医家右手大指进前九数，却扳倒针头，带补以大指努力，针嘴朝向病处，或上或下，或左或右，执住直待病人觉热方停	《迎随》
4	胀满中脘三里揣……如要取上焦胞络中之病，用针头迎向上刺入二分补之，使气攻上	《杂病穴法》
5	欲气前行，按之在后，欲气后行，按之在前	《金针赋》
6	转针向上气自上，转针向下气自下	《针灸大成》

从上表可知，第1、第2条表明，李梴注重"通气之法"，取气、斗气、接气，补泻分施，使气机贯通，通经接气，以求气至有效。

第 4 条表明，李梴在"通而取之"中"以针引气"举例说明倒针之法和倒针之效，以及针芒方向的上下左右不同，作用亦不同。"针头迎向上……使气攻上"，治疗上部疾病，下方远端腧穴先刺，针芒多向上，朝向病灶处。

第 6 条表明，通过调控针刺方向，人为激发、控制、引导经气活动，使气至病所，诸疾向愈。谢强教授临床施针亦是如此操作，采取毫针针刺，先选取一个离病灶较远的同经脉的下部远端腧穴，进针时针尖朝病灶方向，使针感反应向上，边运针边候气，同时用语言诱导患者针感会向上行走，直至针感反应通达病灶（若行针时针感反应在途中停止，则在中止处加针以引气，直至靠近病灶）。继之，针刺上部病灶周围腧穴，针尖朝下，针刺之以应答和感召下部远端针气，有助于上下经气交感，中途不行针以静候主针针气。留针期间，下部远端腧穴行针 3 次，每次 30 秒至 1 分钟，以催气、导气、接气，留针 20 分钟。

李梴在《杂病穴法》中仅有取穴法，并无具体补泻法可作参考。那么"上补下泻"法中的"补泻"手法怎样体现呢？一般认为，泻法刺激量大，刺激强；补法较之前者刺激量小，刺激弱。李氏摒除纷繁复杂的补泻手法，在《迎随》中曰："补则从卫取气，宜轻浅而针……泻则从荣，弃置其气，宜重深而刺。"可知，此处补泻以针刺轻、重、浅、深来衡量，补法轻浅而针，泻法重深而刺。而谢氏转移兴奋灶针灸疗法还从留针时间长短和是否行针来区别补泻刺激量。

转移兴奋灶针灸疗法，正是借鉴了这种经络感传的双向传导。先针刺下部四肢远端腧穴采取强刺激，以激发经气达到远治作用，针芒朝向病处，人为激发、调控、引导针感向上，朝病灶处传导，加强经气感传，使气至病所，基于经络"往返传导"现象，务必强刺激远端腧穴，刺激的阈值强度达到阻止其经气原路返回。所以必须重手法、强刺激远端穴，激发调控经气升达至病灶处；再针刺上部病灶周围腧穴施予弱刺激，轻浅针之，以应答、感召远端经气，使主穴和应穴针气更有效地汇合和连接，有利经气"上下通接"，经通气接，疾乃易愈。

《杂病穴法》中载有李梴针刺治疗各类疾病的经验，其中大多是独取下部穴泻法，超过总数一半以上，如此以达激发健旺之经气发挥远治作用，针芒向上，强化针感传导。而谢氏亦在《盱医谢强五官针灸传珍》记载治疗五官急症："如只取远端下部的合谷，再在五官病灶处取一腧穴即可，甚至取合谷一穴亦有良效，全在医者手法运用得当。临床往往可见，先在下端腧穴行针时，上部病灶的症状马上得以缓解，亦可不再针上部腧穴，因为针刺下部腧穴已经起到转移兴奋灶的作用，上部病灶的兴奋度下降，充血、水肿、神经性疼痛正在缓解、消散。"仅取合谷一穴治疗五官诸疾亦有良效。

谢强教授认为，转移兴奋灶针灸疗法可以治疗虚实不同证，无论虚证和实证，皆可异穴分施，上补下泻。

（一）通经调虚（虚证）

通经调虚，"以通达补"，使经气通而气血生。"通"，即畅通、通接；"调"，即调理、调和、调补。人体若经络不畅，阳气亏虚，身体失于温煦而为病。可于针刺下方手足部腧穴时，针芒向上，稍强刺激，平补平泻，激发卫阳之气，以气通达病灶；然后，针刺上方病灶周围腧穴，轻浅弱刺，补法,以应答和感召下部远端经气,上下感应,应答相和,如此疾易愈好。

转移兴奋灶针灸疗法,采取泻下方足部腧穴、补病灶周围腧穴的"上补下泻"取穴法治疗虚证。如泻足三里、太溪,补听宫、百会治眩晕;泻太溪,补廉泉、肺俞治慢性咽炎等。这种虚证补泻分施法,即是"以通达补"通经调虚的应用。

转移兴奋灶针灸疗法,还采取泻下肢腧穴、补上肢腧穴的"上补下泻"取穴法。如泻至阴,补合谷,治妇人痛经虚者;泻足三里,补支沟,治大便虚秘等。这种虚证补泻分施法,即是"以通达补"通经益虚的应用。

(二)通经疏邪(实证)

通经疏邪,"以通疏邪",使经气疏达而清邪。"通",即通利;"疏"即疏邪。外感六淫,或内生风火痰浊,壅塞经络而为病。转移兴奋灶针灸疗法治疗实证,先针刺下方四肢腧穴,针芒向上,重深而刺,强刺激,泻法以激发经气,疏通壅塞,使气通达病灶,引邪下散;然后针刺上方病灶周围腧穴,轻浅弱刺,平补平泻,以应答和感召下部远端经气,上下感应,应答相和,如此疾易愈好。

转移兴奋灶针灸疗法治疗诸疾实证,亦是补泻分施,上补下泻。如泻足三里、内庭,平补平泻中脘,治疗腹泻甚者;泻悬钟、委中,平补平泻环跳,治腰痛甚者等。

转移兴奋灶针灸疗法,上补下泻,上下呼应,经接气通,不仅通经调虚治虚证和通经疏邪治实证,而且虚实证具可补泻,效如桴鼓。故可知,"通经接气"为转移兴奋灶针灸疗法效应特点。

由上可知，转移兴奋灶针灸疗法具有双向调节作用，虚证、实证具可补泻，异穴分施，"上补下泻"，师古不泥，不为"虚补实泻"常规所困，其核心全在于选穴的独具匠心和手法的运用得当。

五、以《内经》"左病右治""右病左治"理论为治则补充

转移兴奋灶针灸疗法，不仅重视《内经》"上病下治"经旨，亦以《内经》"左病右治""右病左治"经旨为补充治则。若人体躯干头面仅一侧患病，则取对侧健部远端（四肢）腧穴为主，患侧病灶处腧穴为应治之，以此恢复人体上下、左右的气血阴阳平衡。这是《内经》"交经刺""右病左治""左病右治"理论的具体应用。

《素问·阴阳应象大论》云："故善用针者……以右治左，以左治右……用之不殆。"此为传统针灸中极其重要的治疗原则，体现了中医的整体观念。人体经络气血上下左右前后相互交通，周流不息，如环无端，维系机体阴阳平衡。若外邪入侵或内生五邪，人体阴阳失调，周身经络气血偏移，"左盛则右病，右盛则左病"，此处的"盛"乃亢盛之意，"承乃制，亢则害"。故可通过交叉取穴，取健侧治疗，一则平息产生的相对亢盛的气血，二则调理失衡的阴阳。

据《内经》所载，"左病取右，右病取左"，有巨刺法和缪刺法，巨刺针经脉，缪刺刺络脉，左病刺右，右病刺左。

谢强教授认为，"左病右治，右病左治"思想，又不同于《内经》的巨刺法和缪刺法。巨刺法和缪刺法，不取患侧络脉或经穴，仅仅独取健侧络脉或经穴治疗患侧疾

病。转移兴奋灶针灸疗法发挥了其独特的思维，将上补下泻的"上下"转换为"左右""健患"，"右泻左补""左泻右补"，亦可说"健泻患补"。其理论来源于其疗法核心"针分主应""以不病者为主"。李梴在《子午八法》中指出："左病取右，而应之以左；右病取左，而应之以右。"他还指出："左右病必互针者，引邪复正故也。""左病取右"，意为如治疗"左病"以右侧健侧腧穴为主穴，先刺，泻法。"应之以左"，意为左侧患侧腧穴为应穴，后刺，补法。故而转移兴奋灶针灸疗法宗李梴针法精义，区别于《内经》的巨刺法和缪刺法，采取健患侧皆刺，针分主应，健主患应，刺分先后，先健后患，健泻患补。

金观源教授《现代针灸反射学说》指出，这种左右配穴法为异侧取穴法，此法较同侧局部取穴可以充分发挥针刺的全身调节作用。在镇痛方面，异侧取穴法有独特的作用，一方面有利于在针刺刺激的同时运动患部。许多软组织损伤常因局部疼痛而无法活动，不动又可能加剧疼痛物质的局部积聚，故如能通过针刺健侧时又配合患部运动，则可以加快患侧局部病痛的缓解或损伤的痊愈。Fang 等对 65 例疼痛性疾病患者比较了同侧与对侧电针镇痛效果的差异，发现它们在缓解疼痛上功效类似，而在改善运动障碍上则以对侧刺激较好。他们进一步在大鼠实验中，证明同侧与对侧刺激在中枢神经系统内的针刺镇痛机制可能分享相同的高位传入通路。

转移兴奋灶针灸疗法的"左病右治，右病左治"思想，健患两侧穴皆刺，健主患应，先健后患，健泻患补，以恢复人体上下、前后、左右的气血阴阳平衡，既继承了《内经》"左病右治，右病左治"思想，又是对《内经》的巨刺法和缪刺法只刺健侧的引申、拓展、实践和创新。

第二节 现代医学理论基础

谢强教授倡导的转移兴奋灶针灸疗法，最早受巴甫洛夫条件反射学说启发，继后吸收了金观源教授针灸反射学说及 NEI 网络学说，用以诠释转移兴奋灶针灸疗法机制。转移兴奋灶针灸疗法，体现了当今 NEI 网络调节下的"自稳态"思想和中医经络理论的"整体观"核心精神，概括了针灸调节 NEI 网络治疗疾病这一过程，使针灸疗法更加直观而易于理解和掌握，以便古老而传统的针灸疗法进一步推广应用。

一、条件反射学说

针灸疗法刺激性质与巴甫洛夫学说刺激性质相近，针灸刺激与神经系统反射有密切关系；针灸效应的调节作用与神经系统兴奋、抑制、扩散、诱导作用有相似性。马继兴等医家曾尝试运用巴甫洛夫学说以科学解释针灸治疗机制，并展开大量研究和讨论，对近现代"针灸科学化"影响较大。在此时代背景下，谢强教授亦受巴甫洛夫学说启发，提出转移兴奋灶针灸疗法。

苏联生理学家 I.P. 巴甫洛夫（Ivan Petrovich Pavlov, 1849—1936）创立的研究高级神经活动的学说，其核心思想是条件反射学说。巴甫洛夫把意识和行为看作"反射"，即机体通过中枢神经系统，对作用于感受器的外界刺激所发生的规律性反应。机体生来对保存生命具有根本意义的反射，称作无条件反射；在无条件反射基础上，后天习得的反射则称作条件反射。中枢神经系统在机体应对刺激、调节机体活动适应内外环境变化中扮演着主导作用。

（一）兴奋抑制与针灸补泻

巴甫洛夫认为，神经活动的基本过程是兴奋和抑制。兴奋是指神经活动由静息状态或较弱的活动状态，转为活动状态或较强的活动状态。抑制是指神经活动由活动状态或较强的活动状态，转为静息状态或较弱的活动状态。兴奋和抑制相互联系，相互作用，还可相互转化。

兴奋或抑制也是针灸对一定部位的神经所起到的作用表现，在临床上针灸通过补泻手法实现兴奋或抑制。补法可促使功能衰退之组织或器官兴奋、亢进；泻法则与之相反，可以使功能过于亢进的组织或器官得以抑制、减弱。

按照巴甫洛夫学说，个体对于外界刺激所引起的反应主要取决于 2 个因素，即刺激的性质和力量、个体本身的反应性。针灸疗法本身就是一种外来刺激，因而便可以运用巴甫洛夫学说来解释针灸补泻。其决定因素也主要有两方面。

其一，针灸补泻的作用与患者当时的身体生理、病理状态有关，即个体本身的"功能活动性"。这和机体内的组织器官当时的生理状态有密切联系，当个体原有功能状态处于兴奋亢进时，针灸可以抑制它，当机体原有功能状态低下时，针灸又可以兴奋它。譬如，心律失常，针刺内关，可治疗心动过速，亦可治疗心动过缓。但是，原先就是正常心率，则针灸对其无明显影响。

其二，针灸补泻与刺激方式相关，主要包括以下因素。①刺激的强度：弱刺激呈现兴奋现象，强刺激呈现抑制现象，而强弱本身与刺激力量的大小、针体直径的粗度、刺激局部面积的大小、针刺方向及深度有关；②刺激的时间：同一强度的刺激在持久的时间中其效果必大于短暂刺激；③刺激的频率：频率，即指同一时间内刺激作用的次数，频率增加，其刺激的反应效果也增大。一般认为补法的刺激较弱，呈现兴奋现象；泻法的刺激较强，呈现抑制现象。

（二）诱导作用与兴奋灶的转移

巴甫洛夫认为，兴奋和抑制是相互联系、相互作用的。当一种神经过程进行的时候，可以引起另一种神经过程的出现，这叫相互诱导。大脑皮层某一部位发生兴奋的时候，在它的周围会引起抑制过程，这叫负诱导；在一个部位发生抑制引起它周围发生兴奋的过程，叫正诱导。诱导可以是同时性的诱导，也可以是相继性的诱导。当皮层某一部位的抑制使其后在这一部位出现的兴奋加强，这就是相继性的诱导。

临床上，针灸的刺激部位并不局限于局部患处，对于患处之外、远隔部位的某种程度上的刺激，使正常区域局部皮肤引起高度兴奋，可以产生疼痛的转移，或者更确切地说是"兴奋的转移"，这与巴甫洛夫学说中所指出的负诱导原理相一致。针灸刺激非患部的治疗作用，乃是因为大脑皮质内皮肤分析器中新的额外兴奋灶产生，引起皮肤内的负诱导现象，使得皮质内的旧兴奋灶消弱，并使皮质内作用恢复正常。但刺激所引起的效应与刺激的力量也密切相关。

谢强教授受巴甫洛夫高级神经活动的学说启发并结合临床，提出转移兴奋灶针灸疗法。谢氏认为，疾病的产生是内外因素的刺激对神经系统产生影响，导致局部病灶兴奋性增加，而出现疼痛、充血、水肿等病理反应，治疗上就可通过针刺的强刺激作用于远端穴位造成新的兴奋灶，新兴奋灶的兴奋强度远远高于病灶局部的兴奋度，从而抑制病灶局部的兴奋，有助于镇静安神、炎症吸收消退及增生组织软化吸收，使病灶局部充血、水肿、增生及疼痛迅速改善，达到治愈疾病的目的。

二、针灸反射学说

目前认为，反射在针灸治病的过程中发挥重要的作用。美籍著名针灸学家金观源教授1976年创造性地提出了"针灸反射学理论"，倡导"针灸反射疗法"（反映点针灸）。金观源教授应用反射学的观点，把经络归结为人体所具有的生理、病理反射系统，提出反映点是穴位的本质，以身体反射区的概念来继承与发展经典的经络体系，归纳总结有内脏反射区、躯体反射区和中枢反射区，这些反射区对应十四经络，并指出针灸治疗各种病症的方法，实际上是一种反射疗法。该理论尝试结合现代医学知识，较为全面地解释了传统针灸理论，为针灸与现代医学之间架起了一座桥梁。

在人体内环境稳态的调控和维持的过程中，神经系统调节起到主要的作用。反射是神经调节的基本方式，是高等动物机体在中枢神经系统的参与下对内外环境变化产生的适应性反应。

谢强教授倡导转移兴奋灶针灸疗法，吸收、运用了针灸反射学理论的思想。谢氏认为，转移兴奋灶针灸疗法采取"上病下取""上补下泻"，通过强刺激病灶下方远端腧穴、弱刺激上方病灶局部腧穴，触发反射，利用原本已经存在的身体各部之间的信息通路（经络），把不同调控信息输入机体调节系统，在人体远端建立新的高强度兴奋灶，降低病灶患处的兴奋度，促进、强化机体维稳机制，促使机体自愈。

三、神经－内分泌－免疫网络（NEI 网络）学说与稳态

Basedovsky 在 1977 年提出了神经－内分泌－免疫网络（NEI 网络）学说。该学说的提出是基于发现了三大系统中共同含有一些成分：激素、神经递质、细胞因子等。这些成分作为 NEI 网络里共同的"化学性交流语言"，将三大系统之间复杂的作用和联系共同构成一个神经－内分泌－免疫网络。

随着现代生物科学技术的发展，对人体调节系统认识不断深入，发现除了神经系统参与机体调节，内分泌系统及免疫系统亦有不可或缺的作用。人体各个器官系统可以分为两大类，一类直接参与机体新陈代谢，包括内脏系统（心血管、消化、呼吸、泌尿和生殖）；另一类为调节系统，协调各个器官系统的活动，维持内环境"稳态"，使人体与外界环境相适应。

（一）稳态

人是一种多细胞生物，各器官能正常运转，代谢能正常进行，都离不开细胞功能的正常运转。对细胞来说，能够保证自身功能有效运转的基础，就是细胞能处在一个适合细胞生长且相对稳定的环境中。

细胞通过细胞膜将内部的细胞内液和外部的细胞外液隔离开，而细胞外液是细胞直接进行物质交换的场所，是细

直接生活的环境。这种环境被称为内环境，包括血浆、组织液、淋巴和脑脊液。细胞从中获取养分和氧气，并向其中排出代谢废物，同时接受一系列的调控信号。

因此，内环境保持一种稳定的状态对于细胞的物质交换是非常重要的，这种状态被称为稳态，而这一稳定也是相对的而非绝对的，系统各组分不断变化，在神经 - 内分泌 - 免疫网络的调节下，整个系统保持动态平衡。稳态这个概念最初是由美国生理学家 W.B.Cannon 提出的，指一种复杂的、由体内各种调节机制所维持的动态平衡。

调节系统（神经 - 内分泌 - 免疫网络）维持内稳态，控制自身的体内环境使其保持相对稳定。这种机制使生物可以部分地免受环境的影响，这也是生命能独立和自由生存的重要基础条件。整个机体的生命活动，正是在稳态不断受到破坏而又得到恢复的过程中，得以维持和进行的。

（二）神经 - 内分泌 - 免疫网络相互作用

神经系统、内分泌系统、免疫系统密切联系成"网"，相互作用，共同维护内环境稳定。

一方面，神经内分泌系统可以调节免疫功能。①已发现神经递质受体及内分泌受体存在于免疫细胞上，如阿片肽、类固醇等受体；②已发现约 20 种神经内分泌激素有免疫调节的作用，如肾上腺皮质激素可以抑制免疫细胞，使免疫功能降低，又如阿片肽亦有不可或缺的免疫调节功能；③已发现外周神经通过末梢与免疫细胞形成"突触"对其进行调节；④已发现应激时可产生免疫抑制因子；⑤中枢神经具备条件性免疫反应等免疫调节作用。（图 1）

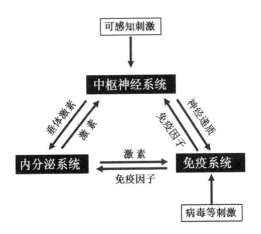

图1 NEI网络示意图

另一方面，免疫系统可以调节神经内分泌系统，并通过神经内分泌激素向中枢神经系统传递外周信息。目前可知，约有26种内分泌激素由免疫细胞分泌。如病毒感染时，通过对淋巴细胞的刺激，使其分泌促内啡肽及肾上腺皮质激素释放因子，引起糖皮质激素分泌而抑制免疫，从而避免过度免疫损伤。多种细胞因子由被激活后的免疫细胞分泌来调节神经内分泌系统，其中白介素–1（IL–1）可能是两者之间作用较大的递质。

（三）刺激的处理与疾病的产生

NEI网络及时处理各类刺激，维持机体内环境稳定。在该网络中，免疫系统能感觉到神经系统不能识别的刺激（如病毒、细菌、真菌等），并引起相应的免疫反应，同时通过免疫激素、免疫因子的释放，将信息反馈给神经、内分泌系统引起相应的生理病理应答；而神经系统则能识别情绪、物理、化学等刺激，并引起一系列的生理或病理反应。同时，神经内分泌系统可将信息通过共同的激素或因子传给免疫系统，外周神经系统通过神经支配影响着免疫系统，引起异常或正常的免疫反应。

在整体水平上，利用这样的网络，神经内分泌系统和免疫系统交换信息，相互协作，相互调节，联合维持、平衡人体内环境的稳态。如果因为各种不同的内、外环境因素（感染、应激等）的刺激，超出 NEI 网络的调节代偿能力，人体稳态失去平衡，则可能产生各种病症。

四、神经－内分泌－免疫网络学说与中医经络理论的联系

西医学的 NEI 网络与中医经络功能系统虽为两种不同的理论体系，但两者均对人体内外环境的信息起整体调控作用，中医经络理论的整体观和结构与 NEI 网络相关，是转移兴奋灶针灸理论融汇中西的依据。

（一）整体观与 NEI 网络相关

中医理论的整体观和西医学的 NEI 网络学说非常相近，可认为 NEI 网络是对中医学整体观的深刻化和客观化。

NEI 网络学说认为，人体是一个统一的整体，机体各个系统虽有独特的生理功能，但受 NEI 网络的调控，积极处理各种内外刺激，共同维持内环境的稳态，称为自稳态。这个网络不但存在结构上的联系，更重要的是功能上的相互作用和相互影响。

这与中医学模式的基本精神——"整体观"相通，而这个"整体"离不开经络系统的联系。经络系统遍布全身，内

联脏腑，外络肢节，沟通内外，如同一个传导信息的网络，把人体内外环境每一瞬间变化的信息精准传达到相应的官窍、肢节、脏腑，反映或调节其功能状态，维持人体这一整体的阴阳平衡。

（二）经络体系与 NEI 网络相关

经络体系和 NEI 网络在功能上紧密联系。一系列的临床和实验研究证明了经络感传与中枢神经有密切的联系，在体表发生的感传并非体表存在一条感传线，而是一种在中枢神经系统里发生的过程；经络腧穴位置上和周围神经分布亦有密切的联系。现代解剖学研究的结果显示，人体绝大部分腧穴或其周围都分布有神经干或较大神经分支。通过运用显微镜观察腧穴组织，可以发现多种多样的神经末梢、神经丛和神经束分布于从表皮到肌肉每一层组织中。经络的循行分布大部分也与周围神经分布具有高度相似性。而循经出汗、循经汗毛竖立、循经皮丘带等经络感传现象，也提示了经络与自主神经有关。

经络与内分泌、免疫系统的关联，表现为针灸有促进或抑制内分泌激素、免疫活性物质释放的作用，而此一过程里面神经系统起到了不可或缺的调节作用。如针刺能激活下丘脑–垂体–肾上腺轴（HPA）系统，使垂体分泌更多能触发多种生物效应的内啡肽进入血液中。近年来，众多的研究还证实针刺导致的镇痛效应是由于激活了内源性镇痛系统，从而释放出大量的中枢递质，如乙酰胆碱、去甲肾上腺素、5-HT，以及内源性阿片类物质如脑啡肽、内啡肽等实现的。除了镇痛作用，上述物质还同时影响免疫系统，使细胞与体液免疫功能得以调整。

五、针灸对神经 – 内分泌 – 免疫网络的作用

转移兴奋灶针灸疗法以针灸对神经 – 内分泌 – 免疫网络的作用机制为基础。针灸的治疗作用就是通过人体的经络系统，以外治内的作用途径，适当刺激体表穴位，触发神经反射，引起经络传感，促进人体自我修复能力，使异常的脏腑阴阳气血盛衰得以纠正，双向调节神经系统、内分泌系统、免疫系统等各个功能系统，抑制过度亢进的功能、兴奋异常低下的功能，重建"阴平阳秘"的动态平衡状态，恢复西医学所说的"稳态"，从而达到治愈疾病的目的。

（一）针灸腧穴对 NEI 网络的整体调节

针灸腧穴对 NEI 网络的整体调节，是转移兴奋灶针灸疗法刺激远端腧穴治疗疾病的重要基础。

针灸对 NEI 网络的调控机制与其穴位的组织结构密切相关，通过针刺腧穴，可增加局部组织微血管的灌注量，改善局部淋巴液、血液循环，提高神经末梢的兴奋性，最终能激发 NEI 网络，改善调整机体功能，缓解病症，以助体愈。

针刺通过物理刺激作用于经络腧穴，被神经系统所感知并做出释放神经递质等反射调节；同时此过程中，分泌的神经递质也会触发内分泌系统和免疫系统的一系列反应；而内分泌系统和免疫系统的反应变化，又会再反作用于神经系统。由此，整体的、综合的、反馈的调节人体的免疫功能，进而构成经络 – 神经 – 内分泌 – 免疫调节网络。

（二）针刺镇痛与 NEI 网络

针刺的镇痛作用是转移兴奋灶针灸疗法治疗痛症的重要基础。现代研究显示，针刺镇痛在于充分激活了机体的内源

性镇痛机制，存在着一条神经 - 内分泌 - 免疫调节环路，并需要一定刺激强度才足以激活此环路，这与转移兴奋灶针灸疗法主张远端穴位需强刺激的经验相一致。

针刺除了可以作用于神经系统直接提高痛阈，还可以触发一系列内分泌系统和免疫系统的反应；而这两者的反应产物，亦会反馈调节神经系统，以及免疫系统反馈调节内分泌系统；最终共同调节机体痛阈，以此建立一条针刺镇痛的神经 - 内分泌 - 免疫调节环路。神经系统主导这一过程，内分泌系统及免疫系统参与其中并发挥调节作用。针刺刺激信号经由外周神经传递到中枢，增高脑内某些具有镇痛功能的神经递质含量（也可能增高一些具有致痛作用的神经递质含量），起到缓解疼痛的效果。而内分泌系统受到上述递质含量的变化影响，随之释放相关激素和神经肽类物质。上述物质同时调节免疫系统，增强免疫功能，同时促使免疫细胞释放多肽因子以缓解疼痛。而这些因子通过反作用于中枢调节脑内神经递质的含量，从而进一步加强针刺镇痛效果。

此外，值得注意的是，实验证明针刺需要一定的刺激强度，才足以兴奋中枢神经系统，激活上述 NEI 网络调节，产生全身镇痛效应。例如，以电针刺激大鼠足三里为条件，以观察其刺激腓肠神经诱发的 C 类神经纤维反射为指标，发现如果刺激强度仅足够使 A 类纤维兴奋时，这种刺激强度没有诱发显著的抑制作用；而当刺激强度达到能使 C 类神经纤维兴奋时，这种刺激强度诱发了显著的对股二头肌的伤害性反射的抑制作用；但是，如果坐骨神经的 C 类纤维被辣椒素破坏，再电针足三里时，对伤害性反射未产生显著的抑制作用；而对侧 C 类纤维未被破坏的肢体依然可以诱发镇痛效应；更进一步，如果切断胸节段脊髓，电针对侧足三里时，不再出现 C 类纤维反射的抑制效应，提示中枢神经在针刺发挥全身镇痛作用过程中扮演着重要角色。

而全身镇痛效应与 NEI 网络调节密切关联，所以针刺亦需要一定的刺激强度才足以启动 NEI 网络调控，这与转移兴奋灶针灸疗法主张远端穴位需强刺激的经验相一致。

（三）针灸抗炎与 NEI 网络

针灸的抗炎作用是转移兴奋灶针灸疗法治疗炎症的重要基础，与 NEI 网络及其中的下丘脑 – 垂体 – 肾上腺轴（HPA）密切相关。

炎症意为拥有血管系统的活体组织处理损伤因子所产生的反应，红、肿、热、痛系其主要表现，局部组织的变质、渗出和增生系其主要病理变化。它是机体防御反应以应对各种内外环境刺激的外在表现。

针灸通过调节 NEI 网络完成抗炎作用。针灸刺激信号由外周神经感知，并传递到中枢进行整合，一方面经中枢下行通路传递，促使自主神经系统释放大量效应物质，如乙酰胆碱、脑啡肽等，通过免疫器官或淋巴细胞表面相关受体产生调节免疫功能的作用；另一方面又调控内分泌系统的功能，使垂体释放诸如促肾上腺皮质激素（ACTH）、生长激素等，调节免疫功能。

HPA 系统除了是神经内分泌系统中一个重要的功能轴，还是 NEI 网络抗炎调节功能不可缺少的组成部分。针灸可以使 HPA 系统兴奋，促使 ACTH 的分泌，以调控抗炎和免疫功能。有学者采取去除肾上腺的方法，破坏 HPA 轴的完整性，通过观察艾灸对 AA 大鼠免疫调节作用，发现艾灸可使 HPA 轴完整的 AA 大鼠血清 TNF-α（肿瘤坏死因子 α）水平下降，并使其 IFN-γ（干扰素 γ）水平升高，使局部组织中的 5-HT、HA、PGE2 含量增加，从而减轻局部炎症反应、水肿、疼痛等症状；减少血浆 ACTH 含量和增加 CS 含量，抑制 IL-1、IL-6 活性和显著升高 IL-2 的活性，减少血清中 ICAM-1（细胞间黏附分子 -1）等，以调节免疫功能和应激状态。但对于被去除肾上腺 HPA 轴不完整的 AA 大鼠，上述作用显著弱化，提示 HPA 系统的完整性是艾灸调节免疫功能的重要基础。

六、转移兴奋灶针灸疗法与针灸调节神经 - 内分泌 - 免疫网络的相关性

谢氏转移兴奋灶针灸疗法理论，实际上是对针灸调节 NEI 网络治疗疾病这一过程的概括，使之更加直观，以便理解和运用。

（一）病理兴奋灶的产生

谢强教授认为，病症的产生大多是由于内外刺激因素（创伤、感染、应激等）作用于人体，引起免疫应答或神经兴奋，从而启动 NEI 网络调控功能处理刺激。当刺激超出 NEI 网络的调节代偿能力，内环境稳态被破坏而致病。在局部表现为变质、渗出、增生等亢进的免疫应答或其他神经内分泌功能紊乱，引起红、肿、热、痛等症状或麻木、紧束、异物感等表现复杂的神经症，再由外周神经反馈而被脑部感知。谢强教授把这一过程概括为局部病灶兴奋性增加，成为一个病理兴奋点（灶）。

（二）治疗兴奋灶的建立

治疗上，可充分发挥 NEI 网络对人体的调节功能来治愈疾病。虽然，针灸本身不提供任何外源性物质，但能通过刺激病灶远端的腧穴，引起腧穴局部的神经兴奋。一般取手足肘膝关节以下的穴位，不仅有局部治疗作用，还有全身治疗作用；或取相应耳穴。谢强教授把这一过程概括为建立一个新的治疗兴奋点（灶），并强调尽量强化局部刺激，使新部位产生比病灶更强的兴奋度。

（三）病理兴奋灶的转移

腧穴局部的神经兴奋，通过外周神经传输到中枢神经，兴奋整个 NEI 网络的调控机制，通过调节内分泌激素、神经递质、神经肽等物质的分泌，使功能的储备与协同得以改善和调整，从而抑制功能异常；尤其是使 HPA 系统兴奋，分泌 ACTH 以调节抗炎和免疫作用，以降低局部组织中的 PGE2、5-HT、HA 的含量，缓解水肿、疼痛等症状，缓解炎性反应，抑制 IL-1、IL-6 活性，缓解发热症状等，从而改善病灶局部环境和微循环功能，促进炎症吸收、消退和增生组织吸收、软化、消散。最终，使局部病灶的炎症得到控制，神经内分泌功能恢复，重新建立内环境的稳态，以达治愈病症的目的。谢强教授把这一过程概括为新兴奋点（灶）对病理兴奋点（灶）的抑制，即兴奋点（灶）的转移。

第三章 转移兴奋灶针灸疗法的技术要点

第一节 转移兴奋灶针灸疗法的特点

　　转移兴奋灶针灸疗法遵循李梴"上补下泻"针法精义，"上补下泻"一词的提出是在《医学入门·针灸》中"又有一言真秘诀，上补下泻值千金"。其针法为"头取手足三阳，胸腹取手足三阴，以不病者为主，病者为应""先下主针而后下应针，主针气已行而后针应针"。

　　1974年，祖母杨满金对刚刚参加工作的谢强说："你的天祖父谢怀翎年少时将家藏《医学入门》熟悉记于心，经过几十年实践体悟，将李梴'上补下泻'针法的操作具体化了，传与子孙，简便易学，只要记住关键点就能行走天下。"怀翎天祖父认为，虽然李梴《医学入门》叙述的针法文字简少，未能述及临证针刺补泻具体如何操作，其实可以化繁为简，只需记住手中只有"主针"和"应针，眼中只有"患处"和"远处"；最精妙关键点是"主针"先针刺离开病灶的远端穴位（越远越佳），针尖要朝患处方向，重手法针刺，需刺激或较强刺激，此即为泻，激发针气前行；留针期间，需行针1～3次，重症和久治不愈症在留针期间宜行针3次以上，每次行针30秒至1分钟，以提插为主，亦可结合捻转，加强针气的传送；待主针的针气前行，方能施于"应针"，针刺患处周围穴位，针尖要朝"主针"方向，手法宜轻，进针宜浅，需弱刺激，此即为补，留针期间不行针以静候应答"主针"。取穴以少为佳，1～3穴即可，最多4穴，手法好可以只扎"主针"不需再扎"应针"，多则干扰针气，只有急症、重症、久治难愈症取穴可适当多些。

因此，转移兴奋灶针灸疗法的临床特点可概括为二十四字诀："上病下取，近病远治，针（穴）分主应，下主上应，先主后应，主重（泻）应轻（补）。"

现将转移兴奋灶针灸疗法临床特点以表格形成呈现如下（表24）。

表24 转移兴奋灶针灸疗法特点

特点	主穴	应穴
部位	未病部位或健侧腧穴	患处、已病部位的周围腧穴
位置上下	四肢，肘膝关节以下最佳（下方）	病灶周围附近（上方）
部位远近	远端	近端
刺分先后	先刺	后刺
补泻手法	泻法（实证），或平补平泻（虚证）	补法（虚证），或平补平泻（实证）
进针浅深	进针深	进针浅
刺激强弱	重手法、强刺激	轻手法、弱刺激
行针与否	留针期间行针1～3次，每次30秒至1分钟，提插结合捻转以催气、导气、激发经气	留针期间不行针，静候应答主针

转移兴奋灶针灸疗法遵李氏针法之义，重穴法，尤以取远端穴为主，取穴少而精，仅取 2～4 穴，甚至 1 穴即可。如胃脘痛只取远端的足三里，再取胃区病灶处的中脘即可，甚至只取足三里一穴亦有良效，全在"上补下泻"运用得当。

一、异穴分施，下泻上补

异穴补泻，不同于同穴补泻，不是指在同一个穴位施行先泻后补或先补后泻，而是指对于不同穴位，分别施以补或泻，辨病辨证后施以何穴为补，何穴为泻？转移兴奋灶针灸疗法采取"上补下泻"，明确提出上穴施以补法，下穴施以泻法。

转移兴奋灶针灸疗法属上下穴相配取穴法。上下穴相配的方法首见《灵枢·官针》云："远道刺者，病在上，取之下。"这里仅指出上下取穴，未明确补泻的规定；而李梴《医学入门·针灸》云："上补下泻。""先下主针而后下应针，主针气已行而后针应针。"直接指明先下泻后上补，显然与《内经》单纯的上下取穴不明补泻有所不同，对临床更有指导意义。

转移兴奋灶针灸疗法，临证辨证选穴常仅选 2 穴，一上穴一下穴，穴少而精，下泻而上补，分病证的阴阳表里虚实寒热，而施补泻，注重气机升降，先下穴用泻，后上穴以补，下泻而上补，一降一升，浊降清升，大气一转，其气乃散。

转移兴奋灶针灸疗法还提倡独取下部穴施泻法，如仅取合谷一穴疗头面诸疾。其与李氏针法最大不同之处在留针期间，手足下部穴行针多且频频施泻法，留针期间行针 3 次，每次 1 分钟，提插结合捻转以催气、导气、激发经气，而上部穴留针期间不行针，以静候应答主针。如此，以达转移兴奋灶、围魏救赵、声东击西、调和气血、平衡阴阳之效。

二、针分主应，互相应答

李梴强调："以不病者为主，病者为应。""先下主针而后下应针。"谢强教授将其归纳为"针分主应"的理念。谢氏认为"先下主针"，主即主穴，针即针刺，即先针刺主穴之意。应针，指针刺与主针相应的穴位；应，应合，应答，与"主针"相对；"后下应针"，即后针刺应穴之意。"以不病者为主"，这里的"不病"理解可分 2 种情况，一则相对于上方病灶来说，远端四肢手足部为不病部位；二则若病在身体一侧，则身体健侧的手足部皆为"不病"部位。

转移兴奋灶针灸疗法的"针分主应"的取穴理念，遵循李梴针法精义，临证配穴从整体出发，结合疾病的具体情况全面考虑，重视局部的同时着眼于整体，局部与整体相结合，辨经辨证施治。先远取下方四肢肘膝关节以下穴为主穴，重深而刺，泻之；然后近取上方患处局部穴位为应穴，轻浅而针，补之。取穴简练，穴少而精，上下相配，远近相和，患健相对，针术考究。

谢强教授提倡的"针分主应"，即主针（主穴）、应针（应穴），分处上下两端，对应经气运行的两极，上补下泻，经接气通，上下呼应，彼此应答，运用得当，可以起到声东击西、标本兼治，疗效尤佳。"针分主应"结合"上补下泻"又可称为"主泻应补"。

三、先主后应，先泻后补

李梴在《迎随》指出的"通而取之……先下主针而后下应针，主针气已行而后针应针"，谢强教授将其归纳为"先主后应"的针刺顺序。针刺顺序与取穴、手法在针灸处方中有着同等重要的地位，发挥着不可忽视的重要作用。

针灸施术顺序的一般规律，是先上后下、先阳后阴。而转移兴奋灶针刺的顺序依据经络标本根结理论及辨证，灵活做出相应的调整，先下后上，先远后近，先泻后补，转移兴奋灶，弱化和转移局部病灶的高兴奋性。

在《黄帝内经》中，关于针刺顺序问题一直都不乏记载，如下表（表25）。

表 25　《黄帝内经》中有关针刺顺序条文

序号	原文	出处
1	上热下寒……引而下之者也	《灵枢·刺节真邪》
2	阴盛而阳虚，先补其阳，后泻其阴而……阴虚而阳盛，先补其阴，后泻其阳而和之	《灵枢·终始》
3	痛从上下者，先刺其下……后刺其上以脱之	《灵枢·周痹》
4	病生于内者，先治其阴，后治其阳……病生于阳者，先治其外，后治其内	《灵枢·五色》
5	从内之外者调其内；从外之内者治其外	《素问·至真要大论》
6	气反者，病在上，取之下	《素问·五常政大论》

由上表中第1、第3、第6条可知，对于针刺顺序，上有邪者，应先针其下，后针其上，以激发经气上行，导邪趋下，使上得安；第3条痛"从上下者，先刺其下……后刺其上"，指出了引邪下行，导邪外出。可见，转移兴奋灶针灸疗法采取上病下取，先取下穴而重泻之的刺激法，符合《内经》之旨，导邪下出，以达移疼止痛之目的。

由上表中第2条可知，《内经》对于阴盛而阳虚或阴虚而阳盛，施予先补后泻，与转移兴奋灶针灸疗法重视先泻后补，似有不同。但是，盱派明代陈会《神应经》认为"虽病人瘦弱，不可专行补法……须先泻后补，谓之先泻邪气，后补真气……"。转移兴奋灶针灸疗法似乎与其相同，但也有不同。陈氏"先泻后补"，是在同一穴上行补泻；而谢氏的"先泻后补"却在不同穴上分施补泻，泻不仅有先泻邪气之意，还在于下穴泻法以激发经气，推送气血上行和转移上方病灶的兴奋性，以达移疼止痛之效。谢强教授强调远部下方腧穴先刺为主，重深而刺，导邪趋下，并激发经气上行；待"主针气已行，而针应针"，待气贯通，气至病所，再针上方病灶处腧穴为应，轻浅而针以补，经接气通以应答主针。

当代医家浙江盛燮荪传承人胡天烨，用病案反证李梴"上补下泻"针法的效应，指出若将"上补下泻"针法相反而施，上泻下补，易出现不良反应的情况。如肩痛，取肩部局部穴施泻法，下部穴用补法，反致疼痛加重，甚至影响肢体活动功能，值得深思。

转移兴奋灶针灸疗法的"先主后应"有如下特色。

1. 先治本为主

由上表中第4条和第5条可知，《内经》强调先治起病的源头，以治本为主、为先；治标为次、为后；针刺宜先本后标，这个顺序不可打破，反则为乱。转移兴奋灶针法"先下主针后下应针"，先针下方本部根部的远端穴位或先针远部健侧下方腧穴为主，后针上方标部结部的近端穴位，符合《内经》标本根结理论。此外，出针时的顺序，则恰好相反。转移兴奋灶针灸疗法的出针顺序与入针顺序相反，遵循李梴先"摇出应针，次出主针"，即先出上方病灶处应穴的针，再出下方四肢主穴的针，以防病邪乘虚而入致使疾病复作。

2. 先安未受邪之地

《金匮要略》中的"见肝之病，知肝传脾，当先实脾"，《伤寒论》中的"太阳病……若欲作再经者，针足阳明，使经不传则愈"。此种方法源自古人治未病思想中"既病防变"理论，也称为"截断法"，截断疾病传变的后路，先安未受邪之地，然后汇聚能量，一举治愈疾病。转移兴奋灶针灸治疗各类疾病选取的主、应穴多为同名经配穴或本经配穴，先刺本经远端穴为主，先安未受邪之地，次刺已受邪的上方病灶周围穴为应。而且，多取手足阳明经，使经不传则愈，重视阳气、胃气，"有胃气则生，无胃气则死"。这些针法思想都源于中医"重阳气""治未病"的思想。

3. 先降浊后升清

《素问·六微旨大论》明确指出："升降出入，无器不有。""气之升降，天地之更用也。""出入废则神机化灭，升降息则气立孤危。"指出了气机升降的重要性，而且升与降发展到一定阶段，在一定条件下，还可以向各自相反的运动方向转化。如"清阳为天，浊阴为地，地气上为云，天气下为雨，雨出地气，云出天气"，即是以云雨互变来说明升与降互为因果和相互转化的。浊降清升，降浊是升清的前提，有降才能有升，浊阴不降，则清气不升。转移兴奋灶针灸治疗各类疾病，多选用四肢远端合谷和足三里，先刺以泻，合谷、足三里二穴均有调理脾胃、升清降浊的重要作用。针刺合谷、足三里二穴，可升清又能降浊，调畅人体气机的升降，使经络交通，浊降清升，阴霾浊气驱散，清阳之气上升，疾病向愈。如谢氏治鼻塞不闻香臭，先泻合谷以降浊；再补迎香以升清。

"阳明主降"，转移兴奋灶针灸治疗各类疾病，多选用手足阳明经穴。手足阳明经有升清降浊功能，如取手阳明经的曲池、合谷治头面诸疾，手足三里治目昏头痛等，皆是取手足阳明经穴，起到降浊阴的功效，浊降清升，疾病向愈。

四、远取为主，以肘膝关节以下穴为主

李梃"上补下泻"与《内经》"上病下取"，体现了"远道刺"的内涵。"远道刺"即在远离病灶患处的地方选穴。对各类疾病来说，远道刺即是在四肢肘膝关节以下选穴为佳，"四总穴歌"就是"远道刺"的典范。此外，四肢远道腧穴，远离人体重要脏器，故比较安全，所以也是针刺取穴的较佳选择。正如李梃所指明："《素问》明言中脏腑者……为害非小……后世每以针四肢者为妙手，初学可不谨哉！"故转移兴奋灶针法取肘膝关节以下穴位甚多。

转移兴奋灶针灸的"远道取穴"多选取手足三阳经穴，尤其以手足阳明经穴为多，但亦取阴经腧穴，不偏颇，疗效亦佳。这与《灵枢·官针》的"远道刺"仅取阳经"刺腑腧"有所不同。转移兴奋灶针法也常取阴经腧穴，如手太阴

肺经少商、太渊、列缺，足厥阴肝经太冲、足太阴脾经三阴交等。

赵京生教授有"腧穴的位置离中心越远则主治病证越近中心"的观点，指出四肢远道穴越是远隔中心的病灶处，则越是能治疗中心的疾病。现代有研究表明四肢远道穴不仅有局部主治作用，还有"四两拨千斤""牵一发动全身"的全身主治作用。故而远道穴位治疗病种众多，凡头面、躯干、脏腑的病症皆可取用四肢远道穴。

第二节　转移兴奋灶针灸疗法的选穴规律

一、独取下部腧穴

仅取下方的主穴，亦可以取上方的应穴。主穴可以取 1 个穴，也可取 2～3 个穴。千百年来，针灸临床反映上病独取下穴的奇效经验，数不胜数，盱派李梴"百病一针为率，最多四针，满身针者可恶"，《四总穴歌》"肚腹三里留，腰背委中求，头项寻列缺，面口合谷收"，即是如此。

譬如，治疗心悸，主针腧穴可仅取下方手部的手厥阴心包经的内关一穴即可，针尖朝上，强刺激，针气直达病灶处，临床常有奇效。内关穴也是针刺麻醉行心脏手术的常用穴。

二、上下腧穴相配

有异经上下腧穴相配和同经上下腧穴相配 2 种。

异经上下腧穴相配：譬如，治疗痛经，主针腧穴选取下方足太阳膀胱经的委中，应针腧穴选取上方腹部任脉的关元。上下腧穴相配，相互应答。

同经上下腧穴相配：譬如，治疗急性单纯性胃炎，主针腧穴可取下方足阳明胃经的足三里，应针腧穴可取上方腹部足阳明胃经的梁门。上下腧穴相配，相互应答。

三、左右腧穴相配

取健侧远离病灶的下方（四肢）腧穴为主穴，患侧上方病灶周围的腧穴为应穴。譬如，治疗左侧偏头痛，主针腧穴可取右手（健侧）下方的列缺穴，应针腧穴可取左侧患部头上的太阳穴。左右腧穴相配，互相应答。

四、下取尤重五输穴

上病下取，远取为主，取四肢腧穴又以肘膝关节以下腧穴较宜，而取五输穴最佳。五输穴主治范围广，疗效显著，取穴简便，操作安全，深受历代医家推崇，是转移兴奋灶针灸疗法常用的远端特定穴，广泛应用于各科疾病的治疗。因此，选取主穴时应该重视五输穴。

十二经之气源于五输，针灸五输穴可激发周身经气和脏腑气血以治疗各类疾病。正所谓"治水先治源"。五输穴为转移兴奋灶针灸疗法治疗各类疾病提供了更具体的取穴参考。

井穴：位于手足之末，乃经气之源，为阴阳经交接、经气交通之处，有通经开窍启闭之功，又能引上部病灶之火下行，善治热证、闭证、急症。《内经》云："脏主冬，冬刺井。""病在脏者，取之井。"故井穴亦善治脏病。病在五脏的，应刺各经的井穴，且冬季更宜刺井穴。

荥穴："荥主身热"，善治一切火热证，善泻壅聚病灶之邪热。《内经》云："色主春，春刺荥。""病变于色者，取之荥。"病变表现在气色的应刺各经的荥穴，春季更宜刺荥穴。

输穴："输主体重节痛"，"荥输治外经"，善治肿胀疼痛，可解除经脉循行线路上相关的病痛。《内经》云："时主夏，夏刺输。""病时间时甚者，取之输。"病情时轻时重，应刺各经的输穴，夏季更宜刺输穴。

经穴："经主喘咳寒热"，"病变于音者，取之经"，善调寒热，可治寒证、热证、病音、咳嗽、哮喘等。《内经》云："音主长夏，长夏刺经。""病变于音者，取之经。"病变表现在声音的，应刺各经的经穴，长夏宜刺经穴。

合穴："合主逆气而泄"，"合治内腑"，善调脏腑气机，治多种六腑疾病及气逆证。《内经》云："味主秋，秋刺合。""经满而血者，病在胃；及以饮食不节得病者，取之于合，故命曰味主合。"经脉盛满而有瘀血的，病在胃，以及由饮食不节引起的疾病，应刺各经的合穴，秋季更宜刺合穴。

第四章 转移兴奋灶针灸疗法的临床应用概要

转移兴奋灶针灸疗法，是谢强教授宗《内经》"上病下取"之旨，遵循明代盱江南丰李梴首创的"上补下泻"针法之精义，根据其祖母杨满金所授针灸家技和导师魏稼教授所传针学而创新的特色疗法。转移兴奋灶针灸疗法根据临床上的不同需要共有两大类：常规转移兴奋灶针灸疗法、特殊转移兴奋灶针灸疗法。特殊转移兴奋灶针灸疗法又分为转移兴奋灶通经接气针灸疗法、转移兴奋灶运动针灸疗法、转移兴奋灶升阳祛霾针灸疗法、转移兴奋灶醒醐灌顶针灸疗法、转移兴奋灶刺营针（刀）疗法、转移兴奋灶无创痛针灸疗法、转移兴奋灶围手术期平衡康复针灸疗法等。

第一节 常规转移兴奋灶针灸疗法

一、原理及适应证

转移兴奋灶针灸疗法适用于治疗由炎症、组织增生、水液代谢紊乱、内分泌失调、神经功能失调等导致的内、外、妇、儿、五官、骨伤、肿瘤等诸科病症，如高血压、中风、中风后遗症、肿瘤、血管神经性头痛、三叉神经痛、神经衰弱、焦虑症、失眠、功能性胃肠病、慢性胃炎、月经失调、不孕、关节炎、颈椎病、急性腰扭伤、膝关节痛、跟腱痛、乳腺炎、前列腺炎、网球肘、肩周炎、盆腔炎、痛经、梅尼埃病、耳鸣、突发性耳聋、面肌痉挛、贝尔氏面瘫、青光眼、结膜炎、过敏性鼻炎、慢性鼻炎、鼻窦炎、咽喉炎、扁桃体炎、喉炎、声带炎、复发性口疮等，尤其对急症、重症起效迅速且疗效显著。

常规转移兴奋灶针灸疗法根据中医学"上病下治"和"上病下取"的取穴原则，因为经气出于人体下部，根源于肢末，故四肢的腧穴（尤其是肘膝关节以下的五输穴）在针灸治疗中具有非常重要的地位。通过上方主针和下方应针的上下交感，经接气通，双向调节，调理气血，驱散邪气，重建"阴平阳秘"的动态平衡，促进和强化机体维稳机制，加速机体自愈。

临床施针，首先，采取主针强刺激病灶下方远端腧穴（四肢），触发反射，利用原本已经存在于身体各部之间的信息通路（经络），把不同调控信息输入机体调节系统，在人体远端建立新的高强度兴奋灶，以降低上方病灶患处的兴奋度；然后，应针轻刺激上方病灶周围腧穴以应答主针针气。通过主针和应针的上下交感，经接气通，双向调节，重建"阴平阳秘"的动态平衡状态，促进和强化机体维稳机制，促使机体快速自愈，从而改善炎症、组织增生、水液代谢紊乱、内分泌失调、神经功能失调等，维系机体自稳态的平衡，以达治愈疾病的目的。

二、临床操作

主要采取上病下取的原则，分主针（主穴）和应针（应穴）先后施针，取穴一般 1 ～ 4 个即可，根据病情需要也可酌情增加穴位数。先施主针，重手法针刺病灶下方远端的腧穴（主穴），泻法；后施应针，轻手法针刺上方病灶周围腧穴（应穴），补法。亦可以主穴施针，应穴施灸；亦可以在主针上加灸，增强主针的刺激强度，应针上不加灸；亦可以主穴、应穴不施针刺，皆施于艾灸，但主穴施灸量要大于应穴，或主穴的施灸腧穴要多于应穴。上述方法皆体现出下方主穴刺激的强度要高于上方应穴，如此才能降低上方病灶的兴奋度，达到转移兴奋灶的目的。

临床上，首先，用主针刺病灶下方远端腧穴（主穴），以手足部腧穴或手足肘膝关节以下腧穴最佳，针尖朝上，重刺激，泻法，建立新的高强度兴奋灶，兴奋度远远高于病灶兴奋度，缓解病灶的兴奋度，起到转移兴奋灶的目的。然后，应针刺上方病灶周围腧穴（应穴），针尖朝下以应答感召主针针气，弱刺激，补法。主针所选的腧穴需以远离病灶下方为宜，以手足肘膝关节以下的五输穴最佳。留针期间，下方主针行针 3 次，每次 30 秒至 1 分钟，以催气、导气、接气；上方应针中途不行针，以静候主针针气，这有助于上下经气交感。留针 20 分钟。此后，也可以根据病情需要，可以不取出针，而是接着在下方主针柄上加灸（或悬灸）10 分钟，应针一般不加灸（或在针的上方加温和的悬灸），以保持下方主穴的高兴奋度。针毕，先取出应针，然后取出主针（特殊针灸疗法亦如此取针）。

近病远治：主针的腧穴以位离病灶越远越佳，主针以病灶下方远端四肢腧穴为主，常选五输穴。如治疗突聋耳鸣甚，主针的腧穴可取最远端足心处的涌泉；应针的腧穴，可取上方近病灶耳部的听宫，以应答主针针气。主针刺下方足底部涌泉时，针尖朝上，重刺激，泻法，建立新的高强度兴奋灶，兴奋度远远高于病灶兴奋度，以缓解病灶的兴奋度，起到转移兴奋灶的目的。然后，应针刺上方耳部听宫时，针尖朝下，弱刺激，补法，以应答感召主针针气。近病远治，相互应答。

（一）独取下穴

独取下穴即仅取下方的主穴，当取效显著时可不取上方的应穴。主穴可以取1穴，也可取2～3个穴。千百年来，针灸临床反映上病独取下穴的奇效经验，数不胜数。如李梴"百病一针为率"，《四总穴歌》"肚腹三里留，腰背委中求，头项寻列缺，面口合谷收"即是如此。

譬如，治疗急性胆囊炎，主针腧穴可仅取下方手部的足少阳胆经的阳陵泉一穴即可，针尖朝上，强刺激，泻法，建立新的高强度兴奋灶，兴奋度远远高于病灶兴奋度，以缓解病灶的兴奋度，转移兴奋灶，临床常常有奇效。譬如，阳陵泉也是针刺麻醉行胆囊手术的常用穴。

（二）上下腧穴相配

上下腧穴相配有异经上下腧穴相配和同经上下腧穴相配。

异经上下腧穴相配：譬如，治疗急性乳腺炎，主针腧穴选取下肢足阳明胃经的下巨虚，应针腧穴选取上方胸部足厥阴肝经的期门。主针施针下方下巨虚穴时，针尖朝上，重刺激，泻法，建立新的高强度兴奋灶，兴奋度远远高于病灶兴奋度，以缓解病灶的兴奋度，起到转移兴奋灶的目的；应针施针上方胸部期门时，针尖朝下，弱刺激，补法，以应答感召主针针气。上下腧穴相配，相互应答。治疗急性黄疸性肝炎，主针的腧穴可取下方足厥阴肝经的太冲；应针的腧穴可取上方胸部足厥阴肝经的章门。主针施针下方太冲时，针尖朝上，重刺激，泻法，建立新的高强度兴奋灶，兴奋度远远高于病灶兴奋度，以缓解病灶的兴奋度，起到转移兴奋灶的目的；应针施针上方章门时，针尖朝下，弱刺激，补法，以应答感召主针针气。上下腧穴相配，相互应答。

（三）左右腧穴相配

取健侧远离病灶的下方腧穴为主穴，患侧上方病灶周围的腧穴为应穴。譬如，治疗左侧坐骨神经痛，主针腧穴可取右足（健侧）下方足太阳膀胱经的昆仑，应针腧穴可取左侧腰部足太阳膀胱经的小肠俞。主针针刺下方昆仑穴时，针尖朝上，重刺激，泻法，建立新的高强度兴奋灶，兴奋度远远高于病灶兴奋度，以缓解病灶的兴奋度，起到转移兴奋灶的目的。然后，应针针刺上方小肠俞时，针尖朝下，弱刺激，补法，以应答感召主针针气。左右腧穴相配，互相应答。

第二节　特殊转移兴奋灶针灸疗法

一、转移兴奋灶通经接气针灸疗法

（一）原理及适应证

转移兴奋灶通经接气针灸疗法，适用于治疗由炎症、组织增生、内分泌紊乱、神经功能紊乱等导致的内、外、妇、儿、五官、骨伤、肿瘤等各科病症，尤其对慢症、顽症的疗效显著。

转移兴奋灶通经接气针灸疗法，选取患者身体同侧同一经脉的上下腧穴，通过针灸循经施治，通经接气，使针灸的针感、灸感产生的"得气"上达病灶，从而达到通经脉、调气血、驱邪气以缓解或治愈疾病的目的。首先，针刺时，先选取病灶下方四肢部同侧同名经脉的远端腧穴，进针时针尖宜朝上方病灶方向，使针感反应向上，强刺激，泻法，形成新的高强度兴奋灶，以缓解上方病灶的兴奋性，达到转移兴奋灶的目的；继之，针刺上方病灶周围腧穴，针尖朝下，弱刺激，补法，以应答主针，感召下部远端经气，这有助于上下经气交感。此法最能达到经气的"上下通接"，颇适合治疗内、外、妇、儿、五官、骨伤、肿瘤等诸类疾病，尤其适用于治疗炎症、组织增生、内分泌紊乱、神经功能紊乱等导致的病症。

（二）临床操作

以针刺为例。首先，选取病灶下方四肢部同侧同一经脉的远端腧穴，进针时针尖宜朝上方病灶方向，使针感反应向上，强刺激，泻法，形成新的高强度兴奋灶，以缓解上方病灶的兴奋性，转移兴奋灶；进针后，边运针边候气，同时用语言诱导患者，针感会向上行走，直至针感反应通达病灶周围，若行针时针感反应在途中停止，则应在中止处加针以引气，直至靠近病灶周围。继之，针刺上方同一经脉靠近病灶的腧穴，针尖朝下，弱刺激，补法，以应答主针，感召下部远端经气，这有助于上下经气交感。留针期间，下方主针行针3次，每次30秒至1分钟，以催气、导气、接气；上方应针中途不行针，以静候主针针气。留针20分钟。此后，也可以根据病情需要，如属虚证可以不取出针，而是接着在下方主针柄上加灸 10 分钟，上方应针不加灸。

治疗咳喘胸闷，主要取手厥阴心包经的内关（下部）和天池（上部）。先针刺下方患侧内关，针尖朝上，使针感反应向上，强刺激，泻法，以达转移兴奋灶目的；如针感在中途某处中止，再在针感反应中止处加针以引气，如此反复"接力"，引短为长，上达胸部的天池穴；继之，针刺上方胸部的天池，针尖朝下，弱刺激，补法，以应答主针。留针期间，在下部主穴内关行针 3 次，每次 30 秒至 1 分钟，以催气、导气、接气；上部应穴天池中途不行针，以静候主针针气。留针 20 分钟。继后不取出针，而是接着在下方主针内关的针柄上加灸 10 分钟，上方应针天池穴不加灸。

临床上，常常会遇到针刺时，半途中无传感反应，经气似乎不能通达病灶附近，但是仍然会有潜在的经气通达病灶，但只要做到针尖朝上，坚持下部腧穴重刺激，针灸效果依然会不错。

二、转移兴奋灶运动针灸疗法

（一）原理及适应证

转移兴奋灶运动针灸疗法，适用于治疗由炎症、组织增生、内分泌紊乱、神经功能紊乱等导致的内、外、妇、儿、五官、骨伤、肿瘤等各科病症，尤其适合能受屈伸、转动、深呼吸、咀嚼、吞咽等活动影响的头面、胸腹、腰背及关节等部位，这些部位出现伴有疼痛的疾病，如血管神经性头痛、心绞痛、胃痛、腹痛、腰疼、痛经、胆囊炎、肩周炎、关节痛、结膜炎、麦粒肿、青光眼、外耳道疖、急性中耳炎、急性鼻窦炎、急性咽炎、急性扁桃体炎、扁桃体周围炎、急性喉炎、口腔溃疡、牙痛等，有迅速缓解疼痛的作用。

转移兴奋灶运动针灸疗法，是利用转移兴奋灶针灸疗法配合病灶患部运动的针刺方法，通过针灸和运动（屈伸、转动、深呼吸、咀嚼、吞咽等）两种方法结合，对病灶患部有迅速缓解疼痛的作用。转移兴奋灶针灸疗法配合病灶患部运动，通经脉、调气血、祛邪气，缓解炎性充血、水肿及神经性疼痛，使病灶处的炎症和疼痛得以迅速缓解，从而达到治愈疾病的目的。

以针刺为例。首先，选取病灶下方四肢部的远端腧穴，进针时针尖宜朝上方病灶方向，使针感反应向上，强刺激，泻法，形成新的高强度兴奋灶，以缓解上方病灶的兴奋性，达到转移兴奋灶的目的；继之，针刺上方病灶周围腧穴，针尖朝下，弱刺激，补法，以应答主针，感召下部远端经气，这有助于上下经气交感。又通过配合病灶患部的运动，起到止痛效应，可即刻缓解患部的疼痛。

转移兴奋灶运动针灸疗法是谢强受到何广新研究员提倡的针刺运动疗法启示并结合了盱江李梴的"上补下泻"针法而形成的。针灸与运动均具有止痛作用；倘若在针灸的时候配合运动患部，则疼痛缓解迅速，而且止痛效果更持久。临床采取针灸和运动两种方法结合以治疗疾病，即在针灸的同时运动患部。运动方法一般有五种：①患部主动运动；②患部被动运动；③按摩运动；④呼吸运动；⑤混合运动（前四种运动的综合运用）。究其止痛原理，可能是由于针灸激活脊髓上位中枢而发放下行冲动，从而选择性抑制了伤害性神经信号的传入。运动止痛，据研究表明可能通过三方面完成：第一是运动引起的传入信号和伤害性刺激引起的传入信号，在中枢神经系统内相互作用而产生止痛效果；第二是运动引起的传入信号激活脊髓上位中枢，发放下行冲动，加强下行抑制而产生止痛效果；第三是主动运动时，传出冲动控制伤害性神经信号的传入而产生止痛效果。

（二）临床操作

以针刺为例。首先，针刺病灶下方健侧四肢部的远端腧穴，进针时针尖宜朝上方病灶方向，使针感反应向上，强刺激，泻法，形成新的高强度兴奋灶，以缓解上方病灶的兴奋性，转移兴奋灶；继之，针刺上方病灶周围腧穴，针尖朝下，以应答主针，弱刺激，补法，以感召下部远端针气。留针期间，下方主针行针3次，每次30秒至1分钟，以催气、导气、接气；上方应针中途不行针，以静候主针针气。此外，留针期间还需嘱患者做适当微运动（如胸腹部、鼻部、喉部疾病做深呼吸运动，腰背部疾病做深呼吸或轻柔微弯腰运动，颈部疾病做轻柔微转头或抬头运动，耳部、口腔疾病做咀嚼运动，咽部疾病做吞咽运动，眼部疾病做眨眼运动，四肢关节疾病做轻柔微屈伸运动等）。留针20分钟。此后，也可以根据病情需要，如属虚证可以不取出针，而是接着在所有下方主针柄上加灸10分钟，应针不加灸。

治疗三叉神经痛，主要取下方的外关和上方的颅息，采取转移兴奋灶运动针法。先针刺下部健侧外关，针尖朝上，使针感反应向上，强刺激，泻法，以达转移兴奋灶的目的；再针刺上部的颅息，针尖朝下，弱刺激，中途不行针。留针期间，在下方主穴外关行针3次，每次1分钟，以催气、导气，并且嘱患者做缓慢咀嚼运动，头痛即可缓解；上方应穴颅息不行针。留针 20 分钟。此后，不取出针，而是接着在下方主针外关针柄上加灸 10 分钟，上方应针颅息不加灸。

三、转移兴奋灶升阳祛霾针灸疗法

（一）原理及适应证

转移兴奋灶升阳祛霾针灸疗法，又名转移兴奋灶温督祛霾针灸疗法，适用于治疗由炎症、组织增生、内分泌紊乱、神经功能紊乱等导致的内、外、妇、儿、五官、骨伤、肿瘤等各科病症，尤其对阳虚证、中气下陷证、痰证、饮证、瘀血证如中风后遗症、眩晕、帕金森病、癫痫、面瘫、面肌痉挛、抑郁症、头痛、白内障、耳聋、中耳炎、鼻炎、鼻窦炎、过敏性鼻炎、梅核气、复发性口疮、口腔扁平苔藓、牙周病、咳喘、小儿遗尿、子宫脱垂、腹泻、脱肛、便血、崩漏、便秘、癃闭、淋浊、遗精、久痢等虚寒性慢症、顽症有较好的效果。

转移兴奋灶升阳祛霾针灸疗法，通过先针灸下方督脉和足太阳膀胱经的主穴，形成新的高强度兴奋灶，以缓解上方病灶的兴奋性，达到转移兴奋灶的目的；加之配合胸腹头面病灶局部腧穴应答下方主穴针气，上下感召，升提人体阳气上煦，升清降浊，达到温通补虚、升提气机的目的，以祛除体内湿浊阴霾瘀邪，升阳温煦，缓解胸腹脏腑功能失调、脑神经损伤、五官失常等慢性虚性病症，促进机体功能恢复，促进炎症及增生组织吸收。

谢强教授认为，人体需赖阳气煦养。阴阳不和，阳气亏虚，则清阳不升、浊阴不降，内外湿浊阴霾蒙蔽身体而致各类疾病。而湿浊阴霾，源于脏腑之虚，且痰湿水饮等湿浊阴霾之所成，亦源于阳气之虚，故治疗应以温阳升阳为法则。督脉为阳脉之海，沟通十二经脉和五脏六腑之阳气，针灸命门，温督益阳，能使督脉阳气充沛，有助于经脉脏腑的阳气盈旺，阳气顺督脉而上，又配以百会、印堂等穴应答，上下交感，促使阳气上煦通达躯体头面，升清降浊，湿浊阴霾可散，疾病向愈。正如旴派医家喻昌《医门法律》所云："离照当空，群邪始得垂散。"

（二）临床操作

以督脉和足太阳膀胱经的命门、昆仑为主，百会、印堂及病灶周围腧穴为应。首先，针刺下方的昆仑、命门，较强刺激，泻法或平补平泻，形成新的高强度兴奋灶，以缓解上方病灶的兴奋性，转移兴奋灶；然后，依次往上针刺百会、印堂，弱刺激，补法；接着在上方躯干胸腹、头面五官局部选 1 ～ 2 个腧穴，针尖朝前下方，弱刺激，补法；留针期间，在下方主穴昆仑、命门行针 3 次，每次 30 秒至 1 分钟，以催气、导气、接气；上方应穴中途不行针，以静候主针针气。留针 20 分钟。此后，不取出针，而是接着在主针针柄上加灸 10 分钟，或悬灸；应针上方可加温和的悬灸。

治疗眩晕，主要取下方的昆仑、命门和上方的百会、印堂、风池。先针刺昆仑、命门，针尖朝上，较强刺激，平补平泻，以达转移兴奋灶的目的；然后，依次往上针刺百会、印堂、风池，弱刺激，补法；留针期间，在下方主穴昆仑、命门行针 3 次，每次 30 秒至 1 分钟，以催气、导气、接气；上方应穴中途不行针，以静候主针针气。留针 20 分钟。此后，不取出针，而是接着在昆仑、命门的针柄上加灸 10 分钟，应针不加灸。

四、转移兴奋灶醍醐灌顶针灸疗法

（一）原理及适应证

转移兴奋灶醍醐灌顶针灸疗法适用于治疗由炎症、组织增生、内分泌紊乱、神经功能紊乱等导致的内、外、妇、儿、五官、肿瘤等各科病症，尤其对中风后遗症、眩晕、帕金森病、癫痫、焦虑症、抑郁症、失眠、头痛、面瘫、面肌痉挛、痤疮、白内障、青光眼、耳鸣、耳聋、中耳炎、鼻炎、鼻窦炎、过敏性鼻炎、萎缩性鼻炎、鼻出血、慢性咽炎、慢性扁桃体炎、梅核气、慢性喉炎、声带炎、复发性口疮、牙周病等津液不足、虚火上扰的慢症、顽症有较好的效果。

转移兴奋灶醍醐灌顶针灸疗法，通过先针刺下方任脉和足少阴肾经的主穴，形成新的高强度兴奋灶，以缓解上方病灶的兴奋性，达到转移兴奋灶的目的；并且配合躯干胸腹、头面五官局部腧穴，升提人体阴液，清降上炎虚火，滋养机体，以缓解虚火上炎所致诸症，促进机体功能修复，促进炎症及增生组织吸收。谢强教授认为，脏腑不和则内外火热上炎而致各类疾病。治疗应以调理任脉、足少阴肾经为主，阴液上承，则"醍醐灌顶"，升津滋养。任脉为阴脉之海，沟通十二经脉五脏六腑，任脉阴液充沛则有助于经脉脏腑的阴液盈旺，津液上承，虚火自然清降。

转移兴奋灶醍醐灌顶针灸疗法，采取以任脉和足少阴肾经的气海、太溪为主，督脉的百会及病灶周围腧穴为应，上下交感，从阴引阳、交通任督、阴阳相济、调和水火，达到阴液上升、醍醐灌顶、清润滋养、清降虚火的目的。承浆位居任脉的最高位，为任督两经的交会穴，与气海相合，针之以引动任脉的经气上涌，并通过患者在吸气时舌抵上颚，使任督二脉相接与百会呼应，阴阳相感，水火相济，醍醐灌顶，浇灭邪火，清宁滋养。气海是肓之原穴，具有很强的升提气机功能，针刺气海能够培补元气，元气是升提阴液上奉的动力。气海与承浆上下相配，可助任脉通达，升提阴液，上注清养机体，扑灭邪火。太溪为足少阴肾经输穴、原穴，滋阴益津，通调任督。诸穴相伍，任督相交，水火既济，阴津上升，醍醐灌顶，清润滋养，清降虚火，则身体清宁。

（二）临床操作

以针刺为例。首先，针刺下方的太溪、气海，针尖朝上，强刺激，泻法，形成新的高强度兴奋灶，以缓解上方病灶的兴奋性，转移兴奋灶；然后，依次往上针刺承浆（针尖朝上）、百会（针尖朝前下方），弱刺激，补法；接着在上方病灶周围选 1～2 个腧穴，针尖朝下，弱刺激，补法；留针期间，在下方主穴足太溪、气海行针 3 次，每次 30 秒至 1 分钟，以催气、导气、接气；上方应穴中途不行针，以静候应答主针针气。留针 20 分钟。此后，也可以根据病情需要，不取出针，而是接着在太溪、气海的针柄上加灸 10 分钟，应针不加灸。

治疗失眠，主要取下方的太溪、气海和上方的承浆、百会、通天。首先，针刺下方的太溪、气海，针尖朝上，较强刺激，平补平泻，以达转移兴奋灶的目的；然后，依次往上针刺承浆（针尖朝上）、百会、通天（针尖朝前下方），弱刺激，补法。留针期间，在下方主穴太溪、气海行针 3 次，每次 30 秒至 1 分钟，以催气、导气、接气；上方应穴中途不行针，以静候主针针气。留针 20 分钟。接着在气海、太溪针柄上加灸 10 分钟，应针不加灸。

五、转移兴奋灶刺营针（刀）疗法

（一）原理及适应证

盱江转移兴奋灶刺营针（刀）疗法，可以广泛用于内科、外科、妇科、儿科、五官、骨伤、肿瘤、精神科等各科疾病，尤其适宜于炎症、痛症、瘀证、疖肿、脓肿、痹证等疾病，如高血压、中风、中风后遗症、血管神经性头痛、三叉神经痛、焦虑症、关节炎、颈椎病、急性腰扭伤、膝关节痛、跟腱痛、乳腺炎、网球肘、肩周炎、痛经、突发性耳聋、面肌痉挛、贝尔氏面瘫、青光眼、结膜炎、咽喉炎、扁桃体炎、鼾症、喉炎、复发性口疮等，起效快，疗效显著。

转移兴奋灶刺营针（刀）疗法，是采用三棱针、长毫针或小针刀点刺腧穴或点刺和刺割病灶患部的方法。首先，通过针刺下方腧穴及部位出血，泻血，形成新的高强度兴奋灶，以缓解上方病灶的兴奋性，达到转移兴奋灶的目的；继后，点刺腧穴或点刺及刺割病灶患部，疏通经络，活血化瘀，宣泄瘀热，消肿排毒，引流排脓，从而达到改善微循环、缓解炎症、促进炎症及增生组织吸收的目的。此法颇适合火热壅滞的瘀血证、郁热证、热毒证。

此外，许多外科病症用此法较佳。因为脏腑蕴热，火热上炎，熏灼肌肤，经络不通，气血壅滞，发为红肿胀痛甚则化腐生脓而为病。治疗应以刺营放血、消肿排脓、清泄热毒为法则。如盱派明代宫廷御医龚廷贤很喜欢应用"上病下取"法治疗外科病症，先刺病灶下方远端的手指，再刺病灶咽喉处，放血泄毒，迅即起到转移兴奋灶的作用，病情可迅速缓解。正如他在《寿世保元·卷六·喉痹》指出治咽喉急症："其最不误人者，无如砭针出血，血出则病已。""畏针不刺，多毙。"他又在《济世全书·巽集卷五·咽喉》强调："治喉之火与救火同，不容少怠……每治咽喉肿痛，或生疮毒……倘牙关已闭，不可针，遂刺少商二穴，在手大指内侧去爪甲角如韭菜叶许，以手勒去黑血，口即开，仍刺喉间，仍以前剂或诸吹喉消肿止痛之药，选而用之。"

（二）临床操作

先采用三棱针、长毫针或针刀点刺下部远端手足部末端腧穴或部位出血，每处出血0.5～2.0毫升，静脉处出血可更多些，形成新的高强度兴奋灶，以缓解上方病灶的兴奋性，转移兴奋灶；继后轻浅点刺上部病灶腧穴或患处出血，以微出血为宜。如有红肿隆起或脓肿形成亦可用针刀轻浅割刺，以微出血或脓泄出为宜。

1. 高血压头痛

主针主要取下肢的大敦、委中和头上的太阳、角孙。首先医者用手捋患者的下肢，从大腿根部一直捋至脚趾约20次，使大脚趾血液充盈，再用三棱针点刺大脚趾处的大敦出血；接着用手拍打腘窝处的委中，使之血液充盈，用三棱针点刺委中出血。大敦出血不少于1毫升，委中出血不少于2毫升，以形成新的高强度兴奋灶，缓解上方病灶的兴奋性，转移兴奋灶。然后，用三棱针刺头上的太阳、角孙出血，每处约0.5毫升即可。

2. 扁桃体炎

主针主要取病灶下方手部的三商穴（少商、中商、老商三穴），应针主要是取上方扁桃体病灶处。首先医者用手捋

患者的手臂，从手臂的近肩部一直捋至手指约 20 次，使大
拇指血液充盈，再用三棱针点刺大拇指处的三商穴出血，三
穴每穴出血不少于 1 毫升，以形成新的高强度兴奋灶，缓解
上方病灶的兴奋性，转移兴奋灶。然后，用长毫针轻浅点刺
扁桃体表面，每侧刺 5 下，接着用针刀刺割扁桃体隐窝（每
次选取不重复的 3～5 个隐窝口），在每个隐窝口边缘刺割 1
下，刺入约 0.1cm，微出血即可，然后用压舌板挤出脓液或
栓塞物。针刀操作结束，嘱患者自行吐出口中少许血液，然
后用锡类散喷扁桃体患处少许（约 0.1g）。急性扁桃体炎每
日 1 次，3 次为 1 个疗程；慢性扁桃体炎每周 2～3 次，10
次为 1 个疗程。此法无痛苦，出血很少，因为扁桃体表面神
经末梢分布极少且仅有毛细血管分布，故微出血、无痛感。

3. 咽炎

主针主要取病灶下方手部的三商穴（少商、中商、老商
三穴），应针主要是取上方口咽部（咽后壁、咽侧束、咽后
壁淋巴滤泡）。首先医者用手捋患者的手臂，从手臂的近肩
部一直捋至手指约 20 次，使大拇指血液充盈，再用三棱针
点刺大拇指处的三商穴出血，三穴每穴出血不少于 1 毫升，
以形成新的高强度兴奋灶，缓解上方病灶的兴奋性，转移
兴奋灶。然后，用长毫针轻浅点刺咽侧索每侧刺 3 下，咽后
壁黏膜刺 5 下，咽后壁淋巴滤泡每个刺 1 下（每次最多刺 5
个），可促进咽黏膜炎症吸收改善黏膜肥厚。针刀操作结束，
嘱患者自行吐出口中少许血液（仅有少许血液），然后用锡
类散喷口咽患处少许（约 0.2g）。急性咽炎每日 1 次，3 次为
1 个疗程；慢性咽炎每周 2～3 次，10 次为 1 个疗程。因为
咽黏膜上仅有毛细血管分布，此法疼痛微，出血很少，创伤

极微。

4. 鼾症

主针主要取病灶下方手部的三商穴（少商、中商、老商三穴），应针主要是取上方口咽部（扁桃体、咽后壁、咽侧束、软腭、舌根）。鼾症多伴有扁桃体肿大、腺样体肿大、肥厚性咽炎、软腭松弛、舌根松弛后坠，引起咽腔出现咽黏膜呈弥漫肥厚性增性炎症，导致咽腔狭窄、气流通过受限、呼吸不畅而导致鼾症。首先，医者用手捋患者的手臂，从手臂的近肩部一直捋至手指约 20 次，使大拇指血液充盈，再用三棱针刺大拇指处的三商穴出血，三穴每穴出血不少于 1 毫升，以形成新的高强度兴奋灶，缓解上方病灶的兴奋性，转移兴奋灶。然后，用长毫针轻浅点刺肥厚的咽峡周围的咽侧索、咽后壁黏膜、咽后壁淋巴滤泡、扁桃体、舌根，直刺 1mm，疾入疾出，微出血。咽侧索每侧刺 3 下，咽后壁黏膜刺 5 下，咽后壁淋巴滤泡每个刺 1 下（每次最多刺 5 个），扁桃体每侧刺 5 下，可促进咽黏膜炎症吸收改善肥厚；舌根刺 10 下；微出血，可促进舌部炎症吸收，改善肥厚和舌体紧张度；软腭处用针刀划痕 10 下，勿刺割，勿出血，可促进软腭炎症吸收，改善肥厚和软腭紧张度。针刀操作结束，嘱患者自行吐出口中少许血液（仅有少许血液），然后用锡类散喷口咽患处少许（约 0.2g）。每周 2～3 次，10 次为 1 个疗程。此法疼痛微，出血很少，创伤极微。

六、转移兴奋灶无创痛针灸疗法

（一）原理及适应证

旴江转移兴奋灶无创痛针灸疗法，可以广泛用于内、外、妇、儿、五官科等疾病，尤其适宜于炎症、痛症、肿瘤、变态反应性疾病、内分泌功能和神经功能紊乱性疾病等，如高血压、中风和后遗症、肿瘤、血管神经性头痛、三叉神经痛、神经衰弱、焦虑症、失眠、功能性胃肠病、慢性胃炎、月经失调、不孕、关节炎、颈椎病、急性腰扭伤、膝关节痛、跟腱痛、乳腺炎、前列腺炎、网球肘、肩周炎、盆腔炎、痛经、梅尼埃病、耳鸣、突发性耳聋、面肌痉挛、贝尔面瘫、青光眼、结膜炎、过敏性鼻炎、慢性鼻炎、鼻窦炎、咽喉炎、扁桃体炎、喉炎、声带炎、复发性口疮等。该法安全无创痛，疗效较好。

转移兴奋灶无创痛针灸疗法，是著名针灸学家魏稼教授提出和倡导的。此法是以经络腧穴为基础、针灸原理为指导，运用传统的针灸器具及现代声、光、电、磁等物理、化学、生物的新工具，如激光、微波、超声波、红外线、磁贴、指压、艾条、艾炷、药物、酒、醋，以及冷、热等刺激作用于机体表面的经络、腧穴及敏感点以施治，而不使用针具直接刺入体内，对机体无明显创伤和疼痛。这是防治疾病的一种新兴"针灸"方法，具有无（微）创痛、无菌、强度可调、安全、效佳、适用范围广等特点。

转移兴奋灶无创痛针灸疗法，是应用物理、化学、生物的传统或新工具、新媒介，先作用于下方远端腧穴，形成新的高强度兴奋灶，以缓解上方病灶的兴奋性，达到转移兴奋灶的目的；刺激上方病灶周围腧穴以应答，上下交感，畅通经络，升提人体阴液或阳气，以清降上炎虚火或温散上泛阴霾，滋润或温养机体，达到缓解炎症、痛症和促进炎症及增生组织吸收的目的。此法适宜于各类疾病，因为无创痛从而避免了常规针灸容易出现损伤性疼痛和出血之虞，安全效佳。这种针灸治疗概念，符合当今人们追求无创痛医疗、享受医疗过程的心理需求，有助于促进针灸疗法更进一步地走向世界。

（二）临床操作

通常采用激光、磁贴、艾条、艾炷、药物、酒、醋甚至手指、调羹柄等作用于经络腧穴，适宜于各类疾病。不论应用何种物理、化学、生物工具刺激腧穴或部位，都应该遵循转移兴奋灶针灸"上病下取""上补下泻"的原则，须先刺激下方手足部的腧穴，刺激量宜大，形成新的高强度兴奋灶，以缓解上方病灶的兴奋性，转移兴奋灶；然后刺激上方病灶周围的腧穴，刺激量要小。

譬如，治疗焦虑症，采取氦氖激光先照射下方手部的内关、神门和上方头部的神庭。首先照射下方手足部的腧穴，照射量宜大，因此手部形成新的高强度兴奋灶，缓解上方病灶的兴奋性，从而起到转移兴奋灶的作用，有助于缓解病灶的病理态势；然后照射上方的神庭，以应答主针。照射持续20分钟。

又如，该法也可以用于流感预防和治疗。在医生的指导下，患者也可居家简便应用，就地取材，选用筷子或汤勺柄等钝性材料替代针具，根据医学常识按照针灸经络穴位图谱，按图选穴，用所选的代针器具按压腧穴。遵照转移兴奋灶针灸疗法原则，首先，施重手法按压刺激远离病灶的下部腧穴如三阴交、足三里、合谷（主穴），在人体下方形成新的高强度兴奋灶，转移兴奋灶，缓解病灶的病理态势；然后，轻轻按压刺激风池、迎香、廉泉（应穴），以应答主穴。

主穴和应穴每次各选 2 个，每次按压 20 分钟。

按上述方法常施行转移兴奋灶无创痛针灸疗法，则有保健、防病、治病的作用。

七、转移兴奋灶围手术期平衡康复针灸疗法

（一）原理及适应证

盱江转移兴奋灶围手术期平衡康复针灸疗法，有助于患者安全渡过围手术期，缩短围手术期过程，加速手术创伤康复，减少疾病复发。此法可以广泛应用于临床各科疾病的围手术期，安全效佳。

转移兴奋灶围手术期平衡康复针灸疗法，是通过应用针灸的合理良性刺激，激发和调动机体内的物质能量，促进机体在病理状态下的良性转归。如术前施予平衡针灸疗法以调整患者的身心失衡病理状态（疾病产生身体病理性失衡、术前恐惧产生心理性失衡），术后施予康复针灸疗法，促进手术创伤修复、抑制炎症、减少渗液，降低粘连及瘢痕形成，避免疾病复发，促进机体迅速康复。此法适宜围手术期的各种手术疾病。

转移兴奋灶围手术期平衡康复针灸疗法，既继承了传统中医理论，又吸收了现代医学理论。此法是以中医的阴阳平衡学说、心神调控学说和西医的神经调控学说为理论基础，形成的针灸与心理－生理－社会－自然相适应的整体医学调控模式；突出人体自身平衡系统，通过针灸实施，促进患者自身调整而康复。转移兴奋灶围手术期平衡康复针灸疗法，就是充分利用了人体的这个平衡原理，通过针灸的作用刺激

经络系统以促使患者机体自我平衡，从而达到扶正祛邪之目的。

（二）临床操作

术前，施行平衡针灸疗法。一是全面评估患者术前的身心状况，给予患者必要的心理咨询；二是针刺或艾灸下部腧穴内关、神门和上部腧穴四神聪，促进心理平衡，可使患者具备耐受手术的良好身心条件，以调整恐惧手术的心理失衡；三是针刺或艾灸下部腧穴足三里、内关和上部患处周围腧穴及风池，以提高抗病能力，调整因疾病产生的身体病态失衡。如此，既改善了患者的身心状态，又增强对手术的适应性，使之安全顺利地完成手术。

术后，施行康复针灸疗法。如首先针刺或艾灸下部足三里、三阴交等穴（主穴），在人体下方形成转移兴奋灶，缓解病灶的病理态势；然后针灸上部肺俞、脾俞、肾俞、心俞、肝俞及病灶周围穴位（应穴）。主穴和应穴每次各选 2 个，每次针灸 20 分钟。该法可减少术后创面渗出，加速手术创伤修复，避免术后感染，帮助患者尽快地恢复生理功能，防止各种并发症，减少疾病复发，实现身体早日全面康复的目标。

第三节　转移兴奋灶针灸疗法的注意事项

1. 注意针具严格消毒，避免血源传播，防止感染。

2. 针灸治疗前后，应让患者适当休息，防止晕针。

3. 对初次接受针刺治疗的体弱患者，手法宜轻柔。

4. 饥渴、劳倦、恐惧、过饱、醉酒、大怒、贫血、孕期及严重心、肝、肾功能损害的患者，不宜采取针灸疗法。

5.血友病、血小板减少症、血管瘤等有出血倾向疾病的患者，以及晕血者，一般禁用刺营放血法。

6.采取刺营放血法时，应注意刺入不宜过深，创口不宜过大，以免刺伤大血管及损伤其他组织。放血量一般为1～3毫升。如出血难止，需采取压迫止血法。

7.当针刺处有感染，应及时施予抗感染处理。

8.倘若发生晕针，必须立即停止针刺并立即撤针，迅速将患者平卧床上，保持头低足高位，并且指压人中，同时给予患者饮热茶水；晕针严重者，可用毫针刺人中、内关、合谷等穴，以醒脑开窍促使其苏醒。

9.拔罐注意勿烫伤皮肤，有皮肤感染、皮肤溃疡及孕妇不适宜此法。

第五章　转移兴奋灶针灸疗法的
常用穴位

第一节　头颈部常用穴位

天突：宽胸理气，消痰利咽。主治咽痹（喉痹）、喉喑、梅核气、咳嗽、胸痛、瘿气、噎嗝等。

承浆：活络舒筋，生津敛液。主治口干咽燥、口喎、唇紧、齿龈肿痛、癫痫等。

印堂：清热散风，镇惊止痛。主治头痛、眩晕、鼻渊、鼻息肉、鼻出血等。

迎香：疏风散热，祛邪通窍。主治头痛、鼻衄、鼻出血、鼻塞、面痒、口喎等。

鼻通：清热散风，宣通鼻窍。主治头痛、衄衊、鼻塞等。

耳门：散邪开窍，聪耳息鸣。主治聤耳、耳鸣、耳聋、牙痛等。

听宫：散邪活络，聪耳息鸣。主治耳疮、聤耳、耳鸣、耳聋、聋哑、牙痛等。

听会：散邪活络，聪耳息鸣。主治聤耳、耳鸣、耳聋、口眼喎斜、面痛、牙痛等。

下关：消肿止痛，聪耳通络。主治牙关紧闭、下颌疼痛、口㖞、面痛、齿痛、耳鸣、耳聋等。

丝竹空：疏风清热。主治目眩、眩晕、眼睑瞤动、齿痛、癫狂痫等。

瞳子髎：疏风清热，降浊祛湿，明目止痛。主治目肿、目翳、目痒、口眼㖞斜等。

承泣：疏风活络，清热明目。主治目眩、迎风流泪、眼睑瞤动、青盲、夜盲、色盲、近视、远视、斜视、口眼㖞斜、白内障、青光眼等。

球后：清热，活血，明目。主治视神经炎、视神经萎缩、视网膜色素变性、视网膜动脉或静脉阻塞、中心性视网膜病变、近视、青光眼、早期白内障、玻璃体混浊、内斜视等。

鱼腰：清热通络，明目止痛。主治偏正头痛、眉棱骨痛、目赤肿痛、眼睑瞤动、眼睑下垂、目翳、口眼㖞斜等。

上明：活血明目。主治迎风流泪、屈光不正、眼睑瞤动、目翳、角膜白斑、目痒、视神经萎缩等。

睛明：清热化浊，养血明目。主治目赤、迎风流泪、翳目、雀目、色盲、胬肉攀睛、近视、结膜炎、泪囊炎、角膜炎、电光性眼炎、视神经炎等。

攒竹：清热解表，明目通络。主治目痒、迎风流泪、眉棱骨痛、眼睑瞤动、目眩、目翳、结膜炎等。

四白：疏风活络，清热明目。主治目痒、口眼㖞斜、迎风流泪、眼睑瞤动、目翳、目眩、头痛。

阳白：清热解表，活络通经，益气明目。主治目眩、目痛、眼睑瞤动、雀目、眼睑下垂、口眼㖞斜。

太阳：清热消肿，止痛舒络。主治头痛、目疾、面瘫等。

风池：平肝息风，清热解表，清头明目。主治头痛、眩晕、目赤肿痛、鼻渊、鼻衄、耳鸣耳聋、颈项强痛、感冒、痫病、中风、热病、疟疾、瘿气。

翳风：散风活络，聪耳消肿。主治耳鸣、耳聋、口眼㖞斜、牙关紧闭、齿痛、颊肿、瘰疬。

百会：息风醒脑，升阳固脱。主治头痛、眩晕、中风失语、癫狂、脱肛、泄泻、阴挺、健忘、不寐等。

天牖：清头明目，通经活络，清三焦郁热，祛经络湿邪。主治目痛、目昏、目眩、暴聋、耳鸣、头痛、头晕、头风、面肿、鼻衄、不闻香臭、喉痹、多梦，瘰疬、疟疾，肩背、臂及臑疼痛，项强不能回顾。

瘛脉：清热息风，聪耳开窍，止泻止痢，止痛。主治头痛、耳聋、耳鸣、小儿惊痫、呕吐、泻痢。

颅息：通窍聪耳，泄热镇惊，清热散风，开窍镇惊。主治头痛、耳鸣、耳聋、耳痛、耳肿流脓、目视不明、小儿惊痫、小儿惊风、惊厥、瘛疭、呕吐涎沫、喘息、哮喘、胁肋痛不得转侧、抽搐、身热。

角孙：清热消肿，散风止痛。主治齿龈肿痛、耳肿痛、目痛、目翳、颊肿、齿痛、项强、耳部肿痛、目赤肿痛、唇燥、头痛、耳部红肿、腮腺炎、偏头痛、眼疾、目痛、头痛。

耳和髎：清热散风，通窍聪耳，解痉止痛。主治头重、头痛、耳鸣、齿痛、口㖞、牙关拘急、牙关紧闭、瘛疭、头痛颊肿、面瘫、流涕、颔颊肿、颈颔肿痛。

上关：聪耳镇痉，散风活络。主治耳鸣、耳聋、耳痛、聤耳、上齿龋痛、牙关不开、口眼㖞斜、目眩、青盲、偏头痛、口噤、面痛、癫狂、痫证、惊痫。

颔厌：清热散风，通络止痛。主治偏正头痛、耳鸣耳聋、目眩、齿痛、身热、善嚏、瘛疭、惊痫、癫痫、手腕痛、偏头痛、耳鸣、眩晕、口眼㖞斜。

悬颅：通络消肿，清热散风。主治偏正头痛、目外眦痛、目眩、齿痛、鼻流清涕、衄衊、面痛、偏头痛、面肿、目赤肿痛。

悬厘：通络解表，清热散风。主治偏正头痛、目外眦痛、耳鸣耳聋、齿痛、面痛、心烦、热病汗不出、癫痫、偏头痛、目赤肿痛。

曲鬓：清热止痛，活络通窍。主治偏头痛、齿痛、颊颔肿痛、目赤肿痛、牙关紧闭、暴喑、偏正头痛、口眼㖞斜、头痛、头痛连齿、口噤不开、颈项强急。

率谷：平肝息风，镇惊止痛，宁神止吐。主治偏正头痛、眩晕、耳鸣、耳聋、呕吐、小儿急慢惊风、偏头痛、目眩、惊痫、小儿高热惊厥。

天冲：祛风定惊，清热消肿。主治头痛、耳鸣、项强、惊悸、善惊、牙龈肿痛、耳聋、癫痫、瘿气。

浮白：疏肝利胆，散风通经。主治头痛、耳鸣、耳聋、眼目疼痛、齿痛、喉痹、颈项痛肿、咳逆、喘息、胸满、肩臂痛、足缓不收、眩晕、瘿气、中风后遗症。

头窍阴：清胆热，通耳窍，利咽喉。主治头痛、眩晕、目痛、耳鸣、耳聋、喉痹、口干、口苦、头项痛、耳痛、颈项强痛。

完骨：疏风清热，开窍聪耳，通经活络。主治头痛、耳后痛、眩晕、失眠、项强、耳鸣耳聋、目翳、目流冷泪、疟疾、寒热、感冒、惊风瘈疭、五痫、喉痹、颊肿引耳、颈项颌肿等。

本神：泻胆火，清头目，宁神志。主治中风、半身不遂、呕吐涎沫、癫疾、头痛、眩晕、颈项强急、胸胁相引而痛、小儿惊厥、目赤肿痛、目眩、小儿惊风、中风昏迷。

头临泣：聪耳明目，宣通鼻窍，安神定志。主治头痛目眩、目赤肿痛、内障雀目、目翳、流泪、小儿惊痫、鼻塞、鼻渊、小儿惊风、癫痫。

目窗：明目开窍，祛风定惊。主治头痛、头晕、眩晕、面目浮肿、目赤肿痛、目翳、青盲、目眩、鼻塞、上齿龋肿、癫痫、小儿惊痫、感冒。

正营：平肝明目，疏风止痛。主治头痛、眩晕、齿痛、唇吻强急、呕吐、偏头痛、颈项强痛。

承灵：泻胆清热，宣通鼻窍。主治头痛、眩晕、耳鸣、目痛、喘息发热、衄衈、鼻渊、项强、感冒。

脑空：醒脑宁神，散风清热。主治头痛、眩晕、目痛、鼻渊、鼻衄、头面虚肿、耳鸣耳聋、心悸、颈项强痛、癫狂、痫证、惊悸、感冒、哮喘。

廉泉：清热化痰，开窍利喉舌。主治舌下肿痛、舌根急缩、舌纵涎出、舌强、中风失语、舌干口燥、口舌生疮、暴喑、喉痹、聋哑、咳嗽、哮喘、消渴、食不下。

上廉泉：位于颌下部，颈前正中线上，甲状软骨直上1寸处，取廉泉穴与下颌骨中点连线的中点，即下颌骨下1寸，舌骨与下颌缘之间凹陷处。清咽利舌，疏风泄热。主治舌强、舌烂、舌痹、流涎、言语不清、哑证、失语、口疮、急喉痹等。

口安1号（谢强经验穴）：位于颏下部，颈前正中线上，上廉泉与下颏中点连线的中点，上廉泉前上方0.5寸处。清热化痰，生津利咽，开利口舌。主治口疮、口癣、舌肿、舌强、舌痿、重舌、牙宣、牙疳、唇风、痰包、咽痹、鼾症、失语、流涎、言语不清。

口安2号（谢强经验穴）：位于颏下部，口安1号向颈侧旁开0.5寸处。清热化痰，消肿利口。主治口疮、口癣、舌肿、舌痿、唇风、痰包、重舌、牙宣、牙疳、牙痛、咽痹、鼾症、流涎、言语不清。

口安3号（谢强经验穴）：位于颏下部，口安2号向颈侧旁开1寸处。清热化痰，消肿利咽。主治口疮、口癣、唇风、痰包、重舌、牙宣、牙疳、牙痛、舌痿、咽痹、乳蛾、鼾症。

咽安1号（又名咽安，谢强经验穴）：位于下颌部，颈侧下颌角正下方。疏风清热，消肿止痛，利咽消蛾。主治乳蛾、咽痹、鼾症、痄腮、口疮、牙痛、瘰疬。

咽安2号（谢强经验穴）：位于颈侧下颌角下方，距咽安1号向颈正中线旁开0.5寸处。泻火解毒，消肿除痹，利咽消蛾。主治咽痹、乳蛾、鼾症、瘰疬、口疮。

咽安3号（谢强经验穴）：位于颈侧下颌角下方，距咽安2号向颈正中线旁开0.5寸处，距口安3号0.5寸处。清热消肿，利咽消蛾。主治咽痹、乳蛾、鼾症、瘰疬、口疮。

喉安1号（谢强经验穴）：位于颈前正中线上，甲状软骨直上0.5寸处，即廉泉下0.5寸处。清热化痰，利咽止咳，利喉开音。主治喉痛、喉喑、咳嗽。

喉安 2 号（谢强经验穴）：位于颈前正中线上，甲状软骨上缘，即喉安 1 号下 0.5 寸处。清热化痰，消肿止咳，开利咽喉。主治喉痛、喉喑、咳嗽、咳喘。

喉安 3 号：位于颈前正中线上，甲状软骨中部，喉安 2 号下 0.5 寸处。清热化痰，消肿散结，止咳开音。主治喉痛、喉喑、咳喘、胸闷。

开音 1 号（谢强经验穴）：位于颈正中线甲状软骨上缘向外旁开 1 寸处，距人迎 0.5 寸，即紧贴甲状软骨上缘外侧处。泄热消肿，利喉开音。主治喉痛、声嘶、咳嗽。

开音 2 号（谢强经验穴）：位于颈正中线甲状软骨下缘向外旁开 1 寸处，距水突穴 0.5 寸，即紧贴甲状软骨下缘外侧处。益气壮肌，利喉开音。主治语音低弱、失声、气喘。

开音 3 号（谢强经验穴）：位于开音 2 号下 1 寸，颈正中线第二环状软骨下缘向外旁开 1 寸处。益气散瘀，通络开音。主治语音低弱、咳嗽、失声、咳喘。

第二节　胸腹部常用穴位

膻中：理气止痛，生津增液。主治咳嗽、气喘、胸痛、心悸、乳少、呕吐、噎膈。

期门：疏肝健脾，和胃降逆。主治胸胁胀痛、腹胀、呕吐、乳痈。

中脘：和胃健脾，降逆利水。主治胃痛、呕吐、吞酸、呃逆、腹胀、泄泻、黄疸、癫狂。

梁门：和胃降逆，消积化滞。主治胃痛、呕吐、腹胀、食欲不振、大便溏薄。

神阙：温阳救逆，利水固脱。主治腹痛、泄泻、脱肛、水肿、虚脱。

天枢：调理肠腑，升降气机。主治腹痛、腹胀、肠鸣泄泻、便秘、肠痈、热病、疝气、水肿、月经不调。

气海：益气助阳，调经固精。主治腹痛、泄泻、便秘、遗尿、疝气、遗精、阳痿、月经不调、经闭、崩漏、虚脱、形体羸瘦。

关元：培补元气，导赤通淋。主治遗尿、小便频数、尿闭、泄泻、腹痛、遗精、阳痿、疝气、月经不调、带下、不孕、中风脱证、虚痨羸瘦。

中府：止咳平喘，清泻肺热，健脾补气。主治咳嗽、气喘、少气不得息、胸中胀闷、胸中烦热、鼻流浊涕、喉痹、胸痛、咳吐脓血、呕吐、嗳气吞酸、不下食、腹胀、肩背痛、瘿瘤、汗出、奔豚上下腹中与腰相引痛。

云门：清肺热，除烦满，利关节。主治咳嗽、气喘、支气管哮喘、胸中烦闷、胸痛、胸胁彻背痛、肩臂疼痛不举、肩关节内侧痛、喉痹、瘿气、暴心腹痛、引缺盆中痛、胁痛引背、四肢逆冷、伤寒四肢热不已、脉代不至。

不容：调中和胃，理气止痛。主治胃痛、腹胀、食欲不振、脘腹胀满、呕吐、嗳酸、纳差、口干、肠鸣、腹痛、胸背胁痛、咳嗽、胁下痛、痃癖、胃胀腹满、呕吐不食、不能纳受水谷、纳呆、噫酸、痞癖、心痛、气喘、哮喘等。

承满：理气和胃，降逆止呕。主治胃痛、呕吐、腹胀、肠鸣、食欲不振、饮食不下、肠鸣腹痛、下利、咳喘气逆、胁下坚痛、纳呆、吞酸、泄泻、吐血、痰饮、身肿、痢疾等。

关门：调理肠胃，利水消肿。主治腹痛、腹胀、肠鸣、泄泻、食欲不振、水肿、脘腹胀满、绕脐急痛、身肿、泻痢、遗溺、便秘、痰饮、纳呆、胃痛、呕吐、遗尿、腹水。

太乙：涤痰开窍，镇惊安神。主治腹痛、腹胀、心烦、癫狂、呕吐呃逆、胃脘疼痛、食欲不振、腹胀肠鸣、肠疝、脚气、遗尿、肠鸣、泄泻、心烦不宁、吐舌、癔症、癫痫。

滑肉门：和胃调中，宁神定志。主治癫狂、呕吐、腹胀、腹泻、肠鸣、腹痛、腹水、泄泻、胃痛、呃逆、吐血、癫症、痫证、心烦、吐舌、月经不调。

外陵：和胃化湿，理气止痛。主治腹痛、疝气、痛经、泄泻、痢疾、腹胀、肠鸣。

大巨：调肠胃，固肾气。腹部手术针麻常用穴之一。主治小腹胀满、小便不利、遗精、早泄、阳痿、疝气、便秘、四肢不用、惊悸不寐、腹痛、腹泻。

归来：活血化瘀，调经止痛。主治少腹疼痛、痛经、阴中寒、不孕、月经不调、闭经、崩漏、带下、阴挺、茎中痛、小便不利、腹痛、遗精、阳痿、奔豚、腹股沟斜疝、小儿腹股沟疝等。

气冲：舒宗筋，理厥气，调膀胱，和营血。主治少腹痛、疝气、腹股沟疼痛、偏坠、睾丸肿痛、遗精、阳痿、小腹满痛、阴肿、奔豚、阴茎肿痛、小便淋沥、癃闭、月经不调、带下、难产、崩漏、经闭、不孕、胞衣不下、痛经等。

冲门：健脾化湿，理气解痉。主治腹痛、疝气、痔疾、崩漏、带下、月经不调、难产、产后血崩、胎气上冲、子痫、癃闭、少腹疼痛、霍乱、泻痢、腹部痞块、小便淋沥、尿闭、小便不利、乳少等。

府舍：健脾理气，散结止痛。主治腹痛、疝气、结聚、积聚、霍乱、髀中急痛、厥逆、便秘、痞块、腹胀、霍乱吐泻、月经不调等。

腹结：健脾温中，宣通降逆。主治腹痛、腹泻、大便秘结、绕脐疼痛、便秘、疝痛、泄泻、痢疾、疝气等。

大横：温中散寒，调理肠胃。主治腹痛、腹胀、泄泻、便秘、四肢无力、惊悸怔忡、痢疾、久痢、四肢痉挛等。

腹哀：理脾胃，通肠腑。主治腹痛、泄泻、痢疾、便秘、饮食不化、大便脓血、绕脐痛等。

第三节　腰背部常用穴位

大椎：清热解表，截疟止痛。主治热病、疟疾、咳嗽、气喘、骨蒸盗汗、癫狂、头痛项强、肩背痛、腰脊强痛、风疹。

肺俞：调补肺气，补虚清热，宣肺化痰，止咳平喘。主治咳嗽、气喘、胸满、骨蒸潮热、盗汗。

心俞：通心脉，宁心神，调气血。主治心痛、惊悸、失眠、健忘、癫狂、痫证、盗汗、梦遗、咳嗽、吐血。

脾俞：健脾，和胃，化湿。主治腹胀、泄泻、呕吐、胃痛、消化不良、水肿、背痛、黄疸。

胃俞：理中，和胃，降逆。主治胃脘痛、腹胀、呕吐、完谷不化、肠鸣、胸胁痛。

肝俞：疏肝，利胆，明目，镇静，和血。主治黄疸、胁痛、吐血、目赤、目视不明、眩晕、夜盲、癫狂、痫证、背痛。

肾俞：补肾益气，通阳利水。主治遗精、阳痿、早泄、不孕、不育、遗尿、月经不调、白带、腰背酸痛、头昏、耳鸣、耳聋、小便不利、水肿、咳喘少气。

命门：温补肾阳，舒筋镇痉。主治遗精、阳痿、带下、遗尿、尿频、月经不调、泄泻、腰脊强痛、手足逆冷。

腰阳关：祛寒除湿，舒筋活络。主治月经不调、遗精、阳痿、腰骶痛、下肢痿痹。

膈俞：活血化瘀，宽胸利膈。主治心痛、心悸、胸痛、胸闷、吐血、衄血、呕血、便血、呕吐、呃逆、腹痛积聚、饮食不下、噎膈、黄疸、朝食暮吐、嗜卧怠惰、肩背疼痛、骨蒸潮热、咳逆气喘、自汗盗汗，痰饮、疟疾、癫狂等。

胆俞：疏肝利胆，清热化湿。主治胸胁疼痛、脘腹胀满、饮食不下、呕吐胆汁、口苦舌干、咽痛、目黄、翻胃、噎膈、黄疸、头痛振寒、骨蒸潮热、虚劳失精、诸血证等。

三焦俞：调三焦，利水湿。主治呕吐、呃逆、饮食不化、胸腹胀满、肠鸣泄泻、黄疸水肿、食少身瘦、头痛目眩、腰脊强痛、小便不利、遗尿等。

气海俞：益肾壮阳，调经止痛。主治腹胀、肠鸣、痔疾、痛经、腰痛、下肢瘫痪等。

关元俞：理下焦，化积滞，健腰膝。腹胀肠鸣、泄泻痢疾、腰痛、遗尿、尿闭、疝气、消渴、妇人瘕聚等。

天宗：行气宽胸，舒筋活络。主治肩胛疼痛、肘臂外后侧痛、乳痈、胸胁支满、咳嗽、肋间神经痛、乳腺炎、落枕、肩周炎、肘外廉后侧痛、颊颌肿痛、咳逆抱心、气喘、哮喘等。

秉风：散风活络，止咳化痰。主治肩臂疼痛、上肢酸麻、落枕、项强不得回顾、肩周炎、肩胛痛、上肢麻痹、肩痛不举、咳嗽顽痰等。

曲垣：舒筋活络，疏风止痛。主治肩胛部疼痛、拘挛、肩背疼痛、颈项强急、肩胛痛、肩周炎、偏瘫、肩胛拘急痛闷、肩关节周围软组织疾病、呼吸困难等。

肩外俞：祛风湿，疏经络。主治肩背酸痛、颈项强急、肩胛神经痛、落枕、肘臂冷痛、肩胛及上肢冷痛、颈椎病、肩胛区神经痛、痉挛、麻痹、神经衰弱、低血压等。

肩中俞：清上焦，宣肺气，疏经络。主治肩背疼痛、咳嗽、哮喘、气喘、唾血、喘息、肩背痛、肩胛神经痛、瘰疬、项强、目视不明、落枕、吐血等。

第四节 上肢部常用穴位

三商：少商、中商、老商之合称，为经外奇穴，分别位于拇指背侧指甲根部桡侧、正中、尺侧，距指甲根角 0.1 寸。清热泄毒，开窍苏厥。主治高热、乳蛾、咽痹、喉风、咽喉肿痛、口烂、痄腮、感冒，可用于昏迷急救等。

鱼际：清热润肺，利咽通络。主治咳嗽、咯血、发热、咽喉肿痛、失音、乳痈、掌中热、小儿疳积。

太渊：宣肺平喘止咳，通脉理血。主治咳嗽、气喘、咳血、胸痛、咽喉肿痛、无脉证、手腕痛。

经渠：宣肺平喘。主治咳嗽、气喘、胸痛、咽喉肿痛、手腕痛。

尺泽：清肺泄热，顺气调中。主治咽痹、咳嗽、咳血、鼻出血等。

列缺：宣肺散邪，理气活络。主治头痛、咽痹、咳嗽、气喘、齿痛、项强等。

商阳：清热消肿，开窍醒神。主治咽喉肿痛、耳鸣耳聋、中风昏迷、热病无汗、下齿痛、青盲。

二间：清热祛风，消肿止痛。主治齿痛、咽喉肿痛、口眼㖞斜、目痛、热病。

三间：泄热消肿，行气止泻。主治咽喉肿痛、齿痛、身热、腹胀肠鸣。

阳溪：清热散风，明目利咽。主治头痛、耳鸣耳聋、咽喉肿痛、腕臂痛、齿痛。

曲池：清热解表，调和营血，降逆活络。主治咽痹、乳蛾、牙痛、目赤等。

中冲：开窍，清心，泄热。主治心痛、昏迷、舌强肿痛、热病、小儿夜啼、中暑、昏厥。

劳宫：清心泄热，醒神开窍，消肿止痒。主治心痛、呕吐、癫狂痫、口疮、口臭。

大陵：宁心安神，宽胸和胃。主治心痛、心悸、胃痛、呕吐、癫狂、疮疡、胸胁痛、桡腕关节疼痛。

间使：宽胸解郁，宁心，和胃祛痰。主治心痛、心悸、胃痛、呕血、热病、疟疾、癫狂痫、臂痛。

曲泽：宁心清热，和中降逆。主治心痛、心悸、胃痛、呕吐、热病、肘臂挛痛。

少冲：开窍，泄热，醒神。主治心悸、心痛、癫狂、热病、中风昏迷、臂内后廉痛。

少府：清心泄热，行气活血。主治心悸、胸痛、小便不利、遗尿、阴痒、阴痛、手小指拘急、掌中热、善惊。

神门：宁心安神，清心调气。主治心痛、心烦、健忘失眠、惊悸怔忡、痴呆、癫狂、痫证、目黄胁痛、掌中热、呕血、头痛、眩晕、失音。

灵道：理气，宁心安神。主治心痛、心悸怔忡、暴喑、舌强不语、头晕目眩、肘臂挛痛。

少海：宁心安神，舒筋活络。主治心痛、臂麻酸痛、手颤、健忘、暴喑、肘臂伸屈不利、瘰疬、腋胁痛。

少泽：清热利窍，利咽通乳。主治头痛、目翳、咽喉肿痛、乳痈、乳汁少、昏迷、热病、耳鸣、耳聋、肩臂外后侧疼痛。

前谷：疏肝清心，明目聪耳。主治热病汗不出、疟疾、癫狂、痫证、耳鸣、头痛、目痛、咽喉肿痛、乳少。

后溪：清热解郁，清热截疟，散风舒筋。主治头项强痛、耳聋、热病、疟疾、癫狂、痫证、盗汗、目眩、目赤、咽喉肿痛。

阳谷：清心宁神，明目聪耳。主治头痛、目眩、耳鸣、耳聋、热病、癫狂痫、腕痛。

小海：清热祛风，疏肝安神。主治肘臂疼痛、癫痫、耳鸣、耳聋。

关冲：清心开窍，泄热解表。主治头痛、目赤、耳聋、喉痹、热病、昏厥。

液门：清头聪耳，和解表里。主治头痛、目赤、耳聋、耳鸣、喉痹、疟疾、手臂痛。

中渚：疏泄三焦，清利头目。主治热病、头痛、耳鸣、耳聋、咽痹等。

支沟：聪耳利胁，降逆润肠。主治耳鸣、耳聋、暴喑、瘰疬、胁肋痛、便秘、热病。

天井：聪耳宁神，理气消痰。主治偏头痛、耳聋、瘰疬、胸胁痛、癫痫。

合谷：疏风清热，通经泻火，镇痛安神。主治发热、头痛、耳聋、目赤、鼻出血、牙痛、口眼㖞斜等。

外关：顺气通经，疏风清热。主治热病、头痛、耳鸣、耳聋、目肿、颊痛等。

第五节　下肢部常用穴位

厉兑：清化湿热，调胃安神，苏厥醒神。主治面肿、齿痛、口㖞、鼻衄、胸腹胀满、热病、多梦、癫狂。

内庭：清泻胃火，和中止痛。主治牙痛、咽喉肿痛、口㖞、鼻出血、热病等。

陷谷：调和肠胃，健脾利水。主治面目浮肿、肠鸣腹泻、足背肿痛、热病、目赤肿痛。

解溪：清胃降逆，镇惊宁神。主治头痛、眩晕、癫狂腹胀、便秘、下肢痿痹、目赤、胃热、谵语。

足三里：和胃健脾，通腑化痰，升降气机。主治胃痛、呕吐、腹胀、肠鸣、消化不良、下肢痿痹、泄泻、痢疾、便秘、疳疾、癫狂、中风、脚气、水肿、下肢不遂、心悸、气短、虚劳羸瘦。

隐白：健脾宁神，调经统血。主治腹胀、便血、尿血、崩漏、月经过多、癫狂、多梦、惊风、昏厥、胸痛。

大都：健脾利湿，和胃宁神。主治腹胀、胃痛、消化不良、泄泻、便秘、热病无汗、体重肢肿、心痛、心烦。

太白：健脾化湿，理气和胃。主治胃痛、腹胀、腹痛、肠鸣、呕吐、泄泻、痢疾、便秘、痔疾、脚气、体重节痛。

商丘：健脾化湿，肃降肺气。主治腹胀、肠鸣、泄泻、便秘、食不化、黄疸、怠惰嗜卧、癫狂、小儿癫痫、咳嗽、足踝痛、痔疾。

阴陵泉：健脾渗湿，益肾固精。主治腹胀、水肿、小便不利或失禁、阴茎痛、妇人阴痛、遗精、膝痛、黄疸。

至阴：通窍活络，舒筋转胎。主治头痛、鼻塞、鼻衄、胞衣不下、胎位不正、难产。

足通谷：祛风清热，宁神通络。主治头痛、项强、目眩、鼻衄、癫狂。

束骨：祛风清热，宁心通络。主治头痛、项强、目眩癫狂、腰背痛、下肢后侧痛。

昆仑：清热镇痉，通络催产。主治头痛、项强、目眩、鼻衄、疟疾、肩背拘急、腰痛、脚跟痛、小儿痫证、难产。

委中：理血泄热，舒筋活络。主治腰痛、下肢痹痛、中风昏迷、半身不遂、腹痛、呕吐、腹泻、小便不利、遗尿、丹毒。

足窍阴：平肝息风，聪耳明目。主治头痛、目赤肿痛、耳聋、咽喉肿痛、热病、失眠、胁痛、咳逆、月经不调。

侠溪：平肝息风，疏肝宁心。主治头痛、目眩、耳鸣、耳聋、目赤肿痛、热病、胁肋疼痛、乳痈等。

足临泣：平肝息风，化痰消肿。主治目赤肿痛、胁肋疼痛、月经不调、遗溺、乳痈、瘰疬、疟疾、足跗疼痛。

阳辅：祛风清热，疏通经络。主治偏头痛、目外眦痛、咽喉肿痛、瘰疬、胸胁胀痛、脚气、下肢痿痹、半身不遂等。

阳陵泉：疏肝利胆，舒筋活络。主治胁痛、口苦、呕吐、半身不遂、下肢痿痹、脚气、黄疸、小儿惊风。

涌泉：益肾调便，平肝息风。主治头痛、头晕、小便不利、便秘、小儿惊风、足心热、癫证、昏厥。

然谷：益肾固泄，导赤清心。主治月经不调、带下、遗精、小便不利、泄泻、胸胁胀痛、咳血、小儿脐风、口噤不开、黄疸、下肢痿痹、足跗痛。

太溪：清热滋肾，生津降火。主治头痛、耳聋、耳鸣、目眩、咽喉肿痛、牙痛等。

复溜：补肾益阴，通调水道。主治泄泻、肠鸣、水肿、腹胀、腿肿、足痿、盗汗、身热无汗、腰脊强痛。

阴谷：益肾兴阳，调理月经。主治阳痿、疝气、月经不调、崩漏、小便难、阴中痛、癫狂、膝股内侧痛。

大敦：调理肝气，镇痉宁神。主治疝气、遗尿、月经不调、经闭、崩漏、阴挺、癫痫等。

行间：平肝息风，宁心安神。主治头痛、目眩、目赤肿痛、青盲、口㖞、胁痛、疝气、小便不利、崩漏、癫痫、月经不调、痛经、带下、中风。

太冲：平肝息风，健脾化湿。主治头痛、眩晕、目赤肿痛、口㖞、胁痛、遗尿、疝气、崩漏、月经不调、癫痫、呃逆、小儿惊风、下肢痿痹。

中封：疏肝健脾，理气消疝。主治疝气、遗精、小便不利、腹痛、内踝肿痛等。

曲泉：疏肝解郁，通调前阴。主治腹痛、小便不利、遗精、阴痒、膝痛、月经不调、痛经、带下。

三阴交：健脾化湿，肃降肺气。主治肠鸣、泄泻、腹胀、食不化、月经不调、崩漏、赤白带下、恶露不尽、遗精、阳痿、疝气、水肿、小便不利、遗尿、足痿痹痛、脚气、湿疹、不孕。

照海：清热宁神，滋阴通便。主治咽干、咽痛、目干、目赤等。

承山：舒筋活络，理气消痔。主治腰背痛、小腿转筋、痔疾、便秘、腹痛、疝气。

第六章 头面躯体痛症的临床运用

第一节 头 痛

【疾病概述】

头痛是临床常见的症状，通常将局限于头颅上半部，包括眉弓、耳轮上缘和枕外隆突连线以上部位的疼痛统称头痛。发病人群常见于青年、中年和老年人。头痛病因繁多，西医学的神经痛、颅内感染、颅内占位病变、脑血管疾病、颅外头面部疾病，以及全身性疾病，如急性感染、中毒等引起的头痛，可参考本病辨证施治。

【辨证要点】

1. 外感头痛

主症：发病较急，头痛连及项背，痛无休止，外感表证明显。

兼症：恶风畏寒，口不渴，苔薄白，脉浮紧，为风寒头痛；头痛而胀，发热，口渴欲饮，小便黄，苔黄，脉浮数，为风热头痛。

2. 内伤头痛

主症：发病较缓，多伴头晕，痛势绵绵，时止时休，遇劳或情志刺激而发作、加重。

兼症：头胀痛，目眩，心烦易怒，面赤口苦，舌红，苔黄，脉弦数，为肝阳上亢证；头痛昏蒙，脘腹痞满，呕吐痰涎，苔白腻，脉滑，为痰浊上扰证；头部空痛兼头晕，神疲无力，面色不华，劳则加重，舌淡，脉细弱，为气血亏虚证；头痛迁延日久，或头部有外伤史，痛处固定不移，痛如锥刺，舌暗，脉细涩，为瘀阻脑络证。

【辨证选穴】

1. 外感头痛

（1）风寒头痛

疏风散寒，疏利清窍。主穴可选用列缺、合谷、三阳络；应穴可选用风池、风府、头维。

（2）风热头痛

疏风散热，疏利清窍。主穴可选用列缺、合谷、曲池；应穴可选用风池、通天、百会。

2. 内伤头痛

（1）肝阳上亢证

平肝息风，疏利清窍。主穴可选用行间、太冲、列缺；应穴可选用悬颅、颔厌、百会。

（2）痰浊上扰证

化痰降浊，疏利清窍。主穴可选用丰隆、合谷、列缺；应穴可选用中脘、印堂、百会。

（3）气血亏虚证

益气养血，疏利清窍。主穴可选用足三里、血海、列缺；应穴可选用风池、上星、百会。

（4）瘀阻脑络证

活血化瘀，疏利清窍。主穴可选用合谷、血海、列缺；应穴可选用阿是穴、风池、百会。

【操作步骤】

采取转移兴奋灶运动针法，每次主穴、应穴各选 1～2 穴。实证，先针刺主穴，强刺激，泻法；再针刺应穴，较弱刺激，平补平泻法。留针 20 分钟，主穴中途行针 2 次。隔日 1 次。虚证，先针刺主穴，较强刺激，平补平泻法；再针刺应穴，弱刺激，补法。留针 20 分钟，主穴中途行针 1 次。留针期间，嘱咐患者做咀嚼运动。隔日 1 次。

【注意事项】

1. 针灸治疗头痛疗效很好，对于多次治疗无效或逐渐加重者，要查明原因，尤其要排除颅内占位性病变。

2. 头痛患者治疗期间，应禁烟酒，适当参加体育锻炼，避免过劳和精神刺激，注意休息。

【临床医案】

王某，男，43 岁，农民。2020 年 9 月初诊。

主诉：头部疼痛不适 2 天余。

现病史：患者自述 2 天前淋雨后出现头痛，后枕部疼痛明显且连及项背，痛无休止。恶风畏寒，口不渴，精神欠佳，纳寐一般，二便正常。舌质淡，苔薄白，脉浮紧。

专科检查：头颅 CT 未见明显异常。风池（双侧）、天柱处压痛。

诊断：太阳头痛，证属风寒头痛。

治法：祛风散寒，通络止痛。

治疗：先针刺主穴，后溪、列缺，强刺激，泻法；再针刺应穴，风池、天柱，较弱刺激，平补平泻法。留针 20 分钟，主穴中途行针 2 次，并且嘱咐患者做咀嚼运动，即刻疼痛缓解一些。隔日 1 次。

医嘱：避风寒，避免过劳和精神刺激，注意休息。

疗效：治疗 3 天后，患者自诉头痛明显缓解，无恶风畏寒，同前法继续治疗。治疗第 7 天，患者自诉头痛不适感消失，纳寐可，精神佳，无其他任何不适。嘱继续治疗 5 天巩固疗效。随访 1 个月未发作。

第二节　面　痛

【疾病概述】

面痛是以眼、面颊部出现放射性、烧灼样抽掣疼痛为主症的病证，又称面风痛、面颊痛。西医学的三叉神经痛可参考本病辨证施治。三叉神经分眼支（第 1 支）、上颌支（第 2 支）和下颌支（第 3 支），第 2、第 3 支同时发病者多见。该病多发生于中老年人，女性略多于男性，右侧多于左侧，发病率可随年龄而增高。

【辨证要点】

风邪袭面，筋脉不畅。

主症：面部疼痛突然发作，呈闪电样、刀割样、针刺样、电灼样剧烈疼痛，痛时面部肌肉抽搐，苔薄，脉浮或弦紧。

兼症：可伴有面部潮红、流泪、流涎、流涕等，常因说话、吞咽、刷牙、洗脸、冷刺激、情绪变化等诱发，持续数秒到数分钟。发作次数不定，间歇期无症状。

【辨证选穴】

疏风散邪，通络止痛。主穴可选用合谷、内庭、陷谷、太冲；应穴可选用阳白、四白、颧髎、迎香、下关、地仓、翳风。

【操作步骤】

采取上补下泻转移兴奋灶运动针刺法，先选择 1～3 个主穴，强刺激，泻法；再选择 1～3 个应穴，较弱刺激，平补平泻法。留针 20 分钟，主穴中途行针 2 次，并且嘱咐患者做咀嚼运动。隔日 1 次。

【注意事项】

1. 面痛是一种顽固难治病证，针刺治疗有一定的止痛效果。针刺对原发性三叉神经痛有很好的治疗作用，对继发性三叉神经痛要查明原因，针对病因治疗。

2. 治疗期间，忌食生冷、辛辣、刺激性食物，避免情绪过激、精神紧张。

3. 发作期，局部痛甚者，可用火针速刺。

【临床医案】

宋某，女，50 岁，农民。2020 年 6 月 17 日初诊。

主诉：左侧眼眶、鼻部、枕部阵发性偏头痛 8 年余。

现病史：患者 8 年前开始出现左侧眼眶、鼻部至枕部偏头痛，呈阵发性，疼痛剧烈时，难以忍受，说话、吞咽、刷牙、洗脸、情绪变化等均可诱发。自诉服用卡马西平后可缓解，未曾系统检查治疗。近来患者感疼痛加重，痛时面部肌肉抽搐，伴面部潮红、流泪，纳呆，睡眠差。舌质偏暗，苔薄白，脉弦涩。

专科检查：眼、耳、鼻部多处压痛点。头颅 CT 未见明显异常。

诊断：面痛（三叉神经痛），证属瘀血阻络。

治法：祛瘀通络止痛。

治疗：先针刺主穴，合谷、内庭，强刺激，泻法；再针刺应穴，四白、下关、地仓，较弱刺激，平补平泻法。留针 20 分钟，主穴中途行针 2 次，并且嘱咐患者做咀嚼运动，隔日 1 次。

医嘱：忌食生冷、辛辣、刺激性食物，避免情绪过激、精神紧张。

疗效：治疗即刻疼痛得到舒缓。治疗 3 天后，患者自诉面痛明显缓解。检查：眼、耳、鼻部处压痛点消失。同前法继续治疗。治疗第 7 天，患者面痛基本治愈，无其他任何不适。嘱继续治疗 10 天巩固疗效。随访 1 个月未发作。

第三节　落　枕

【疾病概述】

落枕是以颈项突然发生疼痛、活动受限为主症的病证，又称失枕、失颈。其发生常与睡眠姿势不正、枕头高低不适、颈部负重过度、寒邪侵袭等因素有关。西医学认为本病是各种原因导致的颈部肌肉痉挛。大多表现为单侧，男性略多于女性。

【辨证要点】

风邪侵袭，筋脉不畅。

主症：颈部疼痛及活动受限，轻者为针刺痛，重者如刀割样或撕裂样疼痛。疼痛主要在颈部，也可放射至头部、背部和上肢部。任何活动均可加重疼痛，以致转头时两肩亦随之转动。皮肤无任何损伤。检查可在斜方肌等受损肌肉处有明显压痛，范围广泛，有时压痛部位可有多个，局部轻度肿胀，患者的头常偏于一侧，苔白，脉浮或弦紧。

兼症：可伴有头痛、怕冷等症状。

【辨证选穴】

疏风散邪，通络止痛。主穴选用列缺、外劳宫、后溪、外关、绝骨；应穴可选用天柱、风池、风府、颈夹脊穴、阿是穴。

【操作步骤】

采取转移兴奋灶运动针法，每次主穴、应穴各选 1～2 穴。先针刺主穴，强刺激，泻法，持续捻转行针，同时嘱患者慢慢活动颈项；再针刺应穴，较弱刺激，平补平泻法。留针 20 分钟，主穴中途行针 2 次。隔日 1 次。寒证，主穴可针上加灸；病灶周围应穴可配合悬灸或不针只灸，或病灶局部加热敏灸（在疼痛部位探查热敏腧穴施以热敏灸）。若由颈项部过度扭转所致，可在痛点处施针后，再施刺络拔罐法。

【注意事项】

1.针灸治疗本病疗效显著，常可立即取效，针后可配合推拿和热敷。

2.睡眠时应注意枕头的高低要适度，避免风寒。反复出现落枕时，应考虑颈椎病。

【临床医案】

严某，男，28 岁，工人。2019 年 9 月 20 日初诊。

主诉：颈项酸痛伴活动受限 2 天。

现病史：患者自诉前日夜卧受风寒，次日起床后即觉颈项酸痛，不能向左侧转动，抬头受限，并牵引患侧肩部疼痛。未进行任何治疗。现患者感颈部酸痛加重，影响夜间睡眠及日常活动，无头晕、头痛，饮食尚可，二便正常。舌质淡，苔薄白，脉浮紧。

专科检查：颈部无红肿，项肌紧张，头向右侧转动受限。在 C$_4$～C$_7$ 两侧可摸到条索及压痛，同侧肩部有明显压痛点。

诊断：落枕，证属风寒袭络，经筋受损。

治法：祛风散寒，通络止痛。

治疗：先针刺主穴，外劳宫、合谷，强刺激，泻法，持续捻转行针，同时嘱患者慢慢活动颈项；再针刺应穴，天柱、风池、颈夹脊穴，平补平泻法。留针 20 分钟，在风池穴和颈夹脊穴施以热敏灸，主穴中途行针 2 次。隔日 1 次。

医嘱：避风寒，注意枕头的高低要适度。

疗效：治疗 3 天后，患者自诉颈部酸痛明显减轻，活动较前灵活，寐尚可，同前法继续治疗。治疗第 7 天，患者自诉颈部酸痛及活动受限消失，寐佳，无其他任何不适。嘱继续治疗 3 天巩固疗效。随访 2 个月未发作。

第四节　漏肩风

【疾病概述】

漏肩风是以肩部持续疼痛及活动受限为主症的病证。由于风寒是本病的重要诱因，故称为漏肩风。本病多发于 50 岁左右的成人，故俗称"五十肩"。本病为软组织退行性、炎症性病变。因患肩局部常畏寒怕冷，尤其后期常出现肩关节的炎症粘连和肌肉萎缩，肩部活动明显受限，故又称"肩凝症""冻结肩"等。其发生与体虚、劳损、风寒侵袭肩部等因素有关。西医学的肩关节周围炎可参考本病辨证施治。

【辨证要点】

风寒湿滞，筋脉痹阻。

主症：肩部疼痛、酸重，呈静止痛，有时可向颈部和整个上肢放射，常因感受风寒、天气变化及劳累而诱发或加重，日轻夜重，肩前、后及外侧均有压痛；主动和被动外展、后伸、上举等功能明显受限。病变早期以肩部疼痛为主，后期以肩关节活动受限为主。病情迁延日久，可出现肩部肌肉萎缩。

手阳明经证：以肩前区疼痛为主，后伸疼痛加剧。

手少阳经证：以肩外侧疼痛为主，外展疼痛加剧。

手太阳经证：以肩后侧疼痛为主，肩内收时疼痛加剧。

手太阴经证：以肩前近腋部疼痛为主且压痛明显。

【辨证选穴】

1. 手阳明经证

祛风散寒，疏利手阳明。主穴选用合谷、手三里；应穴选用臂臑、肩髃、阿是穴。

2. 手少阳经证

祛风散寒，疏利手少阳。主穴选用外关、会宗；应穴选用肩髎、天髎、阿是穴。

3. 手太阳经证

祛风散寒，疏利手太阳。主穴选用前谷、后溪、养老；应穴选用肩贞、臑俞、阿是穴。

4. 手太阴经证

祛风散寒，疏利手太阴。主穴选用列缺、经渠；应穴选用侠白、肩前、阿是穴。

【操作步骤】

采取转移兴奋灶运动针法，每次主穴、应穴各选 1～2 穴。先针刺主穴，强刺激，泻法，行针后鼓励患者运动肩关节，主穴要求有强烈的针感，可加灸法、电针治疗；再针刺应穴，较弱刺激，平补平泻法。留针 20 分钟，主穴中途行针 2 次，并且嘱咐患者做轻微手臂运动。隔日 1 次。

【注意事项】

1.针灸治疗本病有较好的疗效，治疗越早，疗效越好。但必须明确诊断，排除肩关节结核、肿瘤、骨折、脱臼等其他疾病，并与颈椎病、内脏病等引起的牵涉痛相区别。

2.对组织产生粘连、肌肉萎缩者，应结合推拿治疗，以提高疗效。平时应进行适当的肩部功能练习，注意肩部保暖，避免风寒侵袭。

【临床医案】

周某，女，35 岁，文员。2019 年 11 月初诊。

主诉：右肩周疼痛 2 个月。

现病史：患者自诉 2 个月前无明显诱因发生右肩疼痛并逐渐加重，以肩前区疼痛为主，后伸疼痛加剧，活动极度受限，右手不能梳头，不能上举、后旋、外展，稍触碰则剧痛难忍，尤其是夜间剧痛，影响睡眠。舌质暗，苔薄白，脉弦涩。

专科检查：痛苦面容，活动受限，上举 15°，外展 20°，插腰试验不能做，右肱二头肌长头肌附着处压痛非常胆显，喙突下压痛明显，斜方肌有压痛。

诊断：右漏肩风（右肩关节周围炎），证属瘀血阻络，手阳明经证。

治法：活血化瘀，通络止痛。

治疗：先针刺主穴，合谷（右），强刺激，泻法，行针后鼓励患者运动肩关节，主穴要求有强烈的针感；再针刺应穴，肩髃（右）、阿是穴，较弱刺激，平补平泻法。留针20分钟，主穴中途行针2次，并且嘱咐患者做轻微手臂运动，疼痛即刻舒缓。隔日1次。

医嘱：平时应进行适当的肩部功能练习，注意肩部保暖，避免风寒侵袭。

疗效：治疗3天后，患者自诉疼痛明显缓解，活动稍有改善，同前法继续治疗。治疗第10天，患者自诉疼痛基本消失，活动较前灵活，无其他任何不适。嘱继续治疗1个月巩固疗效。随访2个月未发作。

第五节　肘　劳

【疾病概述】

肘劳是以肘部局限性慢性疼痛为主症的病证，属"伤筋""痹证"范畴。本病多因前臂旋转和屈伸肘腕关节用力不当所致，可见于木工、钳工、水电工、矿工及网球运动员等。其发生常与慢性劳损有关，前臂长期反复做拧、拉、旋转等动作时，可使肘部的经筋慢性损伤。西医学的肱骨外上髁炎（网球肘）、肱骨内上髁炎（高尔夫球肘）和尺骨鹰嘴炎（学生肘或矿工肘）等可参考本病辨证施治。

【辨证要点】

主症：肘关节活动时疼痛，有时可向前臂、腕部和上臂放射，局部肿胀不明显，有明显而固定的压痛点，肘关节活动不受限。

手阳明经筋证：肘关节外上方（肱骨外上髁周围）有明显的压痛点。

手少阳经筋证：肘关节外部（尺骨鹰嘴处）有明显的压痛点。

手太阳经筋证：肘关节内下方（肱骨内上髁周围）有明显的压痛点。

【辨证选穴】

祛风散邪，活血通络。

1. 手阳明经筋证

散邪通络，疏利手阳明。主穴选用合谷、下廉、手三里；应穴可选用肘髎、阿是穴。

2. 手少阳经筋证

散邪通络，疏利手少阳。主穴选用阳池、外关；应穴可选用天井、阿是穴。

3. 手太阳经筋证

散邪通络，疏利手太阳。主穴选用后溪、阳谷；应穴可选用小海、阿是穴。

【操作步骤】

采取转移兴奋灶运动针法，每次主穴、应穴各选1～2穴。先针刺主穴，强刺激，平补平泻法；再针刺应穴，采用多向透刺，或做多针齐刺，较弱刺激，补法。留针20分钟，主穴中途行针2次，嘱咐患者做轻微肘部运动。隔日1次。

【注意事项】

1. 针灸治疗本病有较好的疗效，在治疗方法上要重视灸法的配合应用。

2. 治疗期间应避免肘部过度用力，同时注意局部保暖，免受风寒。

【临床医案】

张某，女，55 岁，退休职工。2018 年 5 月初诊。

主诉：右肘部疼痛 3 个月，加重 1 周。

现病史：患者自诉 3 个月前因多次提拿重物致右肘部疼痛，经按摩、外贴止痛膏后，疼痛好转。1 周前在家拖地，突觉右肘部剧痛，不能握物；活动腕关节时疼痛加重，并向前臂放射。拧衣服、提物、写字均明显受限。日常生活受到影响。舌质暗，苔薄白，脉沉涩。

专科检查：右肱骨外上髁周围有明显的压痛点，局部可触及明显的肿胀，有弹响感。右前臂伸肌紧张试验（＋），Mills 征（＋）。

诊断：右肘劳（右肱骨外上髁炎），证属瘀血阻络，手阳明经筋证。

治法：活血化瘀，通络止痛。

治疗：先针刺合谷，强刺激，泻法；再针刺右肘髎、局部阿是穴，多针齐刺，较弱刺激，平补平泻法。留针 20 分钟，主穴中途行针 2 次，并且嘱咐患者做轻微肘部和腕部运动，疼痛即刻舒缓。隔日 1 次。

医嘱：应避免肘部过度用力，同时注意局部保暖，免受风寒。

疗效：治疗 3 天后，患者自诉右肘部疼痛明显缓解，握力尚可，同前法继续治疗。治疗第 7 天，患者自诉右肘部疼痛基本消失，可进行日常活动，无其他任何不适。嘱继续治疗 1 个月巩固疗效。随访 2 个月未发作。

第六节　腰　痛

【疾病概述】

腰痛是以自觉腰部疼痛为主症的病证，又称"腰脊痛"。其发生常与感受外邪、跌仆损伤、年老体衰、劳欲过度等因素有关。西医学的腰肌劳损、棘间韧带损伤、肌肉风湿、腰椎和椎间盘病变，以及女性的盆腔疾患放散到腰部引起的腰痛可参考本病辨证施治。

【辨证要点】

主症：腰部疼痛。

1. 辨经络

督脉证：疼痛位于腰脊中线部，并有明显压痛。

足太阳经证：疼痛位于腰脊两侧，并有明显压痛。

2. 辨证候

寒湿腰痛证：腰部有受寒史，阴雨风冷时加重，腰部冷痛重着、酸麻，或拘挛不可俯仰，或痛连臀腿，舌苔白腻，脉沉。

瘀血腰痛证：腰部有扭挫或陈伤史，劳累、晨起、久坐加重，腰部两侧肌肉触之有僵硬感，痛处固定不移，舌暗，脉细涩。

肾虚腰痛证：起病缓慢，隐隐作痛，或酸多痛少，乏力易倦，脉细。

【辨证选穴】

温散寒湿，煦阳通络。

1. 督脉证

温散寒湿，温通督脉。主穴可选复溜、承山；应穴可选用腰阳关、命门、脊中、阿是穴。

2. 足太阳经证

温散寒湿，温通足太阳经。主穴可选束骨、昆仑、委中；应穴可选用肾俞、大肠俞、阿是穴。

寒湿腰痛加配腰阳关，瘀血阻滞加配膈俞，肾虚腰痛加配太溪。

【操作步骤】

采取转移兴奋灶运动针法，每次主穴、应穴各选 1～2 穴。先针刺主穴，强刺激，泻法。再针刺应穴，较弱刺激，平补平泻法。留针 20 分钟，主穴中途行针 2 次，并且嘱咐患者做轻微弯腰运动。

【注意事项】

1. 针灸的疗效与病因有关，对腰肌劳损及肌肉风湿疗效最好，腰椎关节病疗效较好，而韧带撕裂疗效较差。

2. 由女性盆腔疾患及肾脏疾患引起的腰痛应以治疗原发病为主；因脊柱结核、肿瘤等引起的腰痛，不属针灸治疗范畴。

【临床医案】

1. 周某，女，20 岁，大学生。2021 年 1 月 15 日初诊。

主诉：间断腰痛 3 月余。

现病史：患者 3 个月前无明显诱因出现右侧腰痛，久坐或久站后加重，改变体位可缓解，未诊治。1 个月前，于前倾体位时腰痛加重，弯腰或转身时加重，直立位略缓解。腰部重着感，遇阴雨天加重，热敷后可缓解。舌质淡，苔白腻，脉迟缓。

专科检查：腰椎生理曲度存在，无明显侧凸畸形，右侧 $L_3 \sim L_4$、$L_4 \sim L_5$ 椎旁压痛（＋），叩击痛（－），椎旁肌肉紧张，右直腿抬高试验（－），四肢肌肉无萎缩，肌张力正常。生理反射存在，病理反射未引出。

诊断：腰痛，证属寒湿腰痛。

治法：散寒行湿，温经通络。

治疗：先针刺主穴、委中、承山，强刺激，泻法，持续捻转行针，同时嘱患者慢慢活动腰部；再针刺应穴，腰阳关、肾俞、阿是穴，较弱刺激，加艾炷行温针灸，平补平泻法。留针 20 分钟，主穴中途行针 2 次。隔日 1 次。

医嘱：避免腰部剧烈运动，注意防寒保暖，忌食生冷辛辣刺激性食物。

疗效：治疗 3 天后，患者自诉腰部疼痛明显缓解，转动身体时较前灵活，同前法继续治疗。治疗第 10 天，患者自诉腰痛基本消失，检查：右侧 $L_3 \sim L_4$、$L_4 \sim L_5$ 椎旁压痛（－），叩击痛（－），椎旁肌肉紧张感消失，可进行日常活动，无其他任何不适。嘱继续治疗 1 个月巩固疗效。随访 2 个月未发作。

2. 俞某，男，50 岁，环卫工人。2020 年 11 月初诊。

主诉：腰骶部疼痛不适 10 年余，加重 2 周。

现病史：患者自诉 10 年前车祸撞伤腰部（无椎体骨折）后遗留腰骶部疼痛，弯腰活动受限，膏药贴敷后稍缓解，腰痛反复发作。近 2 周，患者感腰痛加重，夜间疼痛尤甚，翻身时疼痛加重，无肢体麻木乏力，活动不利。舌质暗，苔薄白，脉涩。

专科检查：腰椎生理曲度变直，无明显侧凸畸形，双侧 $L_4 \sim L_5$、$L_5 \sim S_1$ 椎旁压痛（＋），叩击痛（－），椎旁肌肉紧张，直腿抬高试验（＋），加强试验（－），四肢肌肉无萎缩，肌张力正常。生理反射存在，病理反射未引出。

诊断：腰痛，证属瘀血腰痛。

治法：活血化瘀，理气止痛。

治疗：先针刺主穴，承山、膈俞，强刺激，泻法，委中穴刺络放血加拔罐；在委中刺络放血拔罐后，再针刺应穴，肾俞、大肠俞、阿是穴，较弱刺激，平补平泻法。留针20分钟，主穴中途行针2次，并且嘱咐患者做轻微弯腰运动，疼痛即刻舒缓。隔日1次。

医嘱：避免腰部剧烈运动，注意防寒保暖，忌食生冷、辛辣、刺激性食物。

疗效：治疗5天后，患者自诉腰部疼痛明显缓解，弯腰、翻身较前灵活，同前法继续治疗。治疗第10天，患者自诉腰骶部疼痛明显缓解。检查：双侧 $L_4 \sim L_5$、$L_5 \sim S_1$ 椎旁压痛（－），叩击痛（－），椎旁肌肉紧张感消失，直腿抬高试验（－），加强试验（－），无其他任何不适。嘱继续治疗1个月巩固疗效。随访2个月未发作。

3.刘某，女，75岁，退休干部。2020年12月初诊。

主诉：腰痛伴下肢乏力15年余。

现病史：患者自诉15年前无明显诱因出现腰部疼痛不适，腿膝无力，遇劳则发，休息后可缓解，常反复发作。近来患者感症状加重，且面色稍显苍白，手足不温，少气乏力。舌质淡，苔薄白，脉沉细。专科检查：腰椎生理曲度变直，无明显畸形，腰椎向右侧突出，腰椎有退行性病变，腰椎间隙变窄，直腿抬高试验（＋），加强试验（－），四肢肌肉无萎缩，双下肢肌力5⁻，肌张力正常，生理反射存在，病理反射未引出。头颅CT未见明显异常。

诊断：腰痛，证属肾虚腰痛。

治法：温补肾阳。

治疗：先针刺主穴，太溪、委中，强刺激，泻法；再针刺应穴，肾俞、大肠俞、阿是穴，较弱刺激，平补平泻法，局部采用热敏灸。留针20分钟，主穴中途行针2次，并且嘱咐患者做轻微弯腰运动，疼痛即刻舒缓。隔日1次。

医嘱：避免腰部剧烈运动，注意防寒保暖，忌食生冷、辛辣、刺激性食物。

疗效：治疗5天后，患者自诉腰骶部疼痛明显缓解，下肢乏力感减轻，同前法继续治疗。治疗第10天，患者自诉腰骶部疼痛基本消失。检查：直腿抬高试验（－），加强试验（－），四肢肌肉无萎缩，双下肢肌力正常，肌张力正常，无其他任何不适。嘱继续治疗1个月，巩固疗效。随访2个月未发作。

第七节　蛇串疮

【疾病概述】

蛇串疮是多以身体一侧皮肤出现成簇的红斑、水疱伴火烧、刀割样疼痛为主要临床表现的疾病，又称"腰缠火丹"。其发生常与情志内伤、饮食不洁、感染邪毒、年老体衰等因素有关。西医学的带状疱疹可参考本病辨证施治。带状疱疹在疹前、疹中、疹后都会伴随一系列的不同程度的神经性疼痛；带状疱疹患者皮疹缓解或消失后，仍持续超过 3 个月的神经性疼痛，称为带状疱疹后遗神经痛。

【辨证要点】

肝胆郁火，湿毒侵肤。

主症：疱疹带消退处剧烈疼痛。

1. 辨经络

少阳经证：疼痛一般多位于身体一侧头面部或胸胁部皮肤，伴明显自觉性剧烈疼痛。

2. 辨证候

疱疹减轻或消退后局部疼痛不止，可放射到附近部位，痛不可忍，坐卧不安，重者可持续数月或更长时间。舌暗、苔白，脉弦细。

足少阳经胸段：主要为肋间神经受累，表现为单侧胸胁部剧烈刺痛、灼痛等，可放射到肩部。

足少阳经头面段：以头面部三叉神经单经受累多见，表现为头面部皮肤剧烈刺痛、刀割样痛等，夜间自觉痛甚。

足少阳经腰段：以侧腰部剧烈疼痛为主，可放射至下肢。

【辨证选穴】

散风清火，祛湿解毒。

1. 足少阳经胸段

主穴选用太冲、合谷，应穴选用日月、阿是穴。

2. 足少阳经头面段

主穴选用太冲、支沟，应穴选用头维、阿是穴。

3. 足少阳经腰段

主穴选用支沟、三阴交，应穴选用带脉、阿是穴。

【操作步骤】

采取转移兴奋灶运动针法，每次主穴、应穴各选1～2穴。先针刺主穴，强刺激，泻法。再针刺应穴，较弱刺激，平补平泻法。留针20分钟，主穴中途行针2～3次，并且嘱咐患者做相应患部的运动（胸腰部病症做深呼吸，头面病症做咀嚼或眨眼）。每日1次。痛甚者局部可刺络放血拔罐，头面部可皮肤针叩刺，每周2～3次。

【注意事项】

1.此病疼痛剧烈，应予以患者积极心理暗示，防止因患者情志郁结进一步加重病情。

2.治疗期间忌食肥甘厚腻之品，保持患处局部干燥、清洁。

【临床医案】

周某，男，37岁，商人。2022年1月5日初诊。

主诉：左侧胸部片状黑褐色斑片伴疼痛3月余。

现病史：患者3个月前于当地医院确诊为带状疱疹，经治疗后疱疹消退，局部遗留黑褐色色素沉着斑并伴有阵发性剧烈刺痛，偶尔放射至肩部，夜间尤甚，入睡困难。于当地医院拍胸部X线片、心电图均显示无明显异常。舌质暗，苔少，脉弦涩。VAS（视觉模拟评分法）评分7分。

诊断：蛇串疮（后遗症期），证属气滞血瘀证。

治法：行气活血，化瘀止痛。

治疗：先针刺主穴太冲，强刺激，泻法；再针刺应穴日月、阿是穴，较弱刺激，平补平泻法。留针20分钟，主穴中途行针3次，并且嘱咐患者做深呼吸运动，疼痛即刻舒缓。每日1次。痛甚局部刺络放血，每周2次。

医嘱：尽量保持心情舒畅，注意防寒保暖，忌用热水烫洗患处，穿衣宽松柔软，减少摩擦。

疗效：治疗 3 天后，患者自诉侧胸部刺痛感缓解，VAS 评分 4 分，夜间睡眠改善。治疗第 7 天，患者自诉侧胸部疼痛较前缓解，VAS 评分 3 分，放射痛基本消失；治疗 14 天后，患者自诉侧胸部疼痛基本缓解，VAS 评分 1 分。嘱继续治疗 2 周以巩固疗效，平日注意加强锻炼。随访 2 个月，疼痛偶有发作 VAS 评分一般 1 ～ 2 分，日常生活基本不受影响。

第八节　膝　痹

【疾病概述】

膝痹是指膝关节发生酸痛、麻木、重着、屈伸不利、关节肿胀等为主要临床表现的病证，属中医"痹证"范畴。其发生常与禀赋不足、劳累过度、邪气侵袭、年老体虚等因素有关。《张氏医通》曰："膝为筋之府，膝痛无有不因肝肾虚者，虚则风寒湿气袭之。"表明膝痹多以脏腑功能虚损为本，风寒湿邪久犯为标。西医学的膝骨关节炎、类风湿关节炎可参考本病辨证施治。

【辨证要点】

主症：单（双）侧膝关节酸痛、麻木、重着、屈伸不利、关节肿胀。

1. 肝肾亏虚证

膝关节隐隐作痛，腰膝酸软无力，酸困疼痛，遇劳更甚。舌质红，少苔，脉沉细无力。

2. 风寒湿痹证

肢体关节酸楚疼痛，痛处固定，有如刀割或有明显重着感或患处表现肿胀感，关节活动欠灵活，畏风寒，得热则舒。舌质淡，苔白腻，脉紧或濡。

3. 风湿热痹证

起病较急，病变关节红肿、灼热、疼痛，甚至痛不可触，得冷则舒为特征；可伴有全身发热，或皮肤红斑、硬结。舌质红，苔黄，脉滑数。

4. 瘀血闭阻证

肢体关节刺痛，痛处固定，局部有僵硬感，或麻木不仁。舌质紫暗，苔白而干涩。

【辨证选穴】

散风祛湿，通络止痛。

1. 肝肾亏虚证

补益肝肾，祛湿通络。主穴选用然谷、复溜；应穴可选用膝阳关、阳陵泉、阿是穴。

2. 风寒湿痹证

散风祛湿，温经通络。主穴选用行间、太冲；应穴可选用阳陵泉、阴陵泉、阿是穴。

3. 风湿热痹证

散风祛湿，清热通络。主穴选用侠溪、行间；应穴可选用阳陵泉、鹤顶、阿是穴。

4. 瘀血闭阻证

散风祛湿，活血通络。主穴选用太冲、三阴交；应穴可选用梁丘、血海、阿是穴。

【操作步骤】

采取转移兴奋灶运动针法，采取上补下泻转移兴奋灶运动针刺法，每次主穴、应穴各选 1～2 穴。实证，先针刺主穴，强刺激，泻法；再针刺应穴，较弱刺激，平补平泻法。留针 20 分钟，主穴中途行针 3 次，每次行针 10 秒钟，并且嘱咐患者做轻微膝部屈伸运动。虚证，先针刺主穴，较强刺激，平补平泻法；再针刺应穴，弱刺激，补法。留针 20 分钟，主穴中途行针 1 次，并且嘱咐患者做轻微膝部屈伸运动。隔日 1 次。寒证、虚证，主穴可针上加灸，应穴可配合悬灸，或病灶局部加热敏灸（在疼痛部位探查热敏腧穴施以热敏灸）。

【注意事项】

1. 此病注意标本缓急，缓则治本，急则治标，分经论治，治病求本。

2. 治疗期间忌过早、过量锻炼，以卧床训练为主。

【临床医案】

陈某，男，67 岁，退休教师。2021 年 9 月 5 日初诊。

主诉：双膝关节活动不利 3 年，加重 3 天。

现病史：患者 3 年前无明显诱因情况下出现双膝关节久行久立后疼痛，休息时缓解。影像学检查表现为双膝关节退行性病变，无其他不适。患者 3 天前阴雨天外出后感双膝关节疼痛加剧，胀痛为主，伴双膝关节发热、肿胀，舌质红，苔腻，脉滑数。VAS 评分 6 分。

诊断：膝痹，证属风湿热痹证。

治法：清热化湿，行气活血止痛。

治疗：先针刺主穴侠溪、行间，强刺激，泻法；再针刺应穴阴陵泉、鹤顶、阿是穴，较弱刺激，平补平泻法，配合艾灸内外膝眼。留针 20 分钟，主穴中途行针 3 次，并且嘱咐患者做腿部轻缓屈伸运动，疼痛即刻舒缓。隔日 1 次，5 次 1 个疗程。

医嘱：注意防寒保暖，减少行走时间。

疗效：治疗 3 天后，患者自诉双膝关节胀痛感缓解，双膝关节无发热，肿胀较前缓解。VAS 评分 3 分。1 个疗程后患者自诉双膝关节疼痛基本消失，但仍有肿胀，VAS 评分 2 分。治疗 3 个疗程后，患者双膝关节疼痛消失，肿胀消失。嘱继续治疗 2 周以巩固疗效，可适当行走锻炼。随访 2 个月，双膝关节久行后偶有不适，日常生活基本不受影响。

第七章　内科疾病的临床运用

第一节　眩　晕

【疾病概述】

眩晕是以自觉头晕眼花或视物旋转动摇为主症的病证，轻者发作短暂，平卧或闭目片刻即安；重者如乘舟车，旋转起伏不定，以致难于站立，或伴恶心、呕吐、自汗，甚至昏倒。其发生常与忧郁恼怒、饮食不节、肾精不足、气血虚弱等因素有关。西医学的耳源性眩晕及脑血管疾病、高血压、贫血、颈椎病等引起的眩晕可参考本病辨证施治。

【辨证要点】

主症：头晕目眩，泛泛欲吐，甚则昏眩欲仆。

兼症：急躁易怒，头目胀痛，耳鸣，口苦，舌红，苔黄，脉弦，为肝阳上亢证；头蒙如裹，胸闷呕恶，神疲困倦，舌胖，苔白腻，脉濡滑，为痰湿中阻证；耳鸣，腰膝酸软，遗精，舌淡，脉沉细，为肾精亏虚证；神疲乏力，心悸少寐，腹胀纳呆，面色淡白或萎黄，舌淡，苔薄白，脉细，为气血不足证。

【辨证选穴】

1. 肝阳上亢证

平肝潜阳。主穴选用行间、内关、太冲；应穴可选用额厌、百会、风池。

2. 痰湿中阻证

和胃化痰。主穴选用丰隆、阴陵泉；应穴可选用中脘。

3. 肾精亏虚证

补益肾精。主穴可选用太溪、三阴交；应穴可选用肾俞、百会。

4. 气血不足证

培补气血。主穴可选用足三里、三阴交；应穴可选用气海、脾俞、胃俞穴。

【操作步骤】

采取上补下泻转移兴奋灶针刺灸疗法，每次主穴、应穴各选1～2穴。先针刺主穴，强刺激，泻法；再针刺应穴，较强刺激，平补平泻法，肝俞、肾俞、足三里等穴用补法。留针20分钟，主穴中途行针2次。隔日1次。

【注意事项】

1.针灸治疗眩晕具有较好的临床疗效，应查明原因，明确诊断，注意原发病的治疗。

2.眩晕发作时，嘱患者闭目或平卧，保持安静，如伴呕吐应防止呕吐物误入气管。

3.痰湿较重者，应以清淡食物为主，少食肥腻之品。

【临床医案】

1.李某，男，34岁。2018年11月4日初诊。

主诉：头晕目眩10年余，加重1周。

现病史：患者10年前诊断出高血压，且常因烦劳郁怒而头晕。近1周因情志不遂出现头晕目眩，耳鸣，头目胀痛，口苦，失眠多梦，甚则仆倒，颜面潮红，急躁易怒。舌红，苔黄，脉弦数。

专科检查：血压 168/92mmHg；头颅 CT 未见明显异常。

诊断：眩晕（高血压Ⅱ级），证属肝阳上亢。

治法：平肝潜阳，清火息风。

治疗：先针刺主穴，行间、内关、太冲，强刺激，泻法；再针刺应穴，百会、风池穴，较强刺激，平补平泻法。留针 20 分钟，主穴中途行针 2 次。隔日 1 次，5 次 1 个疗程。

医嘱：避免情绪激动，低盐低脂饮食。

疗效：治疗 5 天后，患者自诉头晕目眩明显缓解，无耳鸣，头目稍感胀痛，同前法继续治疗。治疗第 10 天，患者自诉头晕目眩基本消失，无口苦，无头目胀痛，无其他任何不适，情绪稳定。嘱继续治疗 1 个月，巩固疗效。随访 2 个月未发作。

2. 鹿某，男，42 岁，农民。2019 年 5 月 9 日初诊。

主诉：眩晕伴耳鸣反复发作 3 年余，加重 2 日。

现病史：患者自诉 3 年前无明显诱因出现眩晕，伴耳鸣，听力无明显下降。患者未重视，未进行任何治疗，眩晕伴耳鸣反复发作。2 日前患者突发头晕，耳鸣加重，听力下降，自觉天旋地转，不能站立，目不能睁，胸闷恶心，神疲乏力，食少便溏，无恶寒发热，口不干。舌体偏胖，苔白腻，脉滑。

专科检查：双耳鼓膜标志清楚，无内陷；电测听图示双耳呈轻度感音神经性聋曲线；头颅 CT 检查未见异常。

诊断：眩晕（梅尼埃病），证属痰湿中阻。

治法：疏肝化痰，止晕定眩。

治疗：先针刺主穴，丰隆、阴陵泉，强刺激，泻法；再针刺应穴，中脘，较弱刺激，平补平泻法。留针 20 分钟，主穴中途行针 2 次。隔日 1 次，5 次 1 个疗程。

医嘱：忌郁怒，调情志，禁辛辣食物、烟酒及发物。

疗效：治疗 5 天后，患者自诉头晕伴耳鸣明显缓解，胸闷、恶心大减，大便正常，同前法继续治疗。治疗第 10 天，患者基本治愈，神清气爽，无其他任何不适。嘱继续治疗 1 个月巩固疗效。随访 2 个月未发作。

3. 宋某，男，20 岁，学生。2020 年 12 月 2 日初诊。

主诉：头晕伴耳鸣 1 周。

现病史：患者 1 周前因熬夜打游戏突发头晕，伴耳鸣，无明显听力下降，腰膝酸软，遗精，寐差，纳呆，形体偏瘦。舌淡白，苔薄白，脉沉细。

专科检查：头颅 CT 未见明显异常；双耳未见明显异常；血压 120/88mmHg。

诊断：眩晕，证属肾精亏虚。

治法：补肾填精。

治疗：先针刺主穴，悬钟、三阴交、足三里，强刺激，补法；再针刺应穴，肾俞、志室，较弱刺激，平补平泻法。留针 20 分钟，主穴中途行针 2 次。隔日 1 次。5 次 1 个疗程。

医嘱：慎起居，禁辛辣食物、烟酒及发物。

疗效：治疗 3 天后，患者自诉头晕、耳鸣明显缓解，腰膝不适缓解，同前法继续治疗。治疗第 10 天，患者基本治愈，无其他任何不适。嘱继续治疗 1 个月巩固疗效。随访 2 个月未发作。

4. 刘某，男，35 岁，农民。2019 年 5 月 16 日初诊。

主诉：头晕伴心悸失眠 1 月余。

现病史：患者自诉患内痔 10 余年，近年来每便时痔疮坠出，需用力推按始得收回，经摩擦痔常破裂而引致鲜血滴沥，痛苦难忍，诊为三期内痔继发贫血，施行手术，痔已脱落。近1个月，患者感头目眩晕，心悸，失眠，气短，自汗，乏力，食少，便秘，唇色淡，面黄肿。舌淡白，苔白滑，脉沉细。

专科检查：头颅CT未见明显异常；血红蛋白浓度31%，红细胞计数 1.94×10^{12}/L。

诊断：眩晕（三期内痔继发贫血），证属气血不足。

治法：补益气血。

治疗：先针刺主穴，足三里，强刺激，补法；再针刺应穴，气海、脾俞、胃俞穴，较弱刺激，补法。留针20分钟，主穴中途行针2次。隔日1次。5次1个疗程。

医嘱：慎起居，禁辛辣食物、烟酒及发物。

疗效：治疗5天后，患者自诉头晕伴心悸、失眠明显缓解，面色渐红润，同前法继续治疗。治疗第10天，患者基本治愈，血红蛋白浓度76%，红细胞计数 3.64×10^{12}/L，无其他任何不适。嘱继续治疗1个月巩固疗效。随访2个月未发作。

第二节　不　寐

【疾病概述】

不寐是以经常不能获得正常睡眠，或入睡困难，或睡眠不深，或睡眠时间不足，严重者甚至彻夜不眠为特征的病证，亦称"失眠""不得卧"。其发生常与饮食不节、情志失常、劳逸失调、病后体虚等因素有关。西医学的神经衰弱、更年期综合征、焦虑性神经症、抑郁性神经症、贫血等多种疾病中，可参考本病辨证施治。

【辨证要点】

主症：入睡困难，或寐而易醒，甚则彻夜不眠。

兼症：情绪不宁，急躁易怒，头晕头痛，胸胁胀满，舌红，脉弦，为肝火扰心证；心悸健忘，纳差倦怠，面色无华，易汗出，舌淡，脉细弱，为心脾两虚证；五心烦热，头晕耳鸣，腰膝酸软，遗精盗汗，舌红，脉细数，为心肾不交证；多梦易惊，心悸胆怯，善惊多恐，多疑善虑，舌淡，脉弦细，为心胆气虚证；脘闷噫气，嗳腐吞酸，心烦口苦，苔厚腻，脉滑数，为脾胃不和证。

【辨证选穴】

1. 肝火扰心证

平肝清心。主穴选用神门、行间、侠溪；应穴可选用百会、风池、安眠。

2. 心脾两虚证

补益气血。主穴选用神门、三阴交、足三里；应穴可选用安眠、心俞、脾俞。

3. 心肾不交证

清宁心肾。主穴选用神门、太溪；应穴可选用安眠、心俞、肾俞。

4. 心胆气虚证

养心益胆。主穴选用神门、足窍阴、照海；应穴可选用安眠、心俞、胆俞。

5. 脾胃不和证

调和脾胃。主穴选用神门、三阴交、足三里；应穴可选用安眠、中脘、脾俞。

【操作步骤】

采取转移兴奋灶针法，每次主穴、应穴各选 1 ~ 2 穴。先针刺主穴，强刺激，泻法；再针刺应穴，较弱刺激，平补平泻。留针 20 分钟，主穴中途行针 2 次。每日 1 次，或隔日 1 次。

【注意事项】

1. 针灸治疗不寐应多种疗法配合应用，以提高疗效。治疗时间以午后或睡前为宜。

2. 其他疾病引起不寐者，应同时治疗原发病。

【临床医案】

1. 刘某，女，27 岁，银行职员。2021 年 6 月 20 日初诊。主诉：失眠伴心情烦躁易怒半年余。

现病史：患者自诉半年前与男友争吵后情志不畅，从而出现失眠，入睡困难，平均每日睡眠 3 ~ 4 小时，严重时彻夜不眠，平时性格较急躁，伴有头晕、头胀痛，口干、口苦，胸胁胀痛，无意识及肢体活动障碍，在当地诊所给予药物治疗（具体名称及用量不详），失眠症状无好转。患者自发病以来，神志清，精神差，纳呆，大小便正常。舌红，苔薄黄，脉弦数。

专科检查：头颅 CT 未见明显异常。

辅助检查：TP（总蛋白）58.90g/L（↓），ALB（白蛋白）41.60g/L，GLO（球蛋白）17.30g/L（↓），ALT（丙氨酸转氨酶）12.50U/L，AST（天冬氨酸转氨酶）10.80U/L（↓），urea（尿素）4.34mmol/L，GLU（血糖）5.08mmol/L。

诊断：不寐（失眠），证属肝火扰心。

治法：疏肝泻火，镇心安神。

治疗：先针刺主穴，神门、行间、侠溪，强刺激，泻法；再针刺应穴，百会、风池、安眠，较弱刺激，平补平泻法。留针20分钟，主穴中途行针2次。每日1次，5次1个疗程。

医嘱：忌郁怒，调情志，禁辛辣、油腻食物。

疗效：治疗3天后，患者自诉症状较前好转，平均每日睡眠4.5小时，头晕、头胀痛减轻，仍感口干、口苦，偶有胸胁胀痛，同前法继续治疗。治疗第7天，患者自诉平均每日睡眠5～6小时，无头晕、头胀痛，无口干、口苦，无胸胁胀痛，心情舒畅。同前法继续治疗1个月，患者睡眠质量明显提高，心情愉悦，能平静处理不顺心的事情。后期随访未发作。

2. 黄某，女，45岁，会计。2018年11月12日初诊。

主诉：失眠伴多梦易醒1年余。

现病史：患者自诉1年前无明显原因出现失眠多梦，易醒，醒后难入睡，伴心悸健忘，神疲食少，头晕目眩，四肢倦怠，腹胀便溏，面色少华。因工作原因未诊治。近来患者感症状加重，且严重影响日常生活及工作。舌淡，苔薄，脉细无力。

专科检查：头颅CT未见明显异常。

诊断：不寐（失眠），证属心脾两虚。

治法：补益心脾，养血安神。

治疗：先针刺主穴，神门、足三里，较强刺激，平补平泻法；再针刺应穴，安眠、心俞、脾俞，弱刺激，补法。留针20分钟，主穴中途行针2次。隔日1次，5次1个疗程。

医嘱：禁生冷、辛辣、刺激食物。

疗效：治疗 5 天后，患者自诉症状较前好转，睡眠时间延长，做梦减少，头晕目眩减轻，精神转佳，食欲尚可，腹胀消失，大便正常，同前法继续治疗。治疗第 10 天，患者自诉睡眠质量明显提高，无做梦，食欲佳，无头晕目眩，无心悸健忘，充满活力，心情舒畅，工作效率也得到提高。同前法继续治疗 1 个月，患者睡眠完全正常，其余伴随症状全部消失。随访 3 个月未发作。

3. 陈某，男，24 岁，学生。2019 年 2 月 8 号初诊。

主诉：失眠半年余，加重 1 周。

现病史：患者半年前出现失眠，入睡困难，心烦多梦，伴有盗汗，头晕耳鸣，腰膝酸软。患者多次就诊他院，予以艾司唑仑片口服，入睡困难稍改善，但停药后复发加重。患者述工作及家庭生活受影响。近 1 周上诉症状加重，辗转反侧难以入睡，睡眠时间平均每晚 3 ~ 4 小时，食欲尚可，二便正常。舌红少苔，脉细数。

专科检查：头颅 CT 未见明显异常。

诊断：不寐（失眠），证属心肾不交。

治法：调任复元，交通心肾。

治疗：先针刺主穴，神门、太溪，较强刺激，平补平泻法；再针刺应穴，安眠、心俞、肾俞，弱刺激，补法。留针20 分钟，主穴中途行针 2 次。隔日 1 次，5 次 1 个疗程。

医嘱：畅情志，禁生冷、辛辣、刺激食物。

疗效：治疗 3 天后，患者自诉症状较前好转，较易入睡，偶感头晕耳鸣，腰膝酸软减轻，同前法继续治疗。治疗第 10 天，患者自诉入睡容易，无心烦多梦，头晕、耳鸣明显缓解，无腰膝酸软，能轻松应对工作及家庭琐事。同前法继续治疗1个月，患者失眠症状全部消失。随访3个月未发作。

4. 余某，男，42岁，职工。2019年2月5日初诊。

主诉：失眠2年余。

现病史：患者自诉2年前突然受惊，加之平时思虑过度，此后每受惊或思虑过度而不寐，心悸，寐易于惊醒。伴有遇事易惊，气短乏力，健忘，神疲体倦，饮食减少，面色少华。每晚仅能睡2小时。舌淡苔薄，脉象细弱。

专科检查：头颅CT未见明显异常。

诊断：不寐（失眠），证属心胆气虚。

治法：补益心胆，安神定志。

治疗：先针刺主穴，神门、申脉、照海，较弱刺激，平补平泻法。再针刺应穴，安眠、心俞、胆俞，弱刺激，补法。留针20分钟，主穴中途行针2次。隔日1次，5次1个疗程。

医嘱：畅情志，禁生冷、辛辣、刺激食物。

疗效：治疗5天后，患者自诉症状较前好转，气短、心惊、心悸明显减轻，能熟睡5～6小时，不易惊醒，同前法继续治疗。治疗第10天，患者自诉睡眠质量明显提高，伴随症状已基本随之消失。同前法继续治疗1个月，患者痊愈。随访半年未发作。

5. 许某，男，35岁，公务员。2018年10月5日初诊。

主诉：失眠3月余。

现病史：患者3个月前因暴饮暴食后出现腹部胀满，夜不能寐，自行服用健胃消食片后缓解。近来患者服用大量柿饼后诉症状加重，甚则彻夜难眠，伴脘闷嗳气，嗳腐吞酸，心烦口苦，大便几日一行。舌淡白，苔厚腻，脉滑数。

专科检查：头颅 CT 未见明显异常。

诊断：不寐（失眠），证属脾胃不和。

治法：健脾和胃，理气安神。

治疗：先针刺主穴、神门、足三里，较强刺激，平补平泻法；再针刺应穴、安眠、中脘，弱刺激，补法。留针 20 分钟，主穴中途行针 2 次。隔日 1 次，5 次 1 个疗程。

医嘱：忌暴饮暴食，禁生冷、辛辣、刺激食物。

疗效：治疗 5 天后，患者自诉失眠较前好转，腹胀、胸闷嗳气、口苦明显减轻，大便每日一行，同前法继续治疗。治疗第 10 天，患者自诉睡眠质量明显提高，伴随症状已基本随之消失，心情愉悦。同前法继续治疗 1 个月，患者痊愈。随访 3 个月未发作。

第三节　心　悸

【疾病概述】

心悸是以自觉心中悸动，惊惕不安，甚则不能自主为主症的病证。临床一般多呈发作性，常伴胸闷、气短、失眠、健忘、眩晕、耳鸣等症。其发生常与体虚劳倦、情志所伤、感受外邪等有关。心悸可见于西医学的心血管神经症、心律失常、冠心病、风湿性心脏病、高血压性心脏病、肺源性心脏病，以及贫血、低钾血症等疾病中，可参考本病辨证施治。

【辨证要点】

主症：自觉心中悸动，时作时息，并有善惊易恐，坐卧不安，甚则不能自主。

兼症：气短神疲，惊悸不安，舌淡，苔薄，脉细数，为心胆虚怯证；头晕目眩，纳差乏力，失眠多梦，舌淡，脉细弱，为心脾两虚证；心烦少寐，头晕目眩，耳鸣腰酸，遗精盗汗，舌红，脉细数，为阴虚火旺证；胸闷气短，形寒肢冷，下肢浮肿，舌淡，脉沉细，为水气凌心证；心痛时作，气短乏力，胸闷，咳痰，舌暗，脉沉细或结代，为心脉瘀阻证。

【辨证选穴】

1. 心胆虚怯证

补益心胆。主穴选用神门、郄门、阳交；应穴可选用心俞、胆俞。

2. 心脾两虚证

补益心脾。主穴可选用神门、郄门、内关；应穴可选用心俞、脾俞。

3. 阴虚火旺证

养阴降火。主穴选用神门、郄门、太溪；应穴可选用厥阴俞、肾俞。

4. 水气凌心证

温心涤饮。主穴选用神门、郄门、内关；应穴可选用三焦俞、心俞、水分。

5. 心脉瘀阻证

温通心脉。主穴选用郄门、神门、内关；应穴可选用心俞、膈俞穴。

【操作步骤】

采取转移兴奋灶针法，每次主穴、应穴各选1～2穴。先针刺主穴，强刺激，泻法；再针刺应穴，较弱刺激，平补平泻。留针 20 分钟，主穴中途行针 2 次，并且嘱咐患者做深呼吸运动。隔日 1 次。

【注意事项】

1. 本病可发生于多种疾病，治疗前必须明确诊断。

2. 针灸治疗心悸有一定的效果，尤其对功能性病变所引起的心悸效果更好。

【临床医案】

1. 李某，男，26 岁，学生。2019 年 2 月 5 日初诊。

主诉：心悸 1 周。

现病史：患者自诉 1 周前玩密室逃脱游戏后出现心悸，时作时息，气短神疲，惊悸不安，甚则不能自主，寐差，易做噩梦，二便正常。舌淡白，苔薄白，脉细数。

专科检查：心电图、心脏彩超未见明显异常。

诊断：心悸，证属心胆虚怯。

治法：益气养心，镇静安神。

治疗：先针刺主穴，郄门、神门，较强刺激，泻法；再针刺应穴，心俞、胆俞，较弱刺激，补法。留针 20 分钟，主穴中途行针 2 次，并且嘱咐患者做深呼吸运动。隔日 1 次，5 次 1 个疗程。

医嘱：慎起居，清淡饮食。

疗效：治疗 3 天后，患者自诉心悸明显缓解，睡眠改善，同前法继续治疗。治疗第 7 天，患者自诉心悸基本消失，伴随症状已基本随之消失。同前法继续治疗 1 个月，患者痊愈。随访 3 个月未发作。

2. 张某，女，45 岁，银行职员。2020 年 12 月 2 日初诊。

主诉：心悸 4 月余，加重 1 周。患者 4 个月前因长期熬夜工作出现心悸，头晕失眠，虚里穴处衣衫筑筑震动，肢体微颤抖，汗水绵绵自出，食少便溏，面色无华，精神萎靡。舌淡白，苔薄白，脉沉细。

专科检查：心电图示左室高电压；心率98次/分；心脏彩超未见明显异常。

诊断：心悸（心律失常），证属心脾两虚。

治法：健脾养心，安神定悸。

治疗：先针刺主穴，郄门、神门，较强刺激，泻法；再针刺应穴，心俞、脾俞，弱刺激，补法。留针20分钟，主穴中途行针2次，并且嘱咐患者做深呼吸运动。隔日1次，5次1个疗程。

医嘱：慎起居，清淡饮食。

疗效：治疗3天后，患者自诉心悸、汗出明显减轻，同前法继续治疗。治疗第7天，患者自诉心悸明显缓解，伴随症状已基本随之消失。同前法继续治疗1个月，患者痊愈。随访3个月未发作。

3. 肖某，男，40岁，公务员。2018年5月3日初诊。

主诉：心悸2年余。

现病史：患者自诉2年前无明显诱因出现心悸，心烦失眠，五心烦热，口干，盗汗，思虑劳心则症状加重，伴耳鸣腰酸，头晕目眩，急躁易怒。舌红少津，苔少偏黄，脉细数。

专科检查：心电图示大致正常心电图；心脏彩超未见明显异常。

诊断：心悸，证属阴虚火旺。

治法：滋阴清火，养心安神。

治疗：先针刺主穴，郄门、太溪，强刺激，泻法；再针刺应穴，厥阴俞、肾俞，较弱刺激，平补平泻法。留针 20 分钟，主穴中途行针 2 次，并且嘱咐患者做深呼吸运动。隔日 1 次，5 次 1 个疗程。

医嘱：慎起居，清淡饮食。

疗效：治疗 3 天后，患者自诉心悸、心烦失眠症状明显减轻，同前法继续治疗。治疗第 7 天，患者自诉心悸消失，伴随症状已基本随之消失。同前法继续治疗 1 个月，患者痊愈。随访 3 个月未发作。

4. 余某，女，64 岁，退休职工。2018 年 4 月 23 日初诊。

主诉：心悸 3 年余。

现病史：患者自述 3 年前因亲人病故，悲痛过度，又饮凉茶而引发心慌、心脏憋闷等症状，初未在意，经村医治疗无效，病情加重转县人民医院及中医院治疗，因心脏跳动间歇，均诊断为冠心病，出院后经常复发，辗转各医院诊所间治疗，每次发作均有心悸、心慌、气短憋闷、失眠等症状，面色萎黄，下肢浮肿，最近 1 次治疗因输液过多，感到憋闷、气短、夜不寐而停止治疗。舌质淡，苔白腻，脉沉滑。

专科检查：冠脉造影显示血管狭窄程度为 70%。

诊断：心悸（冠心病），证属水气凌心。

治法：蠲饮温阳。

治疗：先针刺主穴，内关、神门，较强刺激，平补平泻法；再针刺应穴，三焦俞、水分，弱刺激，补法。留针 20 分钟，主穴中途行针 2 次，并且嘱咐患者做深呼吸运动。隔日 1 次，5 次 1 个疗程。

医嘱：避风寒，慎起居，清淡饮食，注意饮水。

疗效：治疗 3 天后，患者自诉心悸、心慌、憋闷症状明显减轻，自觉心中大快，同前法继续治疗。治疗第 7 天，患者自诉心悸基本消失，伴随症状已基本随之消失。同前法继续治疗 1 个月，患者痊愈。随访 3 个月未发作。

5. 甘某，男，37 岁，教师。2019 年 12 月 12 日初诊。

主诉：心悸 2 年余，加重 1 周。

现病史：患者 2 年前因心脏支架植入术后未小心调护，后心痛时作。近 1 周患者感症状加重，心悸，且气短乏力，胸闷，咳痰。舌暗，苔薄白，脉结代。

专科检查：心脏支架植入术后表现。

诊断：心悸（心脏病），证属心脉瘀阻。

治法：活血化瘀，复脉定悸。

治疗：先针刺主穴，郄门、神门，较强刺激，平补平泻法；再针刺应穴，心俞、膈俞，弱刺激，补法。留针 20 分钟，主穴中途行针 2 次，并且嘱咐患者做深呼吸运动。隔日 1 次，5 次 1 个疗程。

医嘱：避风寒，慎起居，清淡饮食。

疗效：治疗 3 天后，患者自诉心悸、心痛症状明显减轻，同前法继续治疗。治疗第 7 天，患者自诉心悸心痛症状基本消失，伴随症状已基本随之消失。同前法继续治疗 1 个月，患者痊愈。随访 3 个月未发作。

第四节 胸 痹

【疾病概述】

胸痹是以胸骨后或左胸部发作性憋闷、疼痛为主症的病证。轻者偶发短暂轻微的胸部沉闷或隐痛，或左胸部有发作性不适感；重者疼痛剧烈，或呈压榨样绞痛。常伴有心悸、气短、呼吸不畅，甚至喘促、惊恐不安、面色苍白、冷汗自出等。其发生常与劳累、饱餐、寒冷及情绪激动等有关。西医学的冠状动脉供血不足、稳定型心绞痛、缺血性冠心病等可参考本病辨证施治。

【辨证要点】

主症：胸骨后或左胸发作性闷痛，或向左肩背沿手少阴心经循行部位放射。

兼症：痛有定处，如刺如绞，胸闷，舌质暗红，有瘀斑，苔薄，脉涩或促，为瘀血阻络证；时欲太息，遇情志不遂或暴怒则易诱发或加重，脘腹胀闷，嗳气则舒，苔薄腻，脉细弦，为肝郁气滞证；胸闷重而心痛轻，痰多气短，遇阴雨天而易发作或加重，伴有倦怠乏力，纳呆便溏，口黏，恶心，咳吐痰涎，苔白腻或白滑，脉滑，为痰湿痹阻证；阵阵隐痛，动则尤甚，心悸怔忡，少气，易出汗，四肢欠温，舌质淡胖，苔白腻，脉细缓或结代，为心阳不足证；倦怠乏力，食欲不振，口渴咽干，潮热盗汗，舌红，苔薄或剥，脉细数为气阴两虚证。

【辨证选穴】

1. 瘀血阻络证

化瘀通络。主穴选用中冲、内关、血海；应穴可选用心俞、膈俞。

2. 肝郁气滞证

疏肝通络。主穴选用太冲、内关、足三里；应穴可选用期门、肝俞。

3. 痰湿痹阻证

化浊通络。主穴选用内关、丰隆、阴陵泉；应穴可选用膻中、中脘。

4. 心阳不足证

温心通络。主穴选用内关、少冲、劳宫、神门；应穴可选用厥阴俞、至阳。

5. 气阴两虚证

补益气阴。主穴选用内关、郄门、少海；应穴可选用心俞、脾俞、膏肓。

【操作步骤】

采取转移兴奋灶运动针法，每次主穴、应穴各选 1～2 穴。先针刺主穴，强刺激，泻法；再针刺应穴，较弱刺激，平补平泻法。留针 20 分钟，主穴中途行针 2 次，并且嘱咐患者做深呼吸运动。每日 1 次，或隔日 1 次。

【注意事项】

1. 转移兴奋灶针灸疗法治疗胸痹稳定期疗效较好，发作期应注意观察患者舌脉、体温、呼吸、血压及情志变化，做好抢救及药物准备。

2. 对于过饥、过饱、过度疲劳或精神高度紧张的胸痹患者，慎用转移兴奋灶针灸疗法。

【临床医案】

1. 虞某，女，57 岁，公务员。2021 年 5 月 27 日初诊。

主诉：心前区间断性刺痛伴肩背部不适 3 个月。

现病史：患者于 3 个月前因情绪紧张偶发心前区刺痛伴肩背不适，痛处固定，多于夜间发作，伴有胸闷、憋气感，纳可，寐差，易醒，醒后难以入睡，二便调。舌质暗红，有瘀斑，苔少微黄，脉细涩。

专科检查：心电图示窦性心律，未见明显 ST-T 改变；心脏彩超示主动脉硬化，左室舒张功能减低。

诊断：胸痹（主动脉硬化），证属瘀血阻络。

治法：活血化瘀，通脉止痛。

治疗：先针刺主穴，中冲、血海，强刺激，泻法；再针刺应穴，心俞、膈俞，较弱刺激，平补平泻法。留针 20 分钟，主穴中途行针 2 次，并且嘱咐患者做深呼吸运动，疼痛稍许舒缓。每日 1 次，5 次 1 个疗程。

医嘱：慎起居，适寒温，居处保持安静、通风。不宜过食肥甘，应戒烟限酒，宜低盐饮食，多吃水果及富含纤维食物，保持大便通畅，饮食清淡，食勿过饱。

疗效：治疗 3 天后，患者自诉心前区刺痛有所好转，肩背部不适改善，同前法继续治疗。治疗第 7 天，患者自诉心前区刺痛基本消失，伴随症状已基本随之消失。同前法继续治疗 1 个月，患者发作频次较以往明显减少。随访 3 个月心前区刺痛日常活动基本不发作，剧烈活动后偶发，夜间睡眠佳，疗效满意。

2.章某，男，47 岁，收银员。2019 年 11 月 23 日初诊。

主诉：左侧胸部疼痛 2 天。

现病史：患者平素性急易怒，数日前因工作原因与人争吵，出现心慌、胁肋不适，偶有反酸。2 天前突现左胸部胀闷疼痛，影响转侧，喜太息，食少，腹胀，纳寐差，小便平，大便干。舌淡白，苔两侧薄，中间苔稍厚，脉弦。

专科检查：心电图示心率 113 次 / 分，窦性心动过速；心脏彩超无明显异常。

诊断：胸痹，证属肝郁气滞。

治法：疏肝理气，和血舒脉。

治疗：先针刺主穴，太冲、足三里，强刺激，泻法；再针刺应穴，期门、肝俞，较弱刺激，平补平泻法。留针 20 分钟，主穴中途行针 2 次，并且嘱咐患者做深呼吸运动，疼痛即刻舒缓。每日 1 次，5 次 1 个疗程。

医嘱：畅情志，慎起居，居处保持安静，不宜与他人争吵，保持平常心，戒骄戒躁，多吃水果及富含纤维食物，保持大便通畅，饮食清淡，食勿过饱。

疗效：治疗 3 天后，患者自诉心慌、反酸等症状明显减轻，同前法继续治疗。治疗第 7 天，患者自诉左胸部胀闷疼痛明显缓解，伴随症状已基本随之消失。同前法继续治疗 1 个月，患者痊愈。随访 3 个月未再复发，心电图示心率 89 次 / 分，窦性心律。

3. 徐某，男，51 岁，大堂经理。2019 年 7 月 14 日初诊。

主诉：左胸前闷痛 1 年。

现病史：患者自诉 1 年前由于聚餐过度饮酒出现左胸前闷痛，休息时可缓解，劳累后加重，阴雨、闷热天气尤甚。唇略紫暗，喜食肥甘厚腻，餐后有胃脘部满闷不舒感，口黏腻感，不渴，头昏沉，肢体沉重，纳寐一般，小便频，有浓重异味，大便正常。舌质暗淡，舌体胖、有齿痕，苔白厚腻，脉濡细。

专科检查：心电图示 ST-T 改变；心脏彩超示心肌缺血。

诊断：胸痹（心肌缺血），证属痰湿痹阻。

治法：通阳泄浊，豁痰开结。

治疗：先针刺主穴，丰隆、阴陵泉，强刺激，泻法；再针刺应穴，膻中、中脘，较弱刺激，平补平泻法。留针20分钟，主穴中途行针2次，并且嘱咐患者做深呼吸运动，疼痛舒缓少许。每日1次，5次1个疗程。

医嘱：清淡饮食，宜低盐低脂，多吃水果及富含纤维食物，少饮酒，多喝水，食勿过饱。

疗效：治疗3天后，患者自诉左胸前闷痛症状明显减轻，同前法继续治疗。治疗第7天，患者自诉左胸前闷痛基本消失，伴随症状已基本随之消失。同前法继续治疗1个月，患者痊愈。随访3个月未发作。

4. 叶某，女，59岁，退休人员。2019年5月7日初诊。

主诉：阵发性胸闷、胸痛11个月，再发4天。

现病史：患者自述11个月前因外出游玩受寒，又饮用凉矿泉水出现胸闷、胸痛，伴有憋闷、气短等症状，呈阵发性发作，无明显缓解因素，初时未予重视。4天前无明显诱因胸闷、胸痛再发并加重，伴气短、乏力感，面色淡白，下肢轻度浮肿，纳可，口渴欲饮，睡眠差，小便清长，大便正常。舌质淡，苔白腻，脉沉滑。

专科检查：心电图示窦性心律，ST-T段改变。颈动脉彩超示双侧颈动脉有数个强弱不等的回声斑块，内中膜厚度达0.13cm。

诊断：胸痹（稳定型心绞痛），证属心阳不足。

治法：补益阳气，温振心阳。

治疗：先针刺主穴，少冲、劳宫、神门，较强刺激，平补平泻法；再针刺应穴，厥阴俞、至阳，弱刺激，补法。留针20分钟，主穴中途行针2次，并且嘱咐患者做深呼吸运动，疼痛即刻舒缓。每日 1 次，5 次 1 个疗程。

医嘱：避风寒，慎起居，清淡饮食，适当饮用温开水，切忌进食生冷之品，食勿过饱。

疗效：治疗 3 天后，患者诉胸闷、胸痛程度较前明显减轻，自觉心中大快，同前法继续治疗。治疗第 7 天，患者自诉胸闷基本消失，偶发胸痛，其余伴随症状已基本随之消失。同前法继续治疗 1 个月，患者诉胸痛的发作频次和疼痛程度较前明显改善。随访 3 个月后未再复发。

5. 李某，男，47 岁，小学教师。2020 年 3 月 16 日初诊。

主诉：左侧胸部发作性隐痛 2 个月。

现病史：患者 2 个月前因情志不遂出现左侧胸部发作性隐痛，伴有胸闷气短，咳嗽咳痰，五心烦热，盗汗，休息时可缓解，工作劳累则诱发加重，自服通心络胶囊，口服 3 天后出现头痛、恶心等症状，纳差，寐一般，二便平。舌红苔少，脉弦细，舌下脉络青紫。

专科检查：心电图无异常。

诊断：胸痹，证属气阴两虚。

治法：益气养阴，鼓动心脉。

治疗：先针刺主穴，郄门、少海，较强刺激，平补平泻法；再针刺应穴，心俞、膏肓，弱刺激，补法。留针 20 分钟，主穴中途行针 2 次，并且嘱咐患者做深呼吸运动，即刻胸前感舒适些。每日 1 次，5 次 1 个疗程。

医嘱：调情志，慎起居，适寒温。避免过于激动或喜怒忧思无度，饮食宜清淡，食勿过饱。

疗效：治疗 3 天后，患者自诉左侧胸部隐痛症状明显减轻，同前法继续治疗。治疗第 7 天，患者自诉隐痛症状基本消失，伴随症状已基本随之消失。同前法继续治疗 1 个月，患者痊愈。随访 3 个月未再复发。

第五节　咳　嗽

【疾病概述】

咳嗽是指肺失宣肃，肺气上逆，以发出咳声或咳吐痰液为主症的病证。"咳"指有声无痰，"嗽"指有痰无声，临床一般多声痰并见，故并称咳嗽。根据发病原因，可分为外感、内伤两大类。外感咳嗽是外邪从口鼻皮毛而入，肺卫受邪；内伤咳嗽则为脏腑功能失常累及于肺所致。西医学的上呼吸道感染、急慢性支气管炎、支气管扩张、肺炎、肺结核等疾病中，可参考本病辨证施治。

【辨证要点】

1. 外感咳嗽

主症：咳嗽病程较短，起病急骤，或兼有表证。

兼症：咳嗽声重，咽喉作痒，痰色白、稀薄，头痛发热、鼻塞流涕，形寒无汗，肢体酸楚，苔薄白，脉浮紧，为风寒咳嗽；咳痰黏稠，色黄，身热头痛，汗出恶风，苔薄黄，脉浮数，为风热咳嗽。

2. 内伤咳嗽

主症：咳嗽起病缓慢，病程较长，可兼脏腑功能失调症状。

兼症：咳嗽痰多、色白、黏稠，胸脘痞闷，神疲纳差，苔白腻，脉濡滑，为痰湿侵肺证；气逆咳嗽，引胁作痛，痰少而黏，面赤咽干，苔黄少津，脉弦数，为肝火犯肺证；干咳，咳声短，以午后黄昏为剧，少痰，或痰中带血，潮热盗汗，形体消瘦，两颊红赤，神疲乏力，舌红，少苔，脉细数，为肺阴亏虚证。

【辨证选穴】

1. 外感风寒证

温肺散寒。主穴选用列缺、合谷、内关；应穴可选用肺俞、风门、天突。

2. 外感风热证

清肺散热。主穴选用列缺、合谷、内关；应穴可选用大椎、风池、天突。

3. 痰湿侵肺证

益气化痰。主穴选用丰隆、太渊、内关；应穴可选用肺俞、中府、天突。

4. 肝火犯肺证

平肝清肺。主穴选用鱼际、行间、内关；应穴可选用肝俞、中府、天突。

5. 肺阴亏虚证

养阴润肺。主穴选用太溪、太渊、内关；应穴可选用肺俞、中府、膏肓、天突。

【操作步骤】

采取转移兴奋灶针法，每次主穴、应穴各选 1～2 穴。先针刺主穴，强刺激，泻法；再针刺应穴，较弱刺激，平补平泻法，或加用灸法。留针 20 分钟，主穴中途行针 2 次，并且嘱咐患者做深呼吸运动。隔日 1 次。

【注意事项】

1. 本病见于多种呼吸系统疾病，临证必须明确诊断，必要时配合药物治疗。

2. 针灸对本病的发作期或初发期疗效较好，治疗期间注意保暖，慎避风寒。

【临床医案】

1. 黄某，男，38岁，环卫工人。2018年12月28日初诊。

主诉：咳嗽、咳痰3天。

现病史：患者3天前淋雨后出现咳嗽，咽喉作痒，咳痰色白、稀薄，头痛发热，鼻塞流涕，形寒无汗，肢体酸楚。纳寐尚可，二便尚可。舌淡白，苔薄白，脉浮紧。

专科检查：体温36.2℃，咽充血（-），双侧扁桃体无肿大；胸廓对称，无畸形，呼吸运动可，双肺叩诊音清，双肺呼吸音粗，未闻及干、湿性啰音；血常规示白细胞18×10^9/L，淋巴细胞百分比19.6%，中性粒细胞百分比70.2%。

诊断：咳嗽（急性支气管炎），证属风寒咳嗽。

治法：解表散寒，宣肺止咳。

治疗：先针刺主穴，列缺、合谷，强刺激，泻法；再针刺应穴，肺俞、风门，较弱刺激，平补平泻法。留针20分钟，主穴中途行针2次。隔日1次，5次为1个疗程。

医嘱：避风寒，慎起居，清淡饮食。

疗效：治疗3天后，患者自诉咳嗽明显减轻，无痰咳出，无头痛发热，同前法继续治疗。治疗第7天，患者自诉咳嗽基本消失，无恶寒发热，伴随症状已基本随之消失。检查：体温36.1℃，咽充血（-），双侧扁桃体无肿大；胸廓对称，无畸形，呼吸运动可，双肺叩诊音清，双肺呼吸音粗，未闻及干、湿性啰音。同前法继续治疗1周，患者痊愈。随访1个月未发作。

2. 林某，男，14 岁，学生。2019 年 2 月 1 日初诊。

主诉：反复咳嗽 2 周，发热 2 天。

现病史：患者 2 周前吹风后开始出现咳嗽，有痰质黏不易咳出，伴有鼻塞流涕，鼻痒，时有咽痒、咽痒；口服酮替酚片、孟鲁司特钠片等治疗后，患儿症状无明显好转。2 天前，患者开始出现发热，以中高度热为主，咳嗽稍增多，仍痰多难咳出。现患者神清，精神可，暂无发热，咳嗽，痰黄，质黏不易咳出，时有鼻塞流涕，鼻痒，咽痒咽痛，时有胃脘部疼痛不适，无气喘、气促，无恶心、呕吐，无腹痛、腹泻，无皮疹，无抽搐，纳眠可，二便尚调。舌淡红，苔薄黄，脉浮数。

专科检查：体温 36.7℃，咽充血（++），双侧扁桃体Ⅰ度肿大；胸廓对称，无畸形，呼吸运动可，双肺叩诊音清，双肺呼吸音粗，未闻及干、湿性啰音；腹壁平软，无胃肠型及蠕动波，上腹部轻压痛，无反跳痛；血常规示白细胞 $20.2×10^9$/L，淋巴细胞百分比 20.7%，中性粒细胞百分比 76.8%。

诊断：咳嗽（支气管肺炎），证属风热咳嗽。

治法：疏散风热，宣肺止咳。

治疗：先针刺主穴，列缺、合谷，强刺激，泻法；再针刺应穴，风池，较弱刺激，平补平泻法。留针 20 分钟，主穴中途行针 2 次。隔日 1 次，5 次为 1 个疗程。

医嘱：避风寒，慎起居，清淡饮食。

疗效：治疗 3 天后，患者自诉咳嗽明显减轻，痰量减少，易咳出，鼻涕减少，同前法继续治疗。治疗第 7 天，患者自诉咳嗽基本消失，伴随症状已基本随之消失，胃脘部不适消失。检查：体温 36.7℃，咽充血（－），双侧扁桃体无肿大；胸廓对称，无畸形，呼吸运动可，双肺叩诊音清，双肺呼吸音粗，未闻及干、湿性啰音；腹壁平软，无胃肠型及蠕动波，上腹部无压痛，无反跳痛。同前法继续治疗 1 周，患者痊愈。随访 1 个月未发作。

3. 范某，女，53 岁，农民。2018 年 9 月 26 日初诊。

主诉： 反复咳嗽、咳痰 10 余年，再发加重 1 个月。

现病史： 患者诉 10 年来反复出现咳嗽、咳痰，多于受凉后或秋冬季发作，每年发作时间累积超过 3 个月。曾多次住院治疗，行相关检查后明确诊断为"慢性支气管炎、阻塞性肺气肿"。近年来常感胸闷、气短。1 个月前不慎受凉后咳嗽再发，咳大量白色泡沫痰，胸闷，心慌气短，乏力，纳差，夜寐差，二便正常。

专科检查： 体温 36℃，心率 70 次/分，呼吸 20 次/分，血压 90/60mmHg，SPO_2（血氧饱和度）95%。口唇轻度发绀，咽不红，扁桃体无肿大。胸廓饱满呈桶状，肋间隙增宽，触诊语颤减弱，叩诊呈过音清，双肺呼吸音低，双肺底闻细湿啰音。双下肢无浮肿。生理反射存在，病理反射未引出。双肺 CT 示慢性支气管炎表现、肺气肿；左侧斜裂胸膜增厚。舌淡白，苔白腻，脉滑。

诊断： 咳嗽（慢性支气管炎急性发作、慢性阻塞性肺气肿），证属痰湿侵肺。

治法： 燥湿化痰，理气止咳。

治疗： 先针刺主穴，太渊、丰隆，强刺激，泻法；再针刺应穴，肺俞、中府，较弱刺激，平补平泻法。留针 20 分钟，主穴中途行针 2 次。隔日 1 次，5 次为 1 个疗程。

医嘱：避风寒，慎起居，清淡饮食。

疗效：治疗 5 天后，患者自诉咳嗽、咳痰明显减轻，胸闷、气短明显缓解，纳寐尚可，同前法继续治疗。治疗第 10 天，患者自诉咳嗽、咳痰基本消失，伴随症状已基本随之消失。检查：口唇无发绀，咽不红，扁桃体无肿大。胸廓饱满呈桶状，肋间隙增宽，触诊语颤无减弱，叩诊呈过音清，双肺呼吸音稍低，双肺底闻细湿啰音。双下肢无浮肿。生理反射存在，病理反射未引出。同前法继续治疗 2 个月。随访 3 个月未发作。

4. 王某，女，38 岁，教师。2020 年 3 月 20 日初诊。

主诉：咳嗽 10 余天。

现病史：患者自诉 10 余天前，因生气突发咳嗽阵作，痰少质黏，痰中带血，血色鲜红，常感痰滞咽喉，咳之难出，并伴胸胁胀满，口苦咽干，大便秘结，小便短赤。舌质红，苔薄黄少津，脉弦数。

专科检查：体温 36.2℃，心率 68 次 / 分，呼吸 20 次 / 分，血压 118/85mmHg。咽不红，扁桃体无肿大。胸廓对称，肋间隙正常，触诊语颤稍减弱，叩诊呈音清，双肺呼吸音低，双肺底未闻及干湿啰音。双下肢无浮肿。生理反射存在，病理反射未引出。

诊断：咳嗽（慢性咽炎急性发作），证属肝火犯肺。

治法：疏肝调气，清肺降火。

治疗：先针刺主穴，行间、鱼际，强刺激，泻法；再针刺应穴，肺俞、中府，较弱刺激，平补平泻法。留针 20 分钟，主穴中途行针 2 次。隔日 1 次，5 次为 1 个疗程。

医嘱：避风寒，慎起居，清淡饮食，避免情绪激动。

疗效：治疗 5 天后，患者自诉咳嗽明显减轻，痰少无血丝，二便正常，同前法继续治疗。治疗第 10 天，患者自诉咳嗽基本消失，伴随症状已基本随之治愈，心情舒畅。同前法继续治疗 1 个月。随访 2 个月未发作。

5. 张某，女，48 岁，家庭主妇。2019 年 9 月 15 日初诊。

主诉：咳嗽 3 周。

现病史：患者于 3 周前无明显诱因出现咳嗽，咳黄白色痰，无咯血，无发热，无气促，胸闷，心悸，纳呆；曾予中药调理，咳痰明显好转，但仍有咳嗽，稍气促，无心慌胸闷。现患者神志清，精神一般，干咳，潮热盗汗，形体消瘦，两颊红赤，神疲乏力，口干口苦，无恶寒发热，无明显气促，无鼻塞流涕，无咽痛，胸闷心悸，无头晕头痛，寐欠佳，纳呆，二便调。舌红，少苔，脉细数。

专科检查：咽充血（++），双侧扁桃体无肿大。呼吸平顺，唇甲无发绀，球结膜无水肿。颈静脉充盈，气管居中，胸廓对称无畸形，三四征（-），呼吸活动度可，双侧触觉语颤对称，双肺叩诊过音清，双肺呼吸音粗，未闻及明显干湿性啰音。双下肢无浮肿。

诊断：咳嗽（急性气管 - 支气管炎），证属肺阴亏虚。

治法：养阴清热，润肺止咳。

治疗：先针刺主穴，太渊、太溪，强刺激，泻法；再针刺应穴，肺俞、中府、膏肓，较弱刺激，平补平泻法。留针 20 分钟，主穴中途行针 2 次。隔日 1 次，5 次为 1 个疗程。

医嘱：避风寒，慎起居，清淡饮食。

疗效：治疗 5 天后，患者自诉干咳明显减轻，精神尚可，纳寐尚可，同前法继续治疗。治疗第 10 天，患者自诉干咳基本消失，无胸闷心悸，其他伴随症状已基本随之消失。同前法继续治疗 1 个月。随访 2 个月未发作。

第六节　呕　吐

【疾病概述】

呕吐是指胃失和降，气逆于上，迫使胃中之物从口中吐出的病证。既可单独为患，亦可见于多种疾病。古代文献以有声有物谓之呕，有物无声谓之吐，有声无物谓之干呕。因两者常同时出现，故称呕吐。其发生与外邪犯胃、饮食不节、情志失调、体虚劳倦等多种因素有关。本病病位在胃，西医学的胃神经官能症、急慢性胃炎、胃扩张、贲门痉挛、幽门痉挛等疾病中，可参考本病辨证施治。

【辨证要点】

1. 实证

主症：发病急，呕吐量多，吐出物多酸臭味，或伴寒热。

兼症：呕吐清水或痰涎，食入乃吐，大便溏薄，头身疼痛，胸脘痞闷，喜暖畏寒，苔白，脉迟，为寒邪客胃；食入即吐，呕吐物酸苦热臭，大便燥结，口干而渴，喜寒恶热，苔黄，脉数，为热邪内蕴；呕吐清水痰涎，脘闷纳差，头眩心悸，苔白腻，脉滑，为痰饮内阻；呕吐多在食后精神受刺激时发作，吞酸，频频嗳气，平时多烦善怒，苔薄白，脉弦，为肝气犯胃；因暴饮暴食而呕吐酸腐，脘腹胀满，嗳气厌食，苔厚腻，脉滑，为饮食停滞。

2. 虚证

主症：病程较长，发病较缓，时作时止，吐出物不多，腐臭味不甚。

兼症：饮食稍有不慎，呕吐即易发作，时作时止，纳差便溏，面色无华，倦怠乏力，舌淡，苔薄，脉弱无力者，为脾胃虚寒。

【辨证选穴】

1. 寒邪客胃证

温胃止呕。主穴选用足三里、内关；应穴可选用中脘、胃俞、上脘。

2. 热邪内蕴证

清热止呕。主穴选用内庭、内关；应穴可选用中脘、胃俞。

3. 痰饮内阻证

化饮止呕。主穴选用丰隆、内关；应穴可选用中脘、胃俞、膻中。

4. 肝气犯胃证

疏肝止呕。主穴选用太冲、内关；应穴可选用中脘、胃俞、肝俞。

5. 饮食停滞证

化滞止呕。主穴选用足三里、内关；应穴可选用中脘、梁门、天枢。

6. 脾胃虚寒证

温中止呕。主穴选用足三里、内关；应穴可选用胃俞、脾俞、神阙。

【操作步骤】

采取转移兴奋灶针法，每次主穴、应穴各选 1～2 穴。先针刺主穴，强刺激，泻法；再针刺应穴，较弱刺激，平补平泻法，可加用艾灸。留针 20 分钟，主穴中途行针 2 次。隔日 1 次。呕吐发作时，可在内关穴行强刺激并持续运针 1～3 分钟。

【注意事项】

1.针灸治疗呕吐效果良好，因妊娠或药物反应引起的呕吐，亦可参照治疗。但上消化道严重梗阻、肿瘤引起的呕吐及脑源性呕吐，只能做对症处理，应重视原发病的治疗。

2.治疗期间注意饮食调节和情绪稳定。

【临床医案】

1.程某，女，58 岁，农民。2020 年 8 月 10 日初诊。

主诉：呕吐清水 6 小时。

现病史：患者就诊前 6 小时食用冰棒后出现恶心、呕吐清水，伴有胃脘部疼痛，以剑突下为著，头身疼痛，胸脘痞闷，喜暖畏寒，大便溏薄，无心慌、胸闷及呼吸困难，无烧心、反酸。患者自发病以来，神清，精神差，饮食差。舌淡白，苔薄白，脉浮。

专科检查：腹平软，剑突下压痛，无反跳痛、肌紧张，肝脾未触及肿大，叩诊鼓音，肠鸣音亢进。

诊断：呕吐（急性胃炎），证属寒邪客胃。

治法：温胃散寒，行气止痛。

治疗：先针刺主穴，内关、足三里，强刺激，泻法；再针刺应穴，中脘、胃俞、上脘，较弱刺激，平补平泻法。留针 20 分钟，主穴中途行针 2 次，呕吐发作时，在内关穴行强刺激并持续运针 1 分钟。隔日 1 次，5 次 1 个疗程。

医嘱：避风寒，慎起居，忌生冷、辛辣、刺激食物。

疗效：治疗 3 天后，患者自诉呕吐清水明显减轻，胃脘部疼痛消失，大便尚正常，同前法继续治疗。治疗第 10 天，患者自诉呕吐清水消失，其他伴随症状已基本随之治愈。同前法继续治疗 1 个月。随访 2 个月未发作。

2. 况某，男，35 岁，工程师。2018 年 6 月 3 日初诊。

主诉：恶心呕吐、胃中满闷不舒 3 天。

现病史：患者自诉 3 天前于单位会餐后突然发病，恶心呕吐，食入即吐，呕吐物酸苦热臭，胃中满闷不舒，心情烦躁，口干而渴，喜寒恶热，大便燥结，小便短赤。患者自发病以来，神清，精神差，饮食差。舌质红，苔黄，脉滑数。

专科检查：精神差，面色浮红，呼吸语言正常，心肺听诊正常，腹部肝脾未触及，肠鸣音正常。

诊断：呕吐（急性胃炎），证属热邪内蕴。

治法：清热止呕。

治疗：先针刺主穴，商阳、内庭，强刺激，泻法；再针刺应穴，中脘、胃俞，较弱刺激。留针 20 分钟，主穴中途行针 2 次。隔日 1 次，5 次为 1 个疗程。

医嘱：避风寒，慎起居，忌生冷、辛辣、刺激食物。

疗效：治疗 3 天后，患者自诉恶心呕吐明显减轻，胃中满闷不舒明显缓解，同前法继续治疗。治疗第 10 天，患者自诉恶心呕吐基本消失，其他伴随症状已基本随之治愈。同前法继续治疗 1 个月。随访 2 个月未发作。

3. 谭某，男，25 岁，厨师。2020 年 1 月 2 日初诊。

主诉：恶心呕吐反复发作 1 月余。

现病史：患者自诉 1 个月前食用某减肥药后出现呕吐清水痰涎，脘闷纳差，头眩心悸，精神差，寐差，大便溏薄，小便正常。舌质暗，苔白腻，脉滑。

专科检查：精神差，面色无华，呼吸语言正常，心肺听诊正常，腹部肝脾未触及，肠鸣音亢进。

诊断：呕吐（急性胃肠炎），证属痰饮内阻。

治法：温化痰饮，降逆止呕。

治疗：先针刺主穴，丰隆、内关，强刺激，泻法；再针刺应穴，中脘、胃俞、膻中，较弱刺激，平补平泻法。留针 20 分钟，主穴中途行针 2 次，呕吐发作时，在内关穴行强刺激并持续运针 1 分钟。隔日 1 次，5 次为 1 个疗程。

医嘱：避风寒，慎起居，忌生冷、辛辣、刺激食物。

疗效：治疗 3 天后，患者自诉恶心呕吐明显减轻，脘闷不舒明显缓解，同前法继续治疗。治疗第 10 天，患者自诉恶心呕吐基本消失，纳寐尚可，二便调，其他伴随症状已基本随之治愈。同前法继续治疗 1 个月。随访 2 个月未发作。

4. 简某，男，47 岁，销售员。2018 年 7 月 9 日初诊。

主诉：呕吐 1 天。

现病史：患者 1 天前聚餐后和家人发生口角后出现呕吐，吞酸，频频嗳气，头晕头痛，胸胁胀痛，无胸闷心慌，心烦急躁，纳寐差，二便正常。平素性格偏暴躁。舌质淡，苔薄白，脉弦。

专科检查：精神差，呼吸偏快，语言正常，心肺听诊正常，腹部肝脾未触及，肠鸣音正常。

诊断：呕吐，证属肝气犯胃。

治法：疏肝和胃，降逆止呕。

治疗：先针刺主穴，太冲、内关，强刺激，泻法；再针刺应穴，中脘、胃俞、肝俞，较弱刺激，平补平泻法。留针20分钟，主穴中途行针2次，呕吐发作时，在内关穴行强刺激并持续运针1分钟。隔日1次，5次为1个疗程。

医嘱：避风寒，慎起居，忌生冷、辛辣、刺激食物，避免情绪激动。

疗效：治疗3天后，患者自诉呕吐明显减轻，胸胁胀痛明显缓解，心情稍舒缓，同前法继续治疗。治疗第10天，患者自诉呕吐基本消失，纳寐尚可，心情愉悦，其他伴随症状已基本随之治愈。同前法继续治疗1个月。随访2个月未发作。

5. 王某，男，32岁，职工。2020年9月11日初诊。

主诉：恶心呕吐、胃中不适2天。

现病史：患者2天前未食用早餐，中午应酬会餐，当夜即有恶心，继则呕吐，内容物为未消化的食物，有酸腐难闻的气味，吐后感舒畅，但仍觉胃中不适，脘腹胀痛，不欲饮食，小便短赤，大便稀薄。舌质淡白，苔白，脉滑。

专科检查：精神尚可，面色润泽，呼出难闻的酒气味，语言正常。心肺听诊正常。肝脾未触及。肠鸣音亢进。

诊断：呕吐（伤食—急性胃炎），证属饮食停滞。

治法：降逆止呕，健脾消食。

治疗：先针刺主穴，内关、足三里，强刺激，泻法；再针刺应穴，中脘、梁门、天枢，较弱刺激，平补平泻法。留针20分钟，主穴中途行针2次，呕吐发作时，在内关穴行强刺激并持续运针 1 分钟。隔日 1 次，5 次为 1 个疗程。

医嘱：避风寒，慎起居，忌生冷、辛辣、刺激食物。

疗效：治疗 3 天后，患者自诉恶心呕吐明显减轻，胃中不适明显缓解，脘腹胀痛基本消失，同前法继续治疗。治疗第 10 天，患者自诉恶心呕吐基本消失，其他伴随症状已基本随之治愈。同前法继续治疗 1 个月。随访 2 个月未发作。

第七节　呃　逆

【疾病概述】

呃逆是以喉间呃呃连声，声短而频，难以自止为主症的病证。临床所见以偶然发生者居多，这种呃逆为时短暂，多能自愈。有的则屡屡发生，持续数天、数月，甚至数年。呃逆的发生主要与饮食不当、情志不畅、正气亏虚有关。西医学的单纯性膈肌痉挛可参考本病辨证施治。

【辨证要点】

主症：喉间呃呃连声，声音短促，频频发出，不能自制。

兼症：呃声沉缓有力，胸膈及胃脘不舒，得热则减，遇寒更甚，进食减少，恶食生冷，喜饮热汤，口淡不渴，舌苔白，脉迟缓，为胃寒积滞证；呃声洪亮有力冲逆而出，口臭烦渴，多喜冷饮，脘腹满闷，大便秘结，小便短赤，苔黄燥，脉滑数，为胃火上逆证；呃逆连声，常因情志不畅而诱发或加重，胸胁满闷，嗳气纳减，肠鸣矢气，苔薄白，脉弦，为肝气郁滞证；呃声低长无力，气不得续，泛吐清水，脘腹不舒，喜温喜按，面色㿠白，手足不温，食少乏力，大便溏薄，舌质淡，苔薄白，脉细弱，为脾胃阳虚证；呃声短促不得续，口干咽燥，烦躁不安，不思饮食，或食后饱胀，大便干结，舌红，苔少而干，脉细数，为胃阴不足证。

【辨证选穴】

1. 胃寒积滞证

温胃止呃。主穴选用内关、足三里；应穴可选用胃俞、膈俞、中脘、膻中。

2. 胃火上逆证

清胃止呃。主穴选用内庭、足三里；应穴可选用胃俞、中脘、膻中。

3. 肝气郁滞证

疏肝止呃。主穴选用太冲、内关；应穴可选用期门、膈俞、中脘、膻中。

4. 脾胃阳虚证

温脾止呃。主穴选用内关、足三里；应穴可选用脾俞、胃俞、中脘、膻中。

5. 胃阴不足证

润胃止呃。主穴选用三阴交、内关；应穴可选用胃俞、中脘、膻中。

【操作步骤】

采取转移兴奋灶针法，每次主穴、应穴各选1～2穴。先针刺主穴，强刺激，泻法；再针刺应穴，较弱刺激，平补平泻法。留针20分钟，主穴中途行针2次。隔日1次。胃寒积滞、脾胃阳虚者，亦可主穴针上加灸，应穴配合悬灸，或病灶局部加热敏灸（在疼痛部位探查热敏腧穴施以热敏灸）。

【注意事项】

1.呃逆停止后，应积极治疗引起呃逆的原发病。

2.急重症患者出现呃逆，可能是胃气衰败、病情转重之象，宜加以注意。

【临床医案】

1.李某，女，68岁，农民。2020年3月2日初诊。

主诉：呃逆1周。

现病史：患者自诉1周前食用生鱼片后出现呃逆，呃声沉缓有力，胸膈及胃脘不舒，得热则减，遇寒更甚，进食减少，恶食生冷，喜饮热汤，口淡不渴。患者发病以来，神志清，神疲乏力，二便正常。舌质淡，苔白，脉迟缓。

专科检查：精神欠佳，面色无华，呼吸语言正常。心肺听诊正常。肝脾未触及。肠鸣音正常。

诊断：呃逆（急性胃炎），证属胃寒积滞。

治法：温中散寒，降逆止呃。

治疗：先针刺主穴，内关、足三里，强刺激，泻法；再针刺应穴，胃俞、膈俞、中脘、膻中，较弱刺激，平补平泻法。留针20分钟，主穴中途行针2次。隔日1次，5次为1个疗程。

医嘱：避风寒，慎起居，忌生冷、辛辣、刺激食物。

疗效：治疗3天后，患者自诉呃逆明显减轻，纳寐尚可，同前法继续治疗。治疗第10天，患者自诉呃逆消失，其他伴随症状已基本随之治愈。同前法继续治疗2周。随访1个月未发作。

2.何某，男，20岁，工厂员工。2018年6月2日初诊。

主诉：呃逆1周。

现病史：患者1周前多次食用火锅及麻辣烫，后大量食用柿饼后出现呃逆，呃声洪亮有力，冲逆而出，口臭烦渴，多喜冷饮，脘腹满闷，大便秘结，小便短赤。舌质红，苔黄燥，脉滑数。

专科检查：精神欠佳，面色红润，呼吸偏快，语言正常。心肺听诊正常。肝脾未触及。肠鸣音减弱。

诊断：呃逆，证属胃火上逆。

治法：清胃泄热，降逆止呃。

治疗：先针刺主穴，内庭、足三里，强刺激，泻法；再针刺应穴，胃俞、中脘、膻中，较弱刺激，平补平泻法。留针20分钟，主穴中途行针2次。隔日1次，5次为1个疗程。

医嘱：忌生冷、辛辣、刺激食物，饮食清淡。

疗效：治疗3天后，患者自诉呃逆明显减轻，纳寐尚可，二便尚调，同前法继续治疗。治疗第10天，患者自诉呃逆消失，其他伴随症状已基本随之治愈。同前法继续治疗2周。随访1个月未发作。

3. 叶某，女，30岁，教师。2020年1月2日初诊。

主诉：呃逆2小时。

现病史：患者2小时前与他人发生口角后出现呃逆连声，胸胁满闷，嗳气，食欲降低，肠鸣矢气。舌质红，苔薄白，脉弦。

专科检查：精神欠佳，面色红润，呼吸偏快，语言正常。心肺听诊正常。肝脾未触及。肠鸣音正常。

诊断：呃逆，证属肝气郁滞。

治法：疏肝调气，降逆止呃。

治疗：先针刺主穴，太冲、内关，强刺激，泻法；再针刺应穴，期门、膈俞、中脘、膻中，较弱刺激，平补平泻法。留针 20 分钟，主穴中途行针 2 次。隔日 1 次，5 次为 1 个疗程。

医嘱：避免情绪激动，忌生冷、辛辣、刺激食物。

疗效：治疗 2 天后，患者自诉呃逆明显减轻，胸胁满闷明显缓解，无嗳气，同前法继续治疗。治疗第 7 天，患者自诉呃逆消失，其他伴随症状已基本治愈。同前法继续治疗 2 周。随访 1 个月未发作。

4. 刘某，女，37 岁，职工。2018 年 3 月 25 日初诊。

主诉：呃逆反复发作 1 月余。

现病史：患者平素饮食口味偏重，喜肥甘厚腻、生冷刺激食物。1 个月前突发呃逆，呃声低长无力，气不得续，泛吐清水，脘腹不舒，喜温喜按，面色㿠白，手足不温，食少乏力，大便溏薄。舌质淡，苔薄白，脉细弱。

专科检查：精神欠佳，形体偏胖，面色㿠白，呼吸语言正常。心肺听诊正常。肝脾未触及。肠鸣音亢进。

诊断：呃逆，证属脾胃阳虚。

治法：温补脾胃，降逆止呃。

治疗：先针刺主穴，内关、足三里，强刺激，补法；再针刺应穴，胃俞、中脘、膻中，较弱刺激，平补平泻法。留针 20 分钟，主穴中途行针 2 次。隔日 1 次，5 次为 1 疗程。

医嘱：避风寒，忌肥甘厚腻、生冷、辛辣、刺激食物。

疗效：治疗 5 天后，患者自诉呃逆明显减轻，手足尚温，精神尚可，同前法继续治疗。治疗第 10 天，患者自诉呃逆消失，其他伴随症状已基本随之治愈。同前法继续治疗 1 个月。随访 2 个月未发作。

5.王某,女,30 岁,家庭主妇。2019 年 12 月 10 日初诊。

主诉:呃逆反复发作 1 年余。

现病史:患者有慢性胃炎病史。1 年前开始反复出现呃逆,且呃声短促不得续,口干咽燥,烦躁不安,不思饮食,大便干结。舌红,苔少而干,脉细数。

专科检查:精神欠佳,形体偏瘦,面色无华,呼吸语言正常。心肺听诊正常。肝脾未触及。肠鸣音正常。

诊断:呃逆,证属胃阴不足。

治法:养胃生津,降逆止呃。

治疗:先针刺主穴,三阴交、内关,强刺激,泻法;再针刺应穴,胃俞、中脘、膻中,较弱刺激,平补平泻法。留针 20 分钟,主穴中途行针 2 次。隔日 1 次,5 次为 1 个疗程。

医嘱:避风寒,规律饮食,忌肥甘厚腻、生冷、辛辣、刺激食物。

疗效:治疗 5 天后,患者自诉呃逆明显减轻,食欲增加,同前法继续治疗。治疗第 10 天,患者自诉呃逆消失,其他伴随症状已基本治愈,心情平稳。同前法继续治疗 1 个月。随访 2 个月未发作。

第八节 胃 痛

【疾病概述】

胃痛是以上腹胃脘部发生疼痛为主症的病证,又称"胃脘痛"。由于疼痛部位近心窝处,古人又称"心痛""心下痛"等。其发生常与寒邪客胃、饮食伤胃、肝气犯胃和脾胃虚弱等因素有关。西医学的胃痉挛、胃肠神经官能症、急慢性胃炎、消化性溃疡、胃黏膜脱垂等疾病中，可参考本病辨证施治。

【辨证要点】

1. 实证

主症：上腹胃脘部暴痛，痛势较剧，痛处拒按，饥时痛减，纳后痛增。

兼症：脘腹得温痛减，遇寒痛增，恶寒喜暖，口不渴，喜热饮，或伴恶寒，苔薄白，脉弦紧，为寒邪犯胃证；胃脘胀满疼痛，嗳腐吞酸，嘈杂不舒，呕吐或矢气后痛减，大便不爽，苔厚腻，脉滑，为饮食伤胃证；胃脘胀满，脘痛连胁，嗳气频频，吞酸，大便不畅，每因情志因素而诱发，心烦易怒，喜太息，苔薄白，脉弦，为肝气犯胃证；胃痛拒按，痛有定处，食后痛甚，或有呕血便黑，舌质紫暗或有瘀斑，脉细涩，为气滞血瘀证。

2. 虚证

主症：上腹胃脘部疼痛隐隐，痛处喜按，空腹痛甚，纳后痛减。

兼症：泛吐清水，喜暖，大便溏薄，神疲乏力，或手足不温，舌淡苔薄，脉虚弱或迟缓，为脾胃虚寒证；胃脘灼热隐痛，似饥而不欲食，咽干口燥，大便干结，舌红少津，脉弦细或细数，为胃阴不足证。

【辨证选穴】

1. 寒邪犯胃证

温胃止痛。主穴选用足三里、内关；应穴可选用胃俞、中脘。

2. 饮食伤胃证

化滞止痛。主穴选用足三里、内关；应穴可选用梁门、天枢、中脘。

3. 肝气犯胃证

疏肝止痛。主穴选用太冲、内关；应穴可选用期门、中脘。

4. 气滞血瘀证

化瘀止痛。主穴选用足三里、内关；应穴可选用膻中、膈俞、中脘。

5. 脾胃虚寒证

温中止痛。主穴选用足三里、内关；应穴可选用胃俞、脾俞、中脘。

6. 胃阴不足证

柔胃止痛。主穴选用三阴交、内关；应穴可选用胃俞、中脘。

【操作步骤】

采取转移兴奋灶运动针法，每次主穴、应穴各选 1～2穴。先针刺主穴，强刺激，泻法；再针刺应穴，较弱刺激，平补平泻法。疼痛发作时，主穴持续行针 1～3 分钟，直到痛止或缓解。胃邪犯胃、脾胃虚寒者，中脘可用隔盐灸。留针 20 分钟，主穴中途行针 2 次，并且嘱咐患者做深呼吸运动。隔日 1 次。

【注意事项】

溃疡病出血或穿孔等重症时，应及时采取急救措施或外科治疗。平时注意饮食规律，忌食刺激性食物，保持心情舒畅。

【临床医案】

1. 陈某，男性，52 岁，农民。2021 年 2 月 5 日初诊。

主诉：胃脘部疼痛 3 小时。

现病史：患者于就诊前 3 小时无明显诱因出现胃脘部疼痛，以剑突下为著，伴有恶心、呕吐，呕吐物为胃内容物，无头晕、头痛，无心慌、胸闷及呼吸困难，无烧心、反酸，无腹痛腹泻。舌淡，苔薄白，脉浮。

专科检查：腹平软，剑突下压痛，无反跳痛、肌紧张，肝脾未触及肿大，叩诊鼓音，肠鸣音正常。生理反射存在，病理反射未引出。心电图示窦性心律，大致正常心电图。

诊断：胃痛，证属寒邪犯胃。

治法：温胃散寒，行气止痛。

治疗：先针刺主穴，足三里、内关，强刺激，泻法；再针刺应穴，胃俞、中脘，较弱刺激，平补平泻法。留针 20 分钟，主穴中途行针 2 次，并且嘱咐患者做深呼吸运动。疼痛发作时，主穴持续行针 1 分钟，直到痛止或缓解。隔日 1 次，5 次为 1 个疗程。

医嘱：注意防寒保暖，平时注意饮食规律，忌食刺激性食物。

疗效：治疗 3 天后，患者自诉胃脘部疼痛明显减轻，同前法继续治疗。治疗第 7 天，患者自诉胃脘部疼痛基本消失，无恶心、呕吐，检查：剑突下压痛消失。同前法继续治疗 1 个月，患者痊愈。随访 2 个月未发作。

2. 张某，男性，16 岁，高中生。2018 年 11 月 9 日初诊。

主诉：胃脘胀痛 1 周。

现病史：患者于 1 周前服柿子饼 5 个，次日出现胃脘胀痛，按之加重，伴泛酸口干，大便 3 日未行，服用奥美拉唑后效果不显，食欲减退。现时打酸嗝，脘腹隆起，按之胀痛明显。舌质淡，苔腻，脉滑。

专科检查：腹部稍膨隆，压痛，无反跳痛、肌紧张，肝脾未触及肿大，叩诊鼓音，肠鸣音尚正常。生理反射存在，病理反射未引出。

诊断：胃痛，证属饮食伤胃。

治法：消食和胃，行气通腑。

治疗：先针刺主穴，足三里、内关，强刺激，泻法；再针刺应穴，梁门、天枢、中脘，较弱刺激，平补平泻法。留针 20 分钟，主穴中途行针 2 次，并且嘱咐患者做深呼吸运动。疼痛发作时，主穴持续行针 1 分钟，直到痛止或缓解。隔日 1 次，5 次为 1 个疗程。

医嘱：平时注意饮食规律，忌暴饮暴食。

疗效：治疗 3 天后，患者自诉胃脘部胀痛明显减轻，同前法继续治疗。治疗第 10 天，患者自诉胃脘胀痛消失，无泛酸口干，大便正常，日行 1 次。检查：腹部平坦，无压痛、反跳痛、肌紧张，肝脾未触及肿大，叩诊鼓音，肠鸣音正常。同前法继续治疗 1 个月，患者痊愈。随访 2 个月未发作。

3. 万某，女性，39 岁，教师。2018 年 7 月 8 日初诊。

主诉：胃脘部胀满疼痛 1 月余。

现病史：患者于 1 个月前无明显诱因出现胃脘部胀满疼痛，虽经当地治疗，但效果不理想。近日表现胃脘部胀满疼痛，连及胁肋，善太息，嗳气频繁，口苦烦躁，嘈杂泛酸，大便不畅，每因情志不舒而加剧。舌淡红，苔白，脉弦。

专科检查：腹部平坦，触诊柔软，剑突下轻度压痛，墨菲征阴性，麦氏点无压痛、反跳痛；电子胃镜提示胆汁反流性胃炎。

诊断：胃痛，证属肝气犯胃。

治法：疏肝理气，健脾和胃。

治疗：先针刺主穴，太冲、内关，强刺激，泻法；再针刺应穴，期门、中脘，较弱刺激，平补平泻法。留针20分钟，主穴中途行针2次，并且嘱咐患者做深呼吸运动。疼痛发作时，主穴可持续行针1分钟，直到痛止或缓解。隔日1次，5次为1个疗程。

医嘱：保持心情愉悦，平时注意饮食规律，忌食油腻、辛辣之品。

疗效：治疗3天后，患者自诉胃脘部胀痛明显减轻，同前法继续治疗。治疗第10天，患者自诉胃脘部胀满疼痛消失，心情愉悦，无太息、嗳气，无口苦烦躁，无嘈杂泛酸，大便正常。检查：腹部平坦，触诊柔软，剑突下无压痛，墨菲征阴性，麦氏点无压痛、反跳痛。同前法继续治疗1个月，患者痊愈。随访半年未发作。

4.邹某，女性，50岁，农民。2020年1月15日初诊。

主诉：胃痛伴胆汁反流1年余，加重1个月。

现病史：患者1年前因诊治"痔疮出血"发现患有"直肠癌"，行手术治疗，并进行化疗（具体方案和疗程不详），后出现胃痛，胆汁反流，嗳气，进食加重，偶有反酸，胸骨后隐痛，并向背部放射。近1个月，患者感胃痛加重，食欲不振，口干欲饮水，胃脘及右胁下隐痛，偶及背部，食后尤甚，大便时干时溏。舌质暗，苔薄偏腻，脉弦细。

专科检查：腹部平坦，触诊柔软，胃脘部压痛，墨菲征阴性，麦氏点无压痛、反跳痛。电子胃镜示胆汁反流性胃炎，慢性食管炎。

诊断：胃痛，证属气滞血瘀。

治法：养胃醒胃，理气行瘀。

治疗：先针刺主穴，足三里、内关，强刺激，泻法；再针刺应穴，膻中、膈俞、中脘，较弱刺激，平补平泻法。留针 20 分钟，主穴中途行针 2 次，并且嘱咐患者做深呼吸运动。疼痛发作时，主穴持续行针 1 分钟，直到痛止或缓解。隔日 1 次，5 次为 1 个疗程。

医嘱：平时注意饮食规律，忌食油腻、辛辣之品，保持心情舒畅。

疗效：治疗 3 天后，患者自诉胃痛及胆汁反流明显减轻，同前法继续治疗。治疗第 10 天，患者自诉胃痛、胆汁反流明显缓解，食欲尚可，无口干，无嗳气，大便正常。检查：腹部平坦，触诊柔软，胃脘部轻压痛，墨菲征阴性，麦氏点无压痛、反跳痛。同前法继续治疗 1 个月，患者痊愈。随访 2 个月未发作。

5.陈某，男性，30 岁，销售员。2019 年 12 月 3 日初诊。

主诉：胃脘部隐痛反复发作 4 年余，加重 1 周。

现病史：患者自诉 4 年前由于工作原因，经常不能按时进餐，而出现胃脘部隐痛，曾在当地医院经胃镜检查，诊断为"十二指肠球部溃疡"。经用西药治疗（药物不详），未能根治。1 周前因劳累后出现胃痛隐隐不止，喜温喜按，空腹痛甚，得食则缓，神疲纳呆，四肢倦怠不温，泛吐清水，大便溏薄。舌质淡，苔薄白，脉沉迟。

专科检查：腹部平坦，触诊柔软，胃脘部轻压痛，墨菲征阴性，麦氏点无压痛、反跳痛。电子胃镜示慢性浅表性胃炎。

诊断：胃痛，证属脾胃虚寒。

治法：温中健脾，和胃止痛。

治疗：先针刺主穴，足三里、内关，强刺激，泻法；再针刺应穴，胃俞、脾俞、中脘，较强刺激，平补平泻法。留针20分钟，主穴中途行针2次，并且嘱咐患者做深呼吸运动。疼痛发作时，主穴持续行针1分钟，直到痛止或缓解。隔日1次，5次为1个疗程。

医嘱：注意防寒保暖，平时注意饮食规律，忌食生冷辛辣之品。

疗效：治疗3天后，患者自诉胃脘部隐痛明显减轻，同前法继续治疗。治疗第10天，患者自诉者胃脘部隐痛基本消失，神采奕奕，纳可寐佳，无泛吐清水，大便正常。检查：腹部平坦，触诊柔软，胃脘部无压痛，墨菲征阴性，麦氏点无压痛、反跳痛。同前法继续治疗1个月，患者痊愈。随访半年未发作。

6. 王某，女性，64岁，离休干部。2017年5月1日初诊。

主诉：胃脘部疼痛不适半年余。

现病史：患者半年前无明显诱因出现胃脘部疼痛不适，伴有呕吐酸水。近来感胃痛加重，仍有呕吐酸水，似饥而不欲食，口干口渴，消瘦，乏力，手足心热，烦躁不安，纳差寐可，大便干结，小便可。舌质红，少苔，脉细数。

专科检查：腹部平坦，触诊柔软，胃脘部压痛，墨菲征阴性，麦氏点无压痛、反跳痛。电子胃镜示慢性浅表性胃炎伴散在出血点。Hp（ – ）。

诊断：胃痛，证属胃阴不足。

治法：益胃养阴，和中止痛，止血。

治疗：先针刺主穴，三阴交、内关，强刺激，泻法；再针刺应穴，胃俞、中脘，较弱刺激，补法。留针 20 分钟，主穴中途行针 2 次，并且嘱咐患者做深呼吸运动。疼痛发作时，主穴持续行针 1 分钟，直到痛止或缓解。隔日 1 次，5 次为 1 个疗程。

医嘱：平时注意饮食规律，忌食刺激性食物。

疗效：治疗 3 天后，患者自诉胃脘部疼痛不适明显减轻，同前法继续治疗。治疗第 10 天，患者自诉胃脘部疼痛不适基本消失，无呕吐酸水，无口干、口渴，纳寐尚可，无手足心热，无烦躁不安，二便尚可。检查：腹部平坦，触诊柔软，胃脘部无压痛，墨菲征阴性，麦氏点无压痛、反跳痛。同前法继续治疗 1 个月，患者痊愈。随访半年未发作。

第九节 腹 痛

【疾病概述】

腹痛是以胃脘以下、耻骨毛际以上部位发生疼痛为主症的病证。其发生常与感受外邪、饮食不节、情志不畅、劳倦体虚等因素有关。西医学的急慢性肠炎、肠痉挛、肠易激综合征等疾病中，可参考本病辨证施治。

【辨证要点】

主症：胃脘以下、耻骨毛际以上部位疼痛。

发病急骤，痛势剧烈，痛时拒按，属急性腹痛，多为实证；病程较长，痛势绵绵，痛时喜按，属慢性腹痛，多为虚证，或虚实夹杂。

兼症：腹痛暴急，喜温怕冷，腹胀肠鸣，四肢欠温，口不渴，小便清长，舌淡，苔白，脉沉紧，为寒邪内积证；腹痛拒按，胀满不舒，大便秘结或溏滞不爽，烦渴引饮，汗出，小便短赤，舌红，苔黄腻，脉濡数，为湿热壅滞证；脘腹胀闷或痛，攻窜不定，痛引少腹，得嗳气或矢气则腹痛酌减，遇恼怒则加剧，舌紫暗，或有瘀点，脉弦涩，为气滞血瘀证；腹痛缠绵，时作时止，饥饿劳累后加剧，痛时喜按，大便溏薄，神疲怯冷，舌淡，苔薄白，脉沉细，为脾阳不振证。

【辨证选穴】

1. 寒邪内积证

温里化积。主穴选用公孙、足三里；应穴可选用天枢、关元。

2. 湿热壅滞证

清热化积。主穴选用阴陵泉、内庭；应穴可选用天枢、关元。

3. 气滞血瘀证

理气化积。主穴选用太冲、血海；应穴可选用天枢、关元。

4. 脾阳不振证

温脾化积。主穴选用足三里、三阴交；应穴可选用脾俞、天枢、关元。

【操作步骤】

采取转移兴奋灶运动针法，每次主穴、应穴各选1～2穴。先针刺主穴，强刺激，泻法；再针刺应穴，较弱刺激，平补平泻法。腹痛发作时，足三里持续强刺激 1 ～ 3 分钟，直到痛止或缓解。留针 20 分钟，主穴中途行针 2 次，并且嘱咐患者做深呼吸运动。隔日 1 次。

【注意事项】

1. 针灸治疗腹痛有较好的效果，应明确诊断后进行针灸治疗。

2. 急腹症引起的腹痛，在针灸治疗的同时，应严密观察病情变化，必要时采取其他治疗措施，或手术治疗。

【临床医案】

1. 蓝某，男，18 岁，学生。2020 年 1 月 10 日初诊。

主诉：腹痛 2 天。

现病史：患者于 2 天前饮冷饮后出现腹痛，以脐周为主，呈阵发性绞痛，腹泻，呈黄色水样便，约 10 余次，便后腹痛缓解，无里急后重。起病以来，喜温怕冷，腹胀肠鸣，四肢欠温，伴头昏，无头痛。舌淡，苔白，脉沉紧。

专科检查：腹平软，未见胃肠型及蠕动波，脐周轻压痛，无反跳痛，肝脾肋下未触及，肝肾区无压痛、反跳痛，移动性浊音阴性，肠鸣音正常。

诊断：腹痛（急性胃肠炎），证属寒邪内积。

治法：散寒温里，理气止痛。

治疗：先针刺主穴，公孙、足三里，强刺激，泻法；再针刺应穴，天枢、关元，较弱刺激，平补平泻法。腹痛发作时，足三里持续强刺激 3 分钟，直到痛止或缓解。留针 20 分钟，主穴中途行针 2 次，并且嘱咐患者做深呼吸运动。隔日 1 次，5 次为 1 个疗程。

医嘱：平时注意饮食规律，忌食生冷、刺激性食物。

疗效：治疗 3 天后，患者自诉腹痛明显减轻，腹泻次数约 3 次，肠鸣消失，同前法继续治疗。治疗第 10 天，患者自诉腹痛基本消失，伴随症状基本消失。同前法继续治疗 1 个月，患者痊愈。随访 2 个月未发作。

2. 李某，男，45 岁，个体户。2018 年 5 月 10 日初诊。

主诉：腹痛反复发作 1 月余。

现病史：患者饮酒史 25 年。1 个月前突发腹痛，且拒按，胀满不舒，大便溏滞不爽，烦渴引饮，汗出，小便短赤。舌红，苔黄腻，脉濡数。

专科检查：腹部平软，未见胃肠型及蠕动波。下腹轻压痛，无反跳痛，肝脾肋下未触及，肝肾区无压痛、反跳痛，移动性浊音阴性，肠鸣音亢进。

诊断：腹痛，证属湿热壅滞。

治法：泄热通腑，行气导滞。

治疗：先针刺主穴，阴陵泉、内庭，强刺激，泻法；再针刺应穴，天枢、关元，较弱刺激，平补平泻法。留针 20 分钟，主穴中途行针 2 次，并且嘱咐患者做深呼吸运动，疼痛即刻舒缓。隔日 1 次，5 次为 1 个疗程。

医嘱：戒酒，平时注意饮食规律，忌食生冷、刺激性食物。

疗效：治疗 3 天后，患者自诉腹痛明显减轻，大便尚调，同前法继续治疗。治疗第 7 天，患者自诉腹痛基本消失，伴随症状基本治愈。同前法继续治疗 1 个月，患者痊愈。随访 2 个月未发作。

3. 林某，女，28 岁，店员。2018 年 6 月 2 日初诊。

主诉：腹痛 1 周。

现病史：患者1周前行人工流产术后出现腹部胀痛，攻窜不定，痛引少腹，得矢气则腹痛酌减，遇恼怒则加剧，心情烦闷。患病以来，患者精神差，纳寐欠佳，便秘，小便正常。舌质偏暗，苔薄白，脉弦涩。

专科检查：腹部平软，未见胃肠型及蠕动波。下腹压痛，无反跳痛，肝脾肋下未触及，肝肾区无压痛、反跳痛，移动性浊音阴性，肠鸣音正常。

诊断：腹痛（人工流产术后），证属气滞血瘀。

治法：活血化瘀，行气止痛。

治疗：先针刺主穴，太冲、血海，强刺激，泻法；再针刺应穴，天枢、关元，较弱刺激，平补平泻法。留针20分钟，主穴中途行针2次，并且嘱咐患者做深呼吸运动，疼痛即刻舒缓。隔日1次，5次为1个疗程。

医嘱：注意休息，防寒保暖，加强营养，忌食生冷、刺激性食物。

疗效：治疗3天后，患者自诉腹痛明显减轻，纳寐尚可，同前法继续治疗。治疗第10天，患者自诉腹痛消失，伴随症状基本消失。同前法继续治疗1个月，患者痊愈。随访2个月未发作。

4.陈某，女，25岁，学生。2019年1月10日初诊。

主诉：腹部隐痛3月余。

现病史：患者3个月前无明显原因出现腹痛缠绵，隐痛时作时止，饥饿劳累后加剧，痛时喜按，大便溏薄，神疲怯冷。患者平素饮食不规律。舌淡，苔薄白，脉沉细。

专科检查：腹部平软，未见胃肠型及蠕动波。上腹轻压痛，无反跳痛，肝脾肋下未触及，肝肾区无压痛、反跳痛，移动性浊音阴性，肠鸣音亢进。

诊断：腹痛（慢性肠炎），证属脾阳不振。

治法：温运脾阳，行气止痛。

治疗：先针刺主穴，足三里，强刺激，泻法；再针刺应穴，脾俞、天枢、关元，较弱刺激，平补平泻法。腹痛发作时，足三里持续强刺激1分钟，直到痛止或缓解。留针20分钟，主穴中途行针2次，并且嘱咐患者做深呼吸运动。隔日1次，5次为1个疗程。

医嘱：注意休息，防寒保暖，饮食规律，忌食生冷、刺激性食物。

疗效：治疗3天后，患者自诉腹部隐痛明显减轻，精神较前转佳，同前法继续治疗。治疗第10天，患者自诉腹痛消失，伴随症状基本消失。同前法继续治疗1个月，患者痊愈。随访2个月未发作。

第十节　胁　痛

【疾病概述】

胁痛是以一侧或两侧胁肋部疼痛为主症的病证，又称胁肋痛、季肋痛或胁下痛。其发生多与情志不畅、跌仆损伤、饮食所伤、外感湿热、虚损久病等因素有关。西医学的肋间神经痛、急慢性肝炎、肝硬化、胆囊炎、胆石症、胆道蛔虫症、胸膜炎等疾病中，可参考本病辨证施治。

【辨证要点】

主症：胁肋疼痛。

兼症：疼痛以胀痛为主，痛无定处，常因情志波动而发作，伴情志不舒，胸闷短气，苔薄白，脉弦，为肝气郁结证；恶心，呕吐，口苦，舌红，苔黄腻，脉弦滑数，为肝胆湿热证；胁痛如刺，痛处不移、舌质暗，脉沉涩，为气滞血瘀证；若胁痛绵绵，遇劳加重，头晕目眩，口干咽燥，舌红少苔，脉细，为肝阴不足证。

【辨证选穴】

1. 肝气郁结证

疏肝止痛。主穴选用内关、太冲、支沟；应穴可选用期门、肝俞。

2. 肝胆湿热证

清热止痛。主穴选用阴陵泉、太冲、支沟；应穴可选用期门。

3. 气滞血瘀证

化瘀止痛。主穴选用阳辅、太冲、支沟；应穴可选用膈俞、期门。

4. 肝阴不足证

柔肝止痛。主穴选用支沟、阳陵泉；应穴可选用肝俞、肾俞、期门。

【操作步骤】

每次主穴、应穴各选 1～2 穴。先针刺主穴，强刺激，泻法；再针刺应穴，较弱刺激，平补平泻法。留针 20 分钟，主穴中途行针 2 次，并且嘱咐患者做深呼吸运动。隔日 1 次。

【注意事项】

胁痛可见于多种疾病中，针灸治疗同时需进行相关检查，必要时可采取综合治疗。

【临床医案】

章某，男，34岁，保安。2019年8月5日初诊。

主诉：胸胁胀痛3小时。

现病史：患者3小时前与人发生争吵后出现胸胁胀痛，痛无定处，伴胸闷短气，心情郁闷。舌质淡，苔薄白，脉弦。

专科检查：两胁肋处多处轻压痛，无骨折。

诊断：胁痛，证属肝气郁结。

治法：疏肝理气。

治疗：先针刺主穴，内关、太冲、支沟，强刺激，泻法；再针刺应穴，期门，稍弱刺激，平补平泻法。胁痛发作时，太冲穴持续强刺激1分钟，直到痛止或缓解。留针20分钟，主穴中途行针2次，并且嘱咐患者做深呼吸运动。隔日1次，5次为1个疗程。

医嘱：保持情绪稳定。

疗效：治疗3天后，患者自诉胁痛明显减轻，心情平静，同前法继续治疗。治疗第10天，患者自诉胁痛消失，伴随症状基本消失。同前法继续治疗2周，患者痊愈。随访1个月未发作。

第十一节　便　秘

【疾病概述】

便秘是以大便秘结不通，便质干燥、坚硬，排便周期或时间延长，常常数日一行，或虽有便意但排便不畅为主症的病证。其发生常与饮食不节、情志失调和年老体虚等因素有关。西医学的功能性便秘、肠道易激综合征、药物性便秘、内分泌及代谢性疾病、直肠及肛门疾病所致的便秘等疾病，可参考本病辨证施治。

【辨证要点】

主症：大便秘结不通，排便艰涩难解。

兼症：大便干结，腹胀，口干，口臭，喜冷饮，舌红，苔黄或黄燥，脉滑数，为热邪壅盛证（热秘）；欲便不得，嗳气频作，腹中胀痛，纳食减少，胸胁痞满，舌苔薄腻，脉弦，为气机郁滞证（气秘）；虽有便意，临厕努挣乏力，挣则汗出气短，便后疲乏，大便并不干硬、面色㿠白，神疲气怯，舌淡嫩，苔薄，脉虚细，为气虚证（气虚秘）；大便秘结，面色无华，头晕心悸，唇舌色淡，脉细，为血虚证（血虚秘）；大便艰涩，排出困难，腹中冷痛，面色㿠白，四肢不温，畏寒喜暖，小便清长，舌淡苔白，脉沉迟，为阳虚阴寒内盛证（冷秘）。

【辨证选穴】

1. 热秘证

清热通便。主穴选用支沟、足三里；应穴可选用大肠俞、天枢。

2.气秘证

理气通便。主穴选用太冲、足三里；应穴可选用中脘、大肠俞、天枢。

3.气虚秘证

益气通便。主穴选用上巨虚、足三里；应穴可选用气海、大肠俞、天枢。

4.血虚秘证

养血通便。主穴选用三阴交、支沟；应穴可选用脾俞、大肠俞、天枢。

5.冷秘证

温里通便。主穴选用上巨虚、支沟；应穴可选用关元、大肠俞、天枢。

【操作步骤】

采取转移兴奋针法，每次主穴、应穴各选 1～2 穴。先针刺主穴，较强刺激，平补平泻法；再针刺应穴，弱刺激，补法。留针 20 分钟，主穴中途行针 2 次。隔日 1 次。冷秘、气虚秘、血虚秘，主穴可针上加灸，应穴神阙、关元可加悬灸。

【注意事项】

1.针灸对功能性便秘有较好疗效，如经治疗多次而无效者需查明原因。

2.平时应坚持体育锻炼，多食蔬菜水果及粗纤维食物，养成定时排便习惯。

【临床医案】

1. 曹某，男，36 岁，职工。2020 年 7 月 23 日初诊。

主诉：大便干结 1 周。

现病史：患者自诉 1 周前大量食用芒果后出现大便干结，腹胀，拒按，口干，口臭，喜冷饮。患者发病以来，精神欠佳，纳寐尚可。舌红，苔黄，脉滑数。

专科检查：腹部平，偏硬，未见胃肠型及蠕动波。腹部压痛，无反跳痛，肝脾肋下未触及，肝肾区无压痛、反跳痛，移动性浊音阴性，肠鸣音减弱。

诊断：便秘，证属热邪壅盛。

治法：泄热导滞，润肠通便。

治疗：先针刺主穴，支沟、足三里，较强刺激，平补平泻；再针刺应穴，大肠俞、天枢，弱刺激，补法。留针 20 分钟，主穴中途行针 2 次。隔日 1 次，5 次为 1 个疗程。

医嘱：饮食清淡，忌热性食物。

疗效：治疗 3 天后，患者自诉腹胀减轻，大便 2 天 1 次，口干口臭明显缓解，同前法继续治疗。治疗第 10 天，患者自诉腹胀消失，大便正常，每日 1 次，伴随症状基本消失。同前法继续治疗 2 周，患者痊愈。随访 1 个月未发作。

2. 张某，女，70 岁，退休职工。2019 年 1 月 3 日初诊。

主诉：便秘 10 余年，加重 1 周。

现病史：患者从 10 余年前开始，大便干结如羊屎，排出乏力，伴有腹胀闷不适，身体瘦弱，精神倦怠，气短乏力，口干不欲多饮，心烦失眠，长期服用便秘通口服液，能保持 3 ～ 5 天 1 次大便，但排出困难。1 周前因食用炒花生米后，大便已 7 日未解，腹部胀满，曾 3 次上厕所排便均未排出，且每次排便时汗出湿衣，头晕不适。舌质淡红，苔薄，脉细无力。

专科检查：腹部平，偏硬，未见胃肠型及蠕动波。腹部压痛，无反跳痛，肝脾肋下未触及，肝肾区无压痛、反跳痛，移动性浊音阴性，肠鸣音明显减弱。

诊断：便秘，证属气虚。

治法：益气润肠。

治疗：先针刺主穴，上巨虚、足三里，较强刺激，平补平泻法；再针刺应穴，气海、大肠俞、天枢，弱刺激，补法。留针20分钟，主穴中途行针2次。隔日1次，5次为1个疗程。

医嘱：饮食清淡。

疗效：治疗3天后，患者自诉大便可顺利解出，腹胀减轻，睡眠尚可，同前法继续治疗。治疗第10天，患者自诉大便每日1次，且较前顺畅，伴随症状基本消失。同前法继续治疗1个月，患者痊愈。随访2个月未发作。

第十二节　泄　泻

【疾病概述】

泄泻是以大便次数增多，便质稀溏或完谷不化，甚至如水样为主症的病证，也称腹泻。大便溏薄者称为"泄"，大便如水注者称为"泻"。本病一年四季均可发生，但以夏秋两季多见。其发生常与饮食不节、感受外邪、情志失调、脾胃虚弱、年老体弱、久病体虚等因素有关。西医学中功能性腹泻、急慢性肠炎、过敏性肠炎、溃疡性结肠炎、小肠吸收不良、肠易激综合征等疾病，可参考本病辨证施治。

【辨证要点】

主症：大便次数增多，便质清稀或完谷不化，甚至如水样。

发病势急，病程短，大便次数多，小便减少，属急性泄泻，多为实证；起病势缓，病程长，便泻次数较少，属慢性泄泻，多为虚证，或虚实夹杂。

兼症：大便清稀，水谷相杂，肠鸣胀痛，口不渴，身寒喜温，舌淡，苔白滑，脉迟，为寒湿内盛证；便色黄而臭，伴有黏液，肛门灼热，腹痛，心烦口渴，喜冷饮，小便短赤，舌红，苔黄腻，脉濡数大，为湿热伤中证；腹痛肠鸣，大便恶臭，泻后痛减，伴有未消化的食物，嗳腐吞酸，不思饮食，舌苔垢浊或厚腻，脉滑，为食滞胃肠证；大便溏薄，完谷不化，反复发作，稍进油腻食物，则大便次数增多，面色萎黄，神疲，不思饮食，喜暖畏寒，舌淡，苔白，脉濡缓无力，为脾胃虚弱证；胸胁胀闷，嗳气食少，每因抑郁恼怒或情绪紧张时，发生腹痛泄泻，舌淡红，脉弦，为肝气乘脾证；黎明之前，腹部作痛，肠鸣即泻，泻后痛减，腹部畏寒，腰酸腿软，消瘦，面色黧黑，舌淡。苔白，脉沉细，为肾阳虚衰证。

【辨证选穴】

1. 寒湿内盛证

温里止泻。主穴选用上巨虚、阴陵泉；应穴可选用关元、水分、天枢、大肠俞。

2. 湿热伤中证

清热止泻。主穴选用内庭、曲池、阴陵泉；应穴可选用天枢、大肠俞。

3. 食滞胃肠证

化滞止泻。主穴选用上巨虚、阴陵泉；应穴可选用中脘、天枢、大肠俞。

4. 脾胃虚弱证

温中止泻。主穴选用上巨虚、阴陵泉；应穴可选用脾俞、胃俞、天枢、大肠俞。

5. 肝气乘脾证

疏肝止泻。主穴选用行间、阴陵泉；应穴可选用肝俞、天枢、大肠俞。

6. 肾阳虚衰证

温肾止泻。主穴选用上巨虚、阴陵泉；应穴可选用肾俞、命门、关元、大肠俞。

【操作步骤】

采取转移兴奋灶针法，每次主穴、应穴各选 1～2 穴。先针刺主穴，较强刺激，平补平泻法；再针刺应穴，弱刺激，补法。寒湿及脾、肾虚证针灸并用（肾阳亏虚者可用隔附子饼灸）；神阙用隔盐灸或隔姜灸。留针 20 分钟，主穴中途行针 2 次。隔日 1 次。急性泄泻针灸治疗每日 2 次。

【注意事项】

1. 针灸治疗泄泻有显著疗效。若急性胃肠炎或溃疡性结肠炎等因腹泻频繁而出现脱水现象者，应适当配合输液治疗。

2. 治疗期间应注意清淡饮食，忌食生冷、辛辣、油腻之品，注意饮食卫生。

【临床医案】

1.郝某，女，22岁，学生。2018年10月7日初诊。

主诉：腹泻2天。

现病史：患者2天前食用冰可乐后出现腹泻，约10次，大便清稀，水谷相杂，肠鸣胀痛，口不渴，身寒喜温。患者自发病以来，神志清，神疲乏力，头晕，无头痛，纳寐欠佳。舌淡白，苔白滑，脉迟。

专科检查：腹部压痛，无反跳痛。肠鸣音亢进。

诊断：泄泻（急性肠炎），证属寒湿内盛。

治法：芳香化湿，解表散寒。

治疗：先针刺主穴、上巨虚、阴陵泉，较强刺激，平补平泻法；再针刺应穴，关元、水分、天枢、大肠俞，弱刺激，补法。留针20分钟，主穴中途行针2次。每日2次，5次为1个疗程。

医嘱：防寒保暖，忌生冷、辛辣、刺激性食物。

疗效：治疗3天后，患者自诉腹泻次数减少，每日约5次，全身尚温，精神尚可，同前法继续治疗。治疗第7天，患者自诉腹泻明显缓解，每日约2次，伴随症状基本消失。同前法继续治疗1个月，患者痊愈。随访2个月未发作。

2.秦某，男，62岁，农民。2018年1月10日初诊。

主诉：腹泻1周。

现病史：患者1周前无明显原因出现腹泻，且均在黎明之前，腹部作痛，肠鸣即泻，泻后痛减，腹部畏寒，腰酸腿软，明显消瘦，面色黧黑。舌淡白，苔白腻，脉沉细。

专科检查：腹部压痛，无反跳痛。肠鸣音亢进。

诊断：泄泻（急性肠炎），证属肾阳虚衰。

治法：温肾健脾，固涩止泻。

治疗：先针刺主穴，上巨虚、阴陵泉，较强刺激，平补平泻法；再针刺应穴，肾俞、命门、关元、天枢、大肠俞，弱刺激，补法。留针 20 分钟，主穴中途行针 2 次。每日 2 次，5 次为 1 个疗程。

医嘱：防寒保暖，忌生冷、辛辣、刺激性食物。

疗效：治疗 3 天后，患者自诉黎明之前腹泻症状减轻，腹部无畏寒，同前法继续治疗。治疗第 10 天，患者自诉无黎明前腹泻，伴随症状基本消失。同前法继续治疗 1 个月，患者痊愈。随访 2 个月未发作。

第八章　五官科疾病的临床运用

第一节　耳　疖

【疾病概述】

耳疖是发生于外耳道的疖肿，是以外耳道局限性红肿、疼痛为临床特征的耳病。西医学的外耳道疖可参考本病辨证施治。

【辨证要点】

1. 风热邪毒证

主症：病程较短，多在挖耳后不久起病，耳痛，张口、咀嚼时耳痛加重；局部检查见外耳道局限性红肿，耳屏压痛，耳郭牵拉痛。舌红，苔薄黄，脉浮数。

兼症：可伴有发热、恶寒、头痛等症状。

2. 肝胆火热证

主症：耳痛剧烈，痛引腮脑；局部检查见外耳道局限性红肿，甚至堵塞外耳道，或疖肿顶部见脓点，或溃破流脓。舌红，苔黄，脉弦数。

兼症：可伴有发热、口苦咽干、大便秘结等症状。

【辨证选穴】

1. 风热邪毒证

疏风解毒消肿。主穴可选用合谷、外关、关冲；应穴可选用耳门、听宫、听会、灵台。

2. 肝胆火热证

清肝解毒消肿。主穴可选用大敦、外关、行间；应穴可选用耳门、听宫、听会、灵台。

【操作步骤】

采取转移兴奋灶运动针法，每次主穴、应穴各选 1～2 穴。先针刺主穴，强刺激，泻法；再针刺应穴，较弱刺激，平补平泻法。留针 20 分钟，主穴中途行针 3 次，并且嘱咐患者做咀嚼运动。每日 1 次。

【注意事项】

1. 耳部疖肿，切勿挤压，以免邪毒走窜，变生疔疮走黄等重症。

2. 勿随意挖耳，保持外耳道清洁。

3. 忌辛辣刺激类食物。

【临床医案】

1. 田某，男，26 岁，程序员。2018 年 7 月 21 日初诊。

主诉：右耳疼痛 4 天。

现病史：患者自诉 4 天前采耳后出现右耳刺痛，张口及咀嚼时耳痛加重，自行用碘伏涂抹，未有明显好转。舌红，苔薄黄，脉浮数。

专科检查：右侧外耳道前壁红肿，见一绿豆大小凸起，耳屏触痛、耳郭牵拉痛。

诊断：耳疖，证属风热邪毒、上犯耳窍。

治法：疏风清热。

治疗：先针刺左侧（健侧）手部的外关、关冲，强刺激，泻法；再针刺右耳周的耳门，较弱刺激，平补平泻法；得气后，嘱患者做缓慢咀嚼运动，并且在外关、关冲行针 3

次，每次 10 秒钟；留针 20 分钟。每日 1 次。

医嘱：勿挖耳，保持耳窍干燥，禁辛辣发物。

疗效：治疗 3 日后，右耳疼痛已无，外耳道红肿已消失，临床痊愈。

2. 王某，女，32 岁，银行职员。2017 年 6 月 12 日初诊。

主诉：左耳疼痛。

现病史：患者诉因连续熬夜加班后出现左耳疼痛，伴有同侧头痛，口干、口苦明显，2 日未行大便，小便较黄。因在备孕畏惧用药，要求针刺治疗。舌红，苔薄黄，脉弦数。

专科检查：左侧外耳道底壁见约半粒黄豆大小红肿凸起，耳屏触痛明显，耳郭牵拉痛，张口亦有明显疼痛。

诊断：耳疖（左），证属肝胆火热、上扰耳窍。

治法：清肝泄热。

治疗：先针刺右侧（健侧）手部的外关及右侧（健侧）足部行间，强刺激，泻法；再针刺左耳周的耳门，弱刺激，平补平泻法；得气后，嘱患者做缓慢咀嚼运动，并且在外关、行间行针 3 次，每次 10 秒钟；留针 20 分钟。每日 1 次。

医嘱：勿熬夜，保持耳窍干燥，禁辛辣发物。

疗效：第 1 次治疗结束后，觉耳痛、头痛减轻明显，张嘴时耳痛无；连续治疗 3 日后，左耳疼痛已无，外耳道红肿已消失，临床痊愈。

第二节 耳 疮

【疾病概述】

耳疮是以外耳道弥漫性红肿疼痛为临床特征的耳病。本病好发于夏秋季节。西医学的外耳道炎可参考本病辨证施治。

【辨证要点】

1. 风热湿邪证

主症：耳痛，耳痒，耳内灼热感；局部检查见外耳道弥漫性红肿，或有少量渗液。舌红，苔薄黄，脉浮数。

兼症：可伴有发热、恶寒等。

2. 肝胆湿热证

主症：耳痛较重，牵引同侧头痛，张口、咀嚼时尤甚；局部检查见外耳道弥漫性红肿或糜烂，渗出淡黄色脂水。舌红，苔黄，脉弦数。

兼症：可伴有口苦、咽干、发热、便秘等。

3. 血虚化燥证

主症：耳内痒痛日久，局部检查见外耳道皮肤潮红、增厚、皲裂、脱屑、结痂，甚或外耳道狭窄。舌质红，苔薄黄，脉细数。

兼症：可伴口干、全身皮肤干燥、便秘等。

【辨证选穴】

1. 风热湿邪证

清热化湿止痒。主穴可选用关冲、外关、三阴交；应穴可选用耳门、听宫、听会、上关。

2. 肝胆湿热证

清肝化湿止痒。主穴可选用太冲、关冲、阳陵泉；应穴可选用耳门、听宫、听会、上关。

3. 血虚化燥证

凉血润燥止痒。主穴可选用三阴交、太冲、血海；应穴可选用耳门、听宫、上关、膈俞。

【操作步骤】

采取转移兴奋灶运动针法，每次主穴、应穴各选 1～2 穴。实证，先针刺主穴，强刺激，泻法；再针刺应穴，较弱刺激，平补平泻法。留针 20 分钟，主穴中途行针 3 次，并且嘱咐患者做咀嚼运动。每日 1 次。虚证，先针刺主穴，较强刺激，平补平泻法；再针刺应穴，弱刺激，补法。留针 20 分钟，主穴中途行针 1 次。隔日 1 次。

【注意事项】

1. 本病若因脓耳引起，当积极治疗原发病。

2. 勿随意挖耳，保持外耳道清洁。

3. 忌辛辣刺激类食物。

【临床医案】

1. 刘某，男，25 岁，体育老师。2017 年 6 月 19 日初诊。

主诉：右耳灼热、胀痛 2 日。

现病史：患者诉 1 周前感冒，自服感冒药 3 天，症状缓解后出现右耳灼热、胀痛，伴咽部痛不适，听力未有影响。舌红，苔薄黄，脉浮数。

专科检查：右侧耳屏压痛、耳屏牵拉痛明显，外耳道皮肤弥漫性红肿，鼓膜完整。

诊断：耳疮（右），证属外感风热、上犯耳窍。

治法：疏风清热。

治疗：先针刺左侧（健侧）手部的外关，强刺激，泻法；再针刺右耳周（患侧）的听宫、翳风，弱刺激，平补平泻法；得气后，嘱患者做缓慢咀嚼运动，留针 20 分钟期间，在外关行针 3 次，每次 10 秒钟。每日 1 次。

医嘱：勿挖耳，保持耳窍干燥，禁辛辣发物。

疗效：连续治疗 2 日后，右耳疼痛已无，外耳道红肿已消失，咽痛亦无，临床痊愈。

2.吴某，男，37 岁，快递员。2018 年 8 月 10 日初诊。

主诉：左耳疼痛、流水 4 日。

现病史：患者诉 4 日前觉左耳胀痛，自行挖耳后流水，昨晚睡觉时流水较多，疼痛感加重，人感觉烦躁不安。舌红，苔黄腻，脉滑数。

专科检查：左侧外耳道潮红、稍肿，见黄色分泌物结痂至外耳道口，清洗后见鼓膜完整。

诊断：耳疮（左），证属湿热蕴蒸、上犯耳窍。

治法：清热利湿。

治疗：先针刺右侧（健侧）手部的外关、阳陵泉，强刺激，泻法；再针刺左耳周（患侧）耳门，弱刺激，平补平泻法；得气后，嘱患者做缓慢咀嚼运动；留针 20 分钟期间，在外关、阳陵泉行针 3 次，每次 10 秒钟。每日 1 次。

医嘱：勿挖耳，保持耳窍干燥，禁辛辣发物，勿发怒。

疗效：连续治疗 4 日后，左耳疼痛已无，外耳道红肿已消失，临床痊愈。

3.闵某，女，56 岁，退休，2016 年 5 月 17 日初诊。

主诉：右耳反复流水、瘙痒半年。

现病史：患者自诉 5 年前曾经右耳瘙痒流水，1 周左右自愈后未有发作。半年前因食用海鲜后复又出现右耳流水、瘙痒，时轻时重，伴耳痛，烦躁易怒，大便干。舌红，苔薄黄，脉细数。

专科检查：右耳外耳道皮肤粗糙稍红肿，表面覆有灰白色痂皮，鼓膜完整。

诊断：耳疮（右），证属血虚化燥、火灼耳窍。

治法：补血滋阴。

治疗：先刺左侧（健侧）外关、血海，强刺激，泻法；再针刺右耳周（患侧）上关、听宫，弱刺激，补法。留针20分钟，主针中途行针3次。留针期间，嘱咐患者做咀嚼运动。隔日1次。

医嘱：禁辛辣、海鲜等发物，耳窍保持干燥，勿挖耳。

疗效：连续治疗5次后，耳流水、瘙痒、耳痛等症状已无，外耳道皮肤如常。3个月后随访未有复发。

第三节　旋耳疮

【疾病概述】

旋耳疮是以旋绕耳郭或耳周的皮肤潮红、黄水淋漓或皲裂、脱屑、瘙痒为临床特征的耳病。本病常以小儿多见。西医学的外耳湿疹可参考本病辨证施治。

【辨证要点】

1. 风热湿邪证

主症：耳部皮肤瘙痒、灼热感，病程较短；局部检查见耳郭及周围有小水疱，溃破渗出黄色脂水，皮肤糜烂。舌质红，苔黄腻，脉略弦数。

兼症：可伴发热、口干、大便黏腻不爽、小便短赤等。

2. 血虚风燥证

主症：耳部瘙痒，反复发作，缠绵难愈，局部检查见外耳道、耳郭及其周围皮肤增厚、粗糙、皲裂，上覆痂皮或鳞屑。舌质红，苔白，脉细缓。

兼症：可伴有面色萎黄、纳差、身倦乏力等。

【辨证选穴】

1. 风热湿邪证

清热化湿止痒。主穴可选用关冲、阳池、阳谷；应穴可选用耳门、听宫、瘈脉；湿热甚，加曲池、阴陵泉。

2. 血虚风燥证

养血润燥止痒。主穴可选用三阴交、阳池、阳谷；应穴可选用耳门、听宫、听会、瘈脉；湿热甚，加曲池、阴陵泉；血虚风甚，加曲池、血海。

【操作步骤】

采取转移兴奋灶针法，每次主穴、应穴各选 1～2 穴。实证，先针刺主穴，强刺激，泻法；再针刺应穴，较弱刺激，平补平泻法。留针 20 分钟，主穴中途行针 3 次，每日 1 次。虚证，先针刺主穴，较强刺激，平补平泻法；再针刺应穴，弱刺激，补法。留针 20 分钟，主穴中途行针 1 次。隔日 1 次。

【注意事项】

1. 若由脓耳、耳疮等耳病引发，当积极治疗原发病，以防反复发作。

2. 小儿当注意勿抓挠耳部，保持耳郭干燥清洁。

3. 忌食辛辣刺激及海鲜类发物。

【临床医案】

1. 王某，男，10 岁，学生。2017 年 4 月 18 日初诊。

主诉：右耳反复瘙痒，流水 1 年。

现病史：患儿母亲代诉其 1 年前出现右耳瘙痒，用手抓后则流黄水、红肿，症状反复发作，时轻时重，曾在省儿童医院治疗未有改善；患儿面色稍黄，平时饮食不多，不好动。舌红，苔薄白，脉细缓。

专科检查：右侧外耳道内及耳郭周围皮肤较左耳稍厚，表面粗糙，覆有淡白色皮屑。

诊断：旋耳疮，证属血虚生风、燥邪犯耳。

治法：补血滋阴。

治疗：先针刺阳池、血海，较强刺激，平补平泻法；再针刺瘈脉、风池等，弱刺激，补法。留针期间，在阳池、血海行针 3 次，每次 1 分钟；留针 20 分钟。隔日 1 次。

医嘱：禁辛辣、海鲜等发物，耳窍保持干燥，勿挖耳。

疗效：3 次治疗后右耳瘙痒明显减轻，已无红肿，连续治疗 10 次后耳部不适症状均已消失，右耳外耳道皮肤恢复正常，临床痊愈。3 个月后随访未有复发。

2. 胡某，男，23 岁，业务员。2019 年 6 月 4 日初诊。

主诉：左耳郭痒痛 2 日。

现病史：患者诉 2 日前左耳郭痒，抓挠后耳郭红肿且出现许多淡黄色小水疱，溃破后流水，痒痛难忍，心情烦躁，口干，二便平。舌红，苔黄稍腻，脉滑数。

专科检查：左耳郭潮红，较右侧稍肿，表面见淡黄色小水疱，有渗出液，少许痂皮附着；外耳道皮肤如常，鼓膜完整。

诊断：旋耳疮（左）；证属湿热内蕴、上犯耳窍。

治法：清利湿热。

治疗：先针刺右侧（健侧）手部的阳池，强刺激，泻法；再针刺左耳周（健侧）的耳门、翳风穴，弱刺激，平补平泻法；得气后，嘱患者做缓慢咀嚼运动，留针 20 分钟期间在阳池穴行针 3 次，每次 10 秒钟。每日 1 次。

医嘱：勿抓耳，保持耳窍干燥清洁，禁辛辣发物。

疗效：连续治疗 2 日后，左耳郭痒痛、红肿已消失，水疱已减少大半，继续治疗 3 日，左耳郭皮肤如常，临床痊愈。

第四节　耳胀、耳闭

【疾病概述】

耳胀、耳闭是以耳内胀闷、闭塞、听力下降为临床特征的耳病。病初起为耳胀，日久为耳闭。西医学的分泌性中耳炎、非化脓性中耳炎、气压创伤性中耳炎、粘连性中耳炎等可参考本病辨证施治。

【辨证要点】

1. 风邪外袭证

主症：近期多有感冒病史，病程较短，耳内胀闷堵塞感，耳鸣，听力减退，自听增强；局部检查见鼓膜淡红、轻度外凸或见液平面。舌质淡，苔薄，脉浮。

兼症：可伴有鼻塞、流涕、咳嗽、头痛、恶寒、发热等。

2. 肝胆湿热证

主症：耳内胀闷堵塞感，耳鸣，听力减退，自听增强；局部检查见鼓膜充血、外凸，鼓膜穿刺可抽出较黏稠的黄色积液。舌质红，苔黄腻，脉弦滑数。

兼症：可伴有烦躁易怒、口苦咽干、胸胁苦闷等。

3. 脾虚失运证

主症：病程较长，耳内胀闷堵塞感，耳鸣，听力减退，自听增强；局部检查见鼓膜内陷，穿刺可抽出较清稀的液体。舌质淡边有齿印，苔白腻，脉略滑。

兼症：可伴有纳呆、腹胀、便溏、倦怠等。

4. 气血瘀阻证

主症：病程日久，可有听力减退，耳内闭塞感，耳鸣，自听增强；局部检查见鼓膜暗淡无光泽，或有灰白色沉积斑，或极度内陷，甚至与鼓室内侧壁粘连。舌质暗淡，边有瘀点，脉细涩。

【辨证选穴】

1. 风邪外袭证

疏风通窍。主穴可选用关冲、合谷、外关；应穴可选用翳风、天牖、风府。

2. 肝胆湿热证

化湿通窍。主穴可选用太冲、阳陵泉、外关；应穴可选用翳风、天牖、风府。

3. 脾虚失运证

益气通窍。主穴可选用外关、三阴交、足三里；应穴可选用翳风、天牖、风府。气虚甚，加脾俞、肾俞。

4. 气血瘀阻证

活血通窍。主穴可选用外关、合谷、三阴交；应穴可选用翳风、天牖、风府。虚实夹杂，加肝俞、膈俞。

【操作步骤】

采取转移兴奋灶针法，每次主穴、应穴各选 1～2 穴。实证，先针刺主穴，强刺激，泻法；再针刺应穴，较弱刺激，平补平泻法。留针 20 分钟，主穴中途行针 3 次，每日 1 次。虚证，先针刺主穴，较强刺激，平补平泻法；再针刺应穴，弱刺激，补法。留针 20 分钟，主穴中途行针 1 次，伴耳痛者嘱咐做咀嚼运动。隔日 1 次。

【注意事项】

1. 对因鼻窒、鼻渊等疾病引起本病的，当同时积极调治。

2. 加强体育锻炼，提高抗病能力，预防感冒。

【临床医案】

1. 黄某，女，17岁，学生。2019年4月23日初诊。

主诉：右耳堵塞感2日。

现病史：患者诉2日前擤鼻涕时突然觉右耳堵塞，听声似有一层膜阻挡，听力较左耳差。鼻塞、流涕不甚，无发热，自觉稍畏寒。舌红，苔薄白，脉浮。

专科检查：右侧外耳道干燥，鼓膜稍充血、内陷；声导抗呈B型；纯音阈电测听示轻度传导性耳聋；左耳检查均正常。

诊断：耳胀（右），证属外感风寒、邪闭耳窍。

治法：祛风散寒。

治疗：先针刺左侧（健侧）手部的合谷，强刺激，泻法；再针刺右耳周（患侧）听宫、翳风，弱刺激，平补平泻法；得气后，嘱患者做缓慢咀嚼运动，留针20分钟期间在合谷行针3次，每次10秒钟。每日1次。

医嘱：擤鼻涕时按压住一侧鼻孔（勿两侧鼻孔都按紧），饮食清淡，勿受凉。

疗效：第1次治疗结束即觉耳部症状减轻，听声较治疗前清晰，连续治疗3日后，耳部症状消失，声导抗、纯音阈电测听测试均恢复正常，临床痊愈。

2. 蒋某，男，43岁，厨师。2017年8月21日初诊。

主诉：右耳胀闷气不适5日。

现病史：患者诉 5 日前突然觉右耳有胀感，自行用手指按压耳屏后觉稍缓，后因朋友聚会饮酒后又出现之前右耳不适感，且症状加重，伴耳微痛，自觉头晃动时耳内有液体流动，听力下降，烦躁易生气，小便较黄，大便如常。舌红，苔黄腻，脉滑数。

专科检查：右耳鼓膜充血明显，可见发丝线，有少许积液；声导抗呈 B 型；纯音阈电测听示中度传导性耳聋。左耳检查未有异常。

诊断：耳胀（右），证属湿热蕴蒸、邪闭耳窍。

治法：清利湿热。

治疗：先针刺左侧（健侧）手部的阳陵泉、外关，强刺激，泻法；再针刺右耳周（患侧）听宫，弱刺激，平补平泻法；得气后，嘱患者做缓慢咀嚼运动，留针 20 分钟期间在阳陵泉、外关行针 3 次，每次 10 秒钟。每日 1 次。

医嘱：饮食清淡，勿再饮酒。

疗效：连续治疗 2 日后，觉右耳胀闷感减轻，听声较前轻松，头晃动时无液体流动感；继续治疗 5 日，耳诸症均无，鼓膜色如常，无积液，声导抗、纯音阈电测听测试均恢复正常，临床痊愈。

3. 张某，男，54 岁，教师。2017 年 10 月 21 日初诊。

主诉：左耳胀闷不适 3 个月。

现病史：患者自诉 3 个月前感冒后出现左耳闷不适，自觉听声如物阻隔感，初起伴鼻塞流涕，自行服用感冒药后鼻症已无，但觉耳部症状逐渐加重，伴体倦乏力、饮食不多、面色少华。舌淡稍胖大，边缘少许齿痕，脉细滑。

专科检查：左耳鼓膜完整，苍白内陷明显；声导抗呈 B

型，纯音听阈测试示轻度传导性耳聋；右耳未见明显异常。

诊断：耳闭，证属脾失健运、湿浊困耳。

治法：健脾祛湿。

治疗：先针刺三阴交、外关，较强刺激；再针刺翳风、脾俞，弱刺激，补法。留针 20 分钟，主穴中途行针 2 次。隔日 1 次。

医嘱：禁辛辣、海鲜等发物，避风寒，调情志。

疗效：治疗 3 次后，患者自诉症状明显好转，左耳闷不适感减轻，听力提高，但仍觉疲倦乏力；继续治疗 6 次后，患者诉左胀闷感消失，听觉正常，已无其他不适。检查：左侧鼓膜完整无内陷；纯音阈电测听检查、声导抗图正常。

4.刘某，女,35 岁,自由职业。2019 年 10 月 12 日初诊。

主诉：左耳闷不适反复发作半年。

现病史：患者经常乘坐飞机，半年前开始每次都会出现左耳胀闷不适，但过一两日可自行缓解。这次左耳闷胀不适已有 1 周，伴头昏沉感，觉自己讲话声较大，外界声音嘈杂则听声困难。舌暗红，苔薄，脉细涩。

专科检查：左侧外耳道干燥，鼓膜欠光泽，内陷明显；声导抗呈 B 型；纯音阈电测听：轻度传导性耳聋。右耳检查均正常。

诊断：耳闭（左），证属气行不畅、耳窍闭阻。

治法：行气通滞。

治疗：先针刺右侧（健侧）手部的三阴交、外关，强刺激，泻法；再针刺左耳周（患侧）听宫、太阳，弱刺激，平补平泻法；得气后，嘱患者做缓慢咀嚼运动，留针 20 分钟期间在三阴交、外关行针 3 次，每次 10 秒钟。每日 1 次。

医嘱：近期勿再乘坐飞机，勿受凉感冒。

疗效：连续治疗 3 日后，觉头昏沉感大减，左耳闷胀感轻减，左耳听力无异于右耳；继续治疗 7 日，左耳症状消失，声导抗、纯音阈电测听测试均恢复正常，临床痊愈。3 个月后电话随访耳症未有再发作。

第五节　耳鸣耳聋

【疾病概述】

耳鸣是以患者自觉耳中或头颅有鸣声为临床特征的耳病。耳鸣可发生于单耳、双耳。耳聋是以听力下降，甚至失聪为临床特征的耳病。耳鸣、耳聋起病急者，耳鸣声较大者多为实证；耳鸣、耳聋日久者，耳鸣声较小者多为虚证。西医学的中耳和内耳疾病引起的耳鸣、耳聋可参考本病辨证施治。

【辨证要点】

1. 风热侵袭证

主症：耳鸣初起，病程较短，亦可有耳内堵塞、听力下降。舌质稍红，苔薄黄或薄白，脉浮数。

兼症：可伴有鼻塞、流涕、头痛、咳嗽等。

2. 肝火上扰证

主症：耳鸣，耳聋，亦可有头痛，眩晕。舌红，苔黄，脉弦数有力。

兼症：可伴有郁怒不宁、口苦、咽干、面红、目赤、夜寐不安、胸胁胀痛、尿黄、便秘等。

3. 痰火郁结证

主症：耳鸣，耳聋，亦可有耳胀闷，头重如裹。舌质红，苔黄腻，脉滑数。

兼症：可伴有胸闷、脘满、咳嗽、痰多、口苦、大便不爽等。

4. 脾胃虚弱证

主症：耳鸣，耳聋，遇劳耳鸣更甚。舌质淡红，苔薄白，脉细弱。

兼症：伴有倦怠乏力、少气懒言、面色无华、纳呆、腹胀、便溏等。

5. 肾元亏损证

主症：耳鸣、耳聋日久呈持续性或间歇性。舌质淡或嫩红，脉虚弱或细数。

兼症：可伴有腰膝酸软、头晕眼花、发脱齿摇、夜尿频多、性功能减退、潮热盗汗或畏寒肢冷等。

【辨证选穴】

1. 风热侵袭证

疏风宁耳。主穴可选用外关、液门、中渚；应穴可选用听宫、听会、耳门、翳风。

2. 肝火上扰证

清肝宁耳。主穴可选用外关、大敦、行间、涌泉；应穴可选用听宫、听会、耳门、翳风。

3. 痰火郁结证

涤痰宁耳。主穴可选用外关、液门、少冲、丰隆；应穴可选用听宫、听会、耳门、翳风。

4. 脾胃虚弱证

益气聪耳。主穴可选用外关、液门、足三里、三阴交；应穴可选用听宫、听会、耳门、脾俞。

5. 肾元亏损证

补肾聪耳。主穴可选用外关、液门、中渚、太溪；应穴可选用听宫、听会、耳门、肾俞。

【操作步骤】

采取转移兴奋灶针灸疗法，每次主穴、应穴各选 1～2 穴。实证，先针刺主穴，强刺激，泻法；再针刺应穴，较弱刺激，平补平泻法。留针 20 分钟，主穴中途行针 2 次，每日 1 次。虚证，先针刺主穴，较强刺激，平补平泻法；再针刺应穴，弱刺激，补法。留针 20 分钟，主穴中途行针 1 次。隔日 1 次。

【注意事项】

1. 忌食咖啡、酒、茶叶、可可等饮料，以防加重耳鸣。

2. 保持心情舒畅，避免发怒及忧郁过度。

3. 注意劳逸结合，勿过度劳神及房劳。

【临床医案】

1. 丁某，男，31 岁，司机。2018 年 3 月 2 日初诊。

主诉：左耳耳鸣 2 日。

现病史：患者昨日淋雨后出现左耳耳鸣，似风声呼呼响，时歇时止；伴咽痛，少许咳嗽，听力如常，口干不苦，胃口欠佳，二便平。舌红，苔薄黄，脉浮数。

专科检查：双侧外耳道干燥，鼓膜正常；纯音听阈检查未见明显异常。

诊断：耳鸣（左），证属风热外袭、上犯耳窍。

治法：疏风清热。

治疗：先针刺右侧（健侧）外关、合谷，强刺激，泻法，继之针刺左侧（患侧）听宫、风池，弱刺激；留针20分钟期间在外关、合谷行针3次，每次10秒钟，并且嘱咐患者做咀嚼和吞咽运动，咽痛即刻舒缓。每日1次。

医嘱：饮食清淡，适寒温。

疗效：第1次治疗后，左耳鸣消失，回家后稍有反复，但鸣声明显减弱；继续治疗2次，左耳鸣止，咽痛、咳嗽皆除，临床痊愈。

2. 黄某，男，42岁，干部。2019年4月26日初诊。

主诉：右耳耳鸣2周。

现病史：患者2周前因生气后出现右耳耳鸣，呈持续性，安静及夜寐时耳鸣尤甚，听力正常，烦躁易怒，时有头痛，口干、口苦，小便黄，大便时结，1～2日行1次。舌尖红，苔薄黄，脉弦数。

专科检查：右侧鼓膜稍充血、完整；纯音听阈检查未见明显异常。

诊断：耳鸣，证属肝火上犯。

治法：清肝泻火。

治疗：先针刺大敦，强刺激，泻法，继之针刺听宫、翳风，弱刺激，平补平泻法。留针期间，在大敦处行针3次，每次10秒钟。留针20分钟。隔日1次。

医嘱：忌郁怒，调情志。

疗效：治疗5次后，右耳鸣微弱，口干、口苦改善。治疗10次后，右耳鸣止，余症皆除。3个月后随访未复发。

3. 王某，男，46岁，保安。2019年7月12日初诊。

主诉：双耳鸣反复发作2个月。

现病史：患者诉双耳鸣时轻时重，声音低沉嗡嗡作响，近 2 周以来症状明显，心情烦躁，头沉重感，听力正常未有影响。平素喜饮酒，时有咳痰，胃口佳，夜寐打鼾明显，二便平。舌红，苔黄腻，脉滑数。

专科检查：双侧外耳道干燥，鼓膜完整，稍浑浊；纯音听阈检查未见异常。

诊断：耳鸣，证属痰热内蕴、上扰耳窍。

治法：清热化痰。

治疗：先针刺双侧涌泉、阳陵泉、丰隆，强刺激，泻法，继之针刺双侧听宫，弱刺激；留针 20 分钟；留针期间在涌泉、阳陵泉、丰隆处行针 3 次，每次 10 秒钟。隔日 1 次。

医嘱：勿饮酒，饮食清淡。

疗效：连续治疗 3 次后，耳鸣声在夜寐及安静时能察觉，余时不觉耳鸣，人较前轻松；继续治疗 7 次，耳鸣止，交代其饮酒需适当。3 个月后随访未有复发。

4. 袁某，女，55 岁，退休。2018 年 11 月 20 日。

主诉：双耳鸣半年。

现病史：患者诉双耳于半年前始出现耳鸣，似血管搏动声，近来觉耳鸣越来越频繁，症甚时觉头晕，听力似有下降；平素觉体倦乏力，胃口欠佳，夜寐尚可，大便不畅，时溏，1～2 日行 1 次，小便平。舌淡红，苔薄白，脉细缓。

专科检查：双侧外耳道干燥，鼓膜完整，苍白菲薄内陷；纯音听阈检查示双侧轻度感音神经性耳聋。

诊断：耳鸣，证属脾胃虚弱、耳窍失养。

治法：健脾益胃。

治疗：先针刺双侧外关、足三里，中途行针 2 次，每次 10 秒钟；继之针刺双侧听宫，弱刺激，平补平泻法。留针 20 分钟。隔日 1 次。

医嘱：适当运动，饮食注重营养。

疗效：连续治疗 5 次后，耳鸣声稍减弱，频率较前减少，人较前轻松；继续治疗 5 次，耳鸣止，听力如前，余无不适。

5. 姜某，女，72 岁，离休干部。2017 年 5 月 10 初诊。

主诉：耳鸣、听力下降 3 年。

现病史：患者诉上述耳症渐进性加重已有 3 年，时常分不清是耳鸣还是脑鸣，声音细微似电流声，夜寐时尤为清晰；家人反映其听力近 1 个月来减退明显；平素腰腿易酸软无力，纳平，夜尿 2 ～ 3 次，大便尚可，日行 1 次。舌淡，苔薄白，脉细弱。

专科检查：双侧外耳道干燥，鼓膜完整，晦暗无光泽；纯音听阈检查示双侧中度感音神经性耳聋。

诊断：耳鸣，耳聋，证属肾精不足、耳失濡养。

治法：补肾益精。

治疗：先针刺双侧太溪、外关，中途行针 3 次，每次 10 秒钟；继之针刺双侧听宫、肾俞，弱刺激，平补平泻法。留针 20 分钟。隔日 1 次。

医嘱：饮食均衡，适寒温。

疗效：连续治疗 4 次后，耳鸣发作频率明显减少，夜尿 1 次，精神状态较前佳；继续治疗 16 次，耳鸣止，听力如前，余无不适。

第六节　鼻　疔

【疾病概述】

鼻疔，是以在鼻尖、鼻翼处发生疔肿、疼痛，甚至高热神昏为临床特征的鼻病。本病具有发病急的特点，若失治或处置不当，会导致"疔毒走黄"危及生命。西医学的鼻疖及颅内并发症海绵窦血栓性静脉炎可参考本病辨证施治。

【辨证要点】

1. 邪毒外袭证

主症：病初起外鼻部局限性潮红，继则渐渐隆起，状如粟粒，渐长如椒目，周围发硬，灼热微痛，3～5天后疮顶现黄白色脓点，顶高根软。舌质红，苔白或黄，脉数。

兼症：可伴头痛、发热、全身不适等。

2. 火毒炽盛证

主症：疮头紫暗，顶陷无脓，根脚散漫，鼻肿如瓶，目胞合缝，局部红肿灼痛，头痛如劈。舌质红绛，苔厚黄燥，脉洪数。

兼症：可伴有高热、烦躁、呕恶、神昏谵语、痉厥、口渴、便秘等。

【辨证选穴】

1. 邪毒外袭证

疏风解毒消肿。主穴可选用少商、商阳；应穴可选用迎香、灵台。

2. 火毒炽盛证

清热解毒消肿。主穴可选用少商、少冲；应穴可选用迎香、灵台。出现疔疮走黄，加少府；便秘，加天枢。

【操作步骤】

采取转移兴奋灶运动针法，每次主穴、应穴各选 1～2 穴。先针刺主穴，强刺激，泻法；再针刺应穴，较弱刺激，平补平泻。留针 20 分钟，主穴中途行针 3 次，每次 10 秒钟，并且嘱咐患者做深呼吸运动。每日 1 次。

【注意事项】

1. 鼻部疖肿，切勿挤压，以免邪毒走窜，变生疔疮走黄等重症。

2. 戒除挖鼻、拔鼻毛等不良习惯。

3. 忌辛辣刺激类食物。

【临床医案】

秦某，男，31 岁，公司职员。2016 年 7 月 22 日初诊。

主诉：左侧鼻翼部肿痛 3 天。

现病史：3 天前吃火锅后出现左侧鼻翼部肿痛，肿痛逐渐加重，伴头痛、发热。舌红，苔黄，脉数有力。

专科检查：左侧鼻翼部见红肿凸起，顶端可见黄色脓点，周围红肿，触痛明显；体温 38.5℃。

诊断：鼻疔，证属邪毒外袭、火毒攻鼻。

治法：清热解毒。

治疗：先针刺少商、商阳，强刺激，泻法；再针刺迎香，较弱刺激，平补平泻法。留针期间，在少商、商阳行针 3 次，每次 10 秒钟，并且嘱咐患者做深呼吸运动，疼痛即刻舒缓。留针 20 分钟。每日 1 次。

医嘱：勿挤压鼻患处；清淡饮食，勿食辛辣发物。

疗效：连续治疗 3 次后，左侧鼻翼部肿痛大减，发热已无。继续治疗 4 次，症状消失，临床痊愈。

第七节　鼻疳

【疾病概述】

鼻疳又称鼻疮，是以鼻前庭及其附近皮肤红肿、糜烂、渗液、结痂、灼痒或皲裂为临床特征的鼻病。西医学的鼻前庭炎、鼻前庭湿疹可参考本病辨证施治。

【辨证要点】

1. 肺经蕴热证

主症：鼻前庭及周围皮肤灼热干㵐，微痒微痛，皮肤出现粟粒样小丘，继而浅表糜烂，流黄色脂水，周围皮肤潮红或皲裂，鼻毛脱落。舌质红，苔黄，脉数。

兼症：可伴有头痛发热、咳嗽气促、便秘等。

2. 湿热郁蒸证

主症：鼻前庭及周围皮肤糜烂，潮红㵐肿，常溢脂水或结黄浊厚痂，瘙痒，甚至可侵及鼻翼及口唇。舌红，苔黄腻，脉滑数。

兼症：可伴有腹胀、大便稀，小儿可有啼哭易怒等。

3. 阴虚血燥证

主症：鼻前庭及周围皮肤瘙痒，灼热干痛，异物感。舌质红，少苔，脉细数。

兼症：可伴有口干咽燥、面色萎黄、大便干结等。

【辨证选穴】

1. 肺经蕴热证

清热止痒。主穴可选用少商、列缺、合谷；应穴可选用迎香、印堂、通天。

2. 湿热郁蒸证

清湿止痒。主穴可选用商阳、合谷、三阴交；应穴可选用迎香、印堂、通天。

3. 阴虚血燥证

养血止痒。主穴可选用合谷、三阴交、血海；应穴可选用迎香、印堂、通天。

【操作步骤】

采取转移兴奋灶针法，每次主穴、应穴各选 1～2 穴。实证，先针刺主穴，强刺激，泻法；再针刺应穴，较弱刺激，平补平泻法。留针 20 分钟，中途主穴行针 3 次，每次 10 秒钟，每日 1 次。虚证，先针刺主穴，较强刺激，平补平泻法；再针刺应穴，弱刺激，补法。留针 20 分钟，主穴中途行针 1 次。隔日 1 次。

【注意事项】

1. 因鼻窒、鼻渊等鼻部疾病流涕引起本病发生，当同时积极调治。

2. 戒除挖鼻、拔鼻毛等不良习惯。

3. 忌食辛辣刺激及海鲜类发物。

【临床医案】

1. 吴某，男，6 岁，学生。2017 年 8 月 16 日初诊。

主诉：鼻孔周围痒痛伴流黄水 2 天。

现病史：患儿母亲代诉患儿 2 天前抠鼻，发现其鼻孔周围潮红、流黄水，鼻塞流涕不明显。舌红，苔薄黄，脉数。

专科检查：鼻前庭、鼻孔前周围皮肤潮红，有淡黄脂水溢出，纳可，大便时结，1～3 日行 1 次。

诊断：鼻疳，证属肺经蕴热、上灼鼻窍。

治法：清肺泄热。

治疗：先针刺合谷、尺泽，强刺激，泻法，中途行针 3 次，每次 10 秒钟；再针刺迎香、通天，较弱刺激，平补平泻法，中途不行针；留针 20 分钟。每日 1 次。

医嘱：清淡饮食，禁辛辣发物，勿挖鼻。

疗效：连续治疗 5 次后，鼻前庭及鼻孔前皮肤已无红肿糜烂流水，恢复如常，临床痊愈。

2. 宫某，男，11 岁，2016 年 6 月 20 日初诊。

主诉：鼻孔周围皮肤溃烂流黄水 10 日。

现病史：患儿奶奶代诉其平常喜抠鼻孔，10 日前发现鼻孔周围及人中旁起黄色水疱，后溃破流水结痂，痒痛难受；平素喜肉食和油炸、辛辣食物，二便平。舌红，苔薄黄，脉滑数。

专科检查：患儿体形偏胖，前鼻孔周围、人中及鼻翼区域皮肤潮红，结有黄色痂皮，有少许黄水渗出。

诊断：鼻疳，证属湿热内蕴、熏蒸鼻窍。

治法：清利湿热。

治疗：先针刺双侧合谷穴，强刺激，泻法，中途行针 3 次，每次 10 秒钟；再针刺双侧迎香、地仓穴，弱刺激，平补平泻法，中途不行针。留针 20 分钟。每日 1 次。

医嘱：清淡饮食，禁辛辣发物，勿抠鼻。

疗效：连续治疗 3 次后，前鼻孔、人中及鼻翼皮肤区域肤色近正常，无渗出，少许痂皮附着；继续治疗 4 次后鼻周皮肤恢复如常，临床痊愈。

3. 李某，女，58 岁，退休。2018 年 11 月 28 日初诊。

主诉：鼻周痒干痛 1 周。

现病史：患者诉1周前曾患感冒，后出现鼻周痒干痛，抓挠后有少许渗出，故不敢再抓挠，但痒痛难受，轻微鼻塞，无涕，身体无其他不适，纳可，大便稍干结，日行1次，小便平。舌红，苔少，脉细数。

专科检查：患者较瘦弱，前鼻孔周围、鼻翼皮肤干红，有少许脱皮、渗出。

诊断：鼻疳，证属阴虚生热、灼伤鼻窍。

治法：滋阴清热。

治疗：先针刺双侧合谷、三阴交，强刺激，泻法，中途行针3次，每次10秒钟；再针刺双侧迎香、太阳，弱刺激，平补平泻法，中途不行针。留针20分钟。隔日1次。

医嘱：清淡饮食，禁辛辣发物，保持鼻部皮肤湿润，勿抓鼻。

疗效：连续治疗5次后，前鼻孔周围、鼻翼皮肤恢复近正常，少许脱皮；继续治疗2次后，鼻周皮肤正常，无脱皮及渗出，临床痊愈。

第八节　鼻　窒

【疾病概述】

鼻窒是以经常性鼻塞为主要临床特征的慢性鼻病。本病发病率高，无论男女老幼皆可患病。西医学的慢性鼻炎可参考本病辨证施治。

【辨证要点】

1.肺经蕴热证

主症：鼻塞时轻时重，或交替性鼻塞，鼻涕色黄量少，鼻气灼热。舌质红，苔薄黄，脉略滑。

兼症：可伴有口干、咳嗽痰黄等。

2. 肺脾气虚证

主症：鼻塞时轻时重，呈交替性，涕白而黏，遇寒冷症状加重。舌淡，苔白，脉缓弱。

兼症：可伴有倦怠乏力、少气懒言、恶风自汗、咳嗽痰稀、纳差便溏、头昏头重等。

3. 痰瘀留滞证

主症：鼻塞较甚，持续不减，鼻涕黏黄或黏白，语声重浊。舌暗有瘀点，苔薄白，脉细涩。

兼症：可伴有头胀头痛、耳闭重听、嗅觉减退等。

【辨证选穴】

1. 肺经蕴热证

清肺通鼻。主穴可选用少商、合谷、太渊；应穴可选用口禾髎、迎香、鼻通。

2. 肺脾气虚证

益气通鼻。主穴可选用合谷、飞扬、足三里；应穴可选用迎香、鼻通、百会；气虚甚，加肺俞、脾俞。

3. 痰瘀留滞证

化瘀通鼻。主穴可选用合谷、飞扬、三阴交；应穴可选用迎香、鼻通、印堂；血瘀甚，加膈俞。

【操作步骤】

采取转移兴奋灶针法，每次主穴、应穴各选 1～2 穴。先针刺主穴，强刺激，泻法；再针刺应穴，较弱刺激，平补平泻法。留针 20 分钟，主穴中途行针 3 次，每次 10 秒钟。隔日 1 次。

【注意事项】

1.注意锻炼身体，提高体质，增强抗病能力。

2.忌食辛辣、生冷海鲜类食物。

3.避风寒、适冷暖，起居有时。

【临床医案】

1.吴某，男，32岁，警察。2018年8月20日初诊。

主诉：鼻塞5日。

现病史：患者诉因训练后受凉出现鼻塞已有5日，伴流涕，色黄量不多，咳嗽，咳黄痰，口干不苦，胃口稍差，睡眠正常，大便1～2日行1次，小便平。舌红，苔薄黄，脉浮数。

专科检查：双下鼻甲充血肿胀。

诊断：鼻窒，证属肺经蕴热、闭塞鼻窍。

治法：清肺泄热。

治疗：先针刺合谷、太渊穴，强刺激，泻法，中途行针3次，每次10秒钟；再针刺迎香、天突，弱刺激，平补平泻法，中途不行针。留针20分钟。每日1次。

医嘱：饮食清淡，适寒温。

疗效：连续治疗2次后复诊，患者鼻塞、流涕症状缓解，咳嗽咳痰无。继续治疗3次后，鼻塞、流涕症无，临床痊愈。

2.姜某，女,28岁，银行职员。2017年11月20日初诊。

主诉：反复鼻塞3个月。

现病史：因3个月前受凉以后出现鼻塞，呈交替性，偶有涕，色白，量不多，症状时轻时重，活动后鼻塞症状可稍缓，时常觉肢倦乏力，语声低微，胃口不佳，大便时溏，日行 1 次。舌淡，苔薄白，脉缓弱。

专科检查：双下鼻甲淡红、肿胀。

诊断：鼻窒，证属肺脾气虚、鼻窍失养。

治法：补肺健脾。

治疗：先针刺合谷，强刺激，泻法，中途行针 3 次，每次 10 秒钟；再针刺迎香、通天、脾俞，较弱刺激，平补平泻法，中途不行针；留针 20 分钟。隔日 1 次。

医嘱：避风寒，多运动。

疗效：治疗 3 次后复诊，患者鼻塞症状缓解，精神较前佳。继续治疗 6 次后，患者鼻塞症状已无，精神饱满，临床痊愈。3 个月后随访未有复发。

3. 陈某，男，39 岁，初中教师。2020 年 2 月 6 日初诊。

主诉：持续性鼻塞反复发作半年。

现病史：患者诉前年夏天开始出现鼻塞，呈交替性发作，去年下半年始呈持续性鼻塞，回吸有涕，量少黏稠，入冬以来症状加重，耳偶有闭气不适，夜寐时常影响呼吸，打鼾响；晨起口干明显，口不苦，饮食可，大便时常粘马桶，日行 1 次，小便稍黄。舌红，苔腻稍黄，脉细稍涩。

专科检查：双下鼻甲充血肿胀，表面如桑椹状不光滑。

诊断：鼻窒，证属痰湿中阻、瘀阻鼻窍。

治法：化痰祛湿，健脾和胃。

治疗：先针刺合谷、三阴交，强刺激，泻法，中途行针 3 次，每次 10 秒钟；再针刺迎香、脾俞、膈俞，弱刺激，平补平泻法，中途不行针。留针 20 分钟。隔日 1 次。

医嘱：注意保暖，适当运动，饮食勿寒凉。

疗效：治疗 5 次后复诊，患者鼻塞症状明显缓解，晚上睡觉打鼾声减小，人较治疗前轻松。继续治疗 15 次后，患者鼻塞症状已无，余症如耳闭气、打鼾等亦无，临床痊愈。3 个月后随访未有复发。

第九节　鼻　渊

【疾病概述】

鼻渊是以鼻流浊涕、量多不止为主要临床特征的鼻病。西医学的急、慢性鼻窦炎可参考本病辨证施治。

【辨证要点】

1. 肺经风热证

主症：鼻塞，白黏涕或黄稠涕，嗅觉可有减退。舌质红，苔薄白，脉浮数。

兼症：可伴发热恶风、汗出、头痛、咳嗽等。

2. 胆腑郁热证

主症：鼻涕脓浊，量多而黄或黄绿黏稠，或有腥臭味，鼻塞，嗅觉减退，头痛剧烈。舌质红，舌苔黄或腻，脉弦数。

兼症：可伴有烦躁易怒、口苦、咽干、耳鸣耳聋、寐少梦多、尿黄便秘等。

3. 脾胃湿热证

主症：鼻塞重，呈持续性，鼻涕黄浊而量多，嗅觉减退。舌质红，苔黄腻，脉滑数。

兼症：可伴有头昏闷或头重胀、倦怠乏力、胸脘痞闷、纳呆食少、小便黄赤等。

4. 肺气虚寒证

主症：鼻塞日久，鼻涕黏白，稍遇风冷则鼻塞加重及鼻涕增多，嗅觉减退。舌质淡，苔薄白，脉缓弱。

兼症：可伴有头昏、头胀、气短乏力、语声低微、面色苍白、自汗、畏风寒、咳嗽、痰稀等。

5. 脾气虚弱证

主症：鼻塞日久，鼻塞较重，鼻涕白黏量多，嗅觉减退。舌淡胖，苔薄白，脉细弱。

兼症：可伴有食少纳呆、腹胀便溏、脘腹胀满、肢困乏力、面色萎黄、头昏重闷胀。

【辨证选穴】

1. 肺经风热证

清肺化浊。主穴可选用少商、太渊、合谷；应穴可选用迎香、口禾髎、印堂。

2. 胆腑郁热证

清胆化浊。主穴可选用合谷、太渊、足临泣；应穴可选用迎香、口禾髎、印堂。

3. 脾胃湿热证

清脾化浊。主穴可选用合谷、三阴交、足三里；应穴可选用迎香、口禾髎、印堂。

4. 肺气虚寒证

温肺化浊。主穴可选用合谷、三阴交、足三里；应穴可选用迎香、印堂、百会、肺俞。

5. 脾气虚弱证

健脾化浊。主穴可选用合谷、三阴交、足三里；应穴可选用迎香、印堂、百会、脾俞。

【操作步骤】

采取转移兴奋灶针法，每次主穴、应穴各选1～2穴。

实证，先针刺主穴，强刺激，泻法；再针刺应穴，较弱刺激，平补平泻法。留针 20 分钟，主穴中途行针 3 次，每次 10 秒钟，每日 1 次。虚证，先针刺主穴，较强刺激，平补平泻法；再针刺应穴，弱刺激，补法。留针 20 分钟，主穴中途行针 1 次。隔日 1 次。

【注意事项】

1. 注意锻炼身体，提高体质，增强抗病能力。

2. 忌食辛辣、生冷、海鲜类食物。

3. 避风寒、适冷暖，起居有时。

【临床医案】

1. 肖某，女，17 岁，学生。2019 年 3 月 3 日初诊。

主诉：鼻塞，流黄涕 3 日。

现病史：患者诉数日前上体育课后受凉，第二日即鼻塞，流黄涕，伴头痛，头昏，咳嗽，自觉较怕冷、发热，但体温正常，纳可寐平，大便较干结，日行 1 次，小便黄。舌红，苔薄黄，脉浮数。

专科检查：双下鼻甲充血肿胀，中鼻道见脓性分泌物；副鼻窦 CT 示双侧上颌窦炎。

诊断：鼻渊，证属肺经风热、鼻窍受扰。

治法：疏风清肺。

治疗：先针刺合谷、太渊，强刺激，泻法，中途行针 3 次，每次 10 秒钟；再针刺迎香、天突，弱刺激，平补平泻法，中途不行针。留针 20 分钟。每日 1 次。

医嘱：饮食清淡，勿受凉。

疗效：第 1 天治疗结束，患者觉鼻塞减轻，头晕、头痛明显改善；继续治疗 2 次后，患者鼻塞、流涕及咳嗽症无，头晕、头痛未再犯，临床痊愈。

2. 平某，男，37岁；业务员。2018年5月20日初诊。

主诉：鼻塞流黄涕1周。

现病史：患者诉鼻塞、流黄脓涕已有1周，伴头晕，嗅觉下降，心情烦躁容易发脾气，口苦、口干明显，平素应酬较多，喜饮酒，近来胃口不佳，夜寐因鼻塞易醒，大便1～2日1次，小便黄。舌红，苔黄稍腻，脉弦数。

专科检查：双下鼻甲、中鼻甲肿胀充血明显，中鼻道见黄色脓性分泌物；副鼻窦CT示双上颌窦、筛窦炎。

诊断：鼻渊，证属胆腑郁热、上干鼻窍。

治法：疏肝利胆，清利湿热。

治疗：先针刺合谷、太渊，强刺激，泻法，中途行针3次，每次10秒钟；再针刺迎香、胆俞，弱刺激，平补平泻法，中途不行针。留针20分钟。每日1次。

医嘱：饮食清淡，勿饮酒，保持大便通畅。

疗效：连续治疗2次后，患者鼻塞、流涕症状缓解，头晕症无，嗅觉较前改善，继续治疗3次，鼻塞流涕及其他全身症状无。

3. 万某，女，28岁，水果批发商。2018年7月20日初诊。

主诉：交替性鼻塞、流涕2个月。

现病史：患者诉鼻塞呈交替性发作，症状时轻时重，已有2个月，伴流涕，涕黄量不多；鼻症较重时觉头晕乏力，影响睡眠；口干不渴，饮食不多，小便黄，大便日行1～2次，黏腻不爽。舌红，苔黄腻，脉滑数。

专科检查：双下鼻甲、中鼻甲黏膜肿胀、充血，表面欠光滑，中鼻道见黄色分泌物；副鼻窦 CT 示双上颌窦、额窦炎。

诊断：鼻渊，证属胆腑郁热、上干鼻窍。

治法：疏肝利胆，清利湿热。

治疗：先针刺合谷、足临泣，强刺激，泻法，中途行针 3 次，每次 10 秒钟；再针刺迎香、口禾髎，较弱刺激，平补平泻法，中途不行针。留针 20 分钟。每日 1 次。

医嘱：适当运动，饮食清淡，勿食发物。

疗效：连续治疗 5 次后，患者鼻塞、流涕症状缓解，继续治疗 5 次（改为隔日 1 次）后，鼻塞流涕及其他全身症无。3 个月后电话回访，鼻症未有再犯，复查副鼻窦 CT 示各组鼻窦已恢复正常，临床痊愈。

4. 张某，女，48 岁，干部。2019 年 11 月 10 日初诊。

主诉：鼻塞、流白黏涕 3 个月。

现病史：患者诉 2 年前开始出现鼻塞，流白黏涕；自行服用药店人员推荐药物后可缓解，但时有发作。近 3 个月以来，患者服药已无用，鼻症加重，时常有头晕乏力感；平素怕冷，穿衣比旁人多，易受凉感冒；口不干、不苦，纳可，寐平，大便每日行 1 次，小便可。舌淡红，苔薄白，脉细弱。

专科检查：双下鼻甲，中鼻甲淡红、肿胀，表面不光滑，中鼻道见黏性分泌物；副鼻窦 CT 示双上颌窦炎。

诊断：鼻渊，证属肺经虚寒、鼻窍失濡。

治法：补肺祛寒。

治疗：先针刺合谷、足三里，平补平泻法，中途行针 3 次，每次 10 秒钟；再针刺肺俞、迎香，弱刺激，补法，中途不行针。留针 20 分钟。隔日 1 次。

医嘱：适当运动，勿食寒凉、海鲜等食物。

疗效：连续治疗 5 次，患者鼻塞、流涕症状明显减轻，继续治疗 10 次，鼻塞流涕症状无，人精神状态较前佳。4 个月后电话回访，鼻部症状未再犯。

5.关某，男，21 岁，学生。2017 年 12 月 8 日初诊。

主诉：鼻塞、流黏涕反复发作 2 年。

现病史：自觉近 1 个月以来鼻塞呈持续性，且逐渐加重，伴头昏胀、嗅觉下降、精神不振、胃口不佳，大便时溏，日行 1 次。舌淡红，苔薄黄，脉滑数。

专科检查：鼻腔黏膜淡红肿胀，表面凹凸不平，中鼻道可见黏脓性分泌物；副鼻窦 CT 示双侧上颌窦、筛窦炎。

诊断：鼻渊，证属脾气虚弱。

治法：健脾益气。

治疗：先针刺合谷、足三里，较强刺激，平补平泻法，中途行针 3 次，每次 10 秒钟；再针刺迎香、通天、脾俞，弱刺激，补法，中途不行针；留针 20 分钟。隔日 1 次。

医嘱：嘱清淡饮食，勿食辛辣、海鲜等发物，适当运动，避风寒。

疗效：治疗 5 次后，患者症状缓解，鼻塞不甚，涕减少，人觉较轻松；继续治疗 9 次，鼻塞、流涕均无，其他不适亦消失，临床痊愈。5 个月后随访未有复发。

第十节　急咽痹

【疾病概述】

急咽痹是以咽部红肿疼痛为主要临床特征的急性咽病。本病多发生于冬春及秋冬之交，病程在 1 周左右。西医学的急性咽炎可参考本病辨证施治。

【辨证要点】

1. 风寒外侵证

主症：咽部微痛，吞咽不利。舌淡红，苔薄白，脉浮紧。

兼症：可伴有恶寒发热、身痛、咳嗽、痰稀等。

2. 风热外侵证

主症：咽部疼痛，吞咽痛甚。舌淡红，苔薄黄，脉浮数。

兼症：可伴有发热、恶风、头痛、口干、咳痰黄稠等。

3. 肺胃热盛证

主症：咽痛较剧，吞咽困难。舌质红，苔黄，脉滑或洪数。

兼症：可伴有痰涎壅盛、发热不寒、口渴饮冷、口气臭秽、大便燥结、小便短赤等。

【辨证选穴】

1. 风寒外侵证

疏寒利咽。主穴可选用合谷、列缺；应穴可选用咽安3号、廉泉。伴头痛者，加风池。

2. 风热外侵证

散热利咽。主穴可选用三商、合谷；应穴可选用咽安3号、廉泉。伴咳嗽者，加天突。

3. 肺胃热盛证

清胃利咽。主穴可选用三商、合谷、厉兑；应穴可选用咽安3号、廉泉。伴咳嗽者，加天突；发热甚者，加十宣、曲池；伴便秘者，加支沟、照海。

【操作步骤】

采取转移兴奋灶运动针法，每次主穴、应穴各选 1～2穴。先针刺主穴，强刺激，泻法；再针刺应穴，较弱刺激，平补平泻法。留针 20 分钟，主穴中途行针 3 次，每次 10 秒钟，并且嘱咐患者做吞咽运动。此外，主穴可以刺营放血，咽腔患部亦可以刺营放血。每日 1 次。

【注意事项】

1.忌食辛辣、刺激类食物，保持口腔清洁。

2.起居有时，勿熬夜。

【临床医案】

1.徐某，女，19 岁，学生。2019 年 8 月 9 日初诊。

主诉：咽痛 3 天。

现病史：患者 3 天前吃烧烤后出现咽痛，吞咽痛甚，伴咽痒、轻微咳嗽，痰不多，无发热。舌红，苔薄黄，脉浮数。

专科检查：咽腔黏膜充血，稍水肿，咽后壁淋巴滤泡增生明显。

诊断：急咽痹，证属风热犯肺。

治法：疏风清热。

治疗：先三棱针刺三商穴，强刺激，泻血约 0.5 毫升；再用 4 寸长毫针刺咽后壁黏膜放血，轻浅点刺，微出血，然后在咽部喷洒少许锡类散。每日 1 次。

医嘱：嘱清淡饮食，勿食辛辣、海鲜等发物，注意口腔清洁。

疗效：第 1 次治疗结束后，咽痛即刻大减，咽喉舒缓；连续治疗 2 次，咽痛消失，已无其他不适。检查：咽部黏膜已无充血，临床痊愈。

2. 吴某，男，23 岁，印刷厂工人。2018 年 3 月 18 日初诊。

主诉：咽痛 2 天。

现病史：因 2 天前晚上加班至深夜，次日即觉咽部疼痛，饮食不利，全身酸痛不适，穿衣较厚仍觉怕冷，口不干、不苦，胃口不佳，夜寐平，二便调。舌红，苔薄白，脉浮紧。

专科检查：咽腔黏膜稍充血水肿，咽后壁见数个较红、黄豆大小淋巴滤泡。

诊断：急咽痹，证属风寒外侵、咽窍失利。

治法：祛风散寒。

治疗：先针刺合谷，强刺激，泻法，中途行针 3 次，每次 10 秒钟；再针刺风池、咽安 3 号，弱刺激，平补平泻法，中途不行针；留针 20 分钟，并且嘱咐患者做吞咽运动，疼痛即刻舒缓。每日 1 次。

医嘱：清淡饮食，注意保暖，适起居。

疗效：连续治疗 2 次，咽痛、吞咽不利症消失，身体亦无其他不适。检查：咽部黏膜已无充血，临床痊愈。

3. 罗某，男，38 岁，物业工作人员。2019 年 8 月 10 日初诊。

主诉：咽痛 3 天。

现病史：患者自诉已在社区静脉输液 1 天，咽痛未有丝毫减轻，今日晨起觉咽痛反而加重，吞咽时有口水溢出，表情痛苦，伴发热（体温 38.8℃），口渴想饮冰，大便 2 日未行，小便黄。舌红，苔黄腻，脉滑数。

专科检查：咽腔黏膜充血、水肿甚，见大量黏性分泌物，口气臭秽。

诊断：急咽痹，证属肺胃热盛、痰阻咽窍。

治法：清肺利咽，和胃化痰。

治疗：先针刺合谷、曲池，强刺激，泻法，每次 10 秒钟，中途行针 3 次；再针刺咽安 3 号，弱刺激，平补平泻法，中途不行针。留针 20 分钟，并且嘱咐患者做吞咽运动，疼痛有所舒缓。每日 1 次。

医嘱：清淡饮食，注意保暖，适起居。

疗效：第 1 次治疗后，咽痛即刻缓解，回家后解大便，热退，第 2 日咽痛减轻过半；继续治疗 5 日，咽痛无，饮食正常。检查：咽部黏膜已无充血，临床痊愈。

第十一节　慢咽痹

【疾病概述】

慢咽痹是以咽干痒痛、异物感等不适为主要临床特征的慢性咽病。西医学的慢性咽炎可参考本病辨证施治。

【辨证要点】

1. 肺肾阴虚证

主症：咽部干灼疼痛，午后较重，咽喉梗塞不利，清嗓频作，干咳痰少而稠。舌红少津，脉细数。

兼症：可伴有痰中带血，甚者打鼾、手足心热等。

2. 心肺热烁证

主症：咽窍干痛，痰黏不爽，痰唾臭腥，咳嗽频作。舌质红，苔略黄，脉数。

兼症：可伴有心胸烦热、小便赤涩等。

3. 脾胃虚弱证

主症：咽喉梗塞不利，咽中痰黏感，时清嗓，咽燥干而不欲饮或喜热饮，易恶心，或有呃逆反酸，甚者打鼾。舌质淡红边有齿印，苔薄白，脉细弱。

兼症：可伴有倦怠乏力，短气懒言，动则汗出，胃纳欠佳，大便不调等。

4. 肾阳亏虚证

主症：咽窍微干，咽异物感或痰黏不爽，口干不欲饮或少热饮，诸症以上午明显。舌淡苔白，脉沉弱。

兼症：可伴有头晕耳鸣，面色㿠白，语弱音低，倦怠肢冷，小便清长，大便溏泻。

5. 血瘀痰凝

症状：咽喉梗塞不利，咽中痰黏，或咽微痛、痰黏难咳，清嗓不适，咽干不欲饮，甚者打鼾，恶心胸闷。舌质暗红，有瘀斑瘀点，苔白或微黄，脉弦。

【辨证选穴】

1. 肺肾阴虚证

降火利咽。主穴可选用合谷、太渊、太溪；应穴可选用廉泉、咽安2号、肺俞、肾俞。

2. 心肺热烁证

清火利咽。主穴可选用合谷、神门、太渊；应穴可选用廉泉、咽安2号、心俞、肺俞。

3. 脾胃虚弱证

益气利咽。主穴可选用合谷、足三里；应穴可选用廉泉、咽安2号、脾俞、胃俞。

4. 肾阳亏虚证

温阳利咽。主穴可选用合谷、太溪；应穴可选用廉泉、咽安 2 号、气海、命门。

5. 血瘀痰凝证

祛瘀利咽。主穴可选用合谷、太白、三阴交；应穴可选用咽安 2 号、脾俞、膈俞。

【操作步骤】

采取转移兴奋灶针法，每次主穴、应穴各选 1 ～ 2 穴。先针刺主穴，强刺激，泻法；再针刺应穴，较弱刺激，平补平泻法。留针 20 分钟，主穴中途行针 3 次，每次 10 秒钟。隔日 1 次。

【注意事项】

1. 忌食辛辣、刺激类食物，保持口腔清洁。

2. 起居有时，勿熬夜。

3. 保持心情舒畅。

4. 积极治疗急咽痹，以减少慢咽痹发病。

【临床医案】

1. 陶某，男，52 岁，个体。2018 年 11 月 12 日初诊。

主诉：咽灼热感、喜清嗓 1 个月。

现病史：近 1 个月以来，咽中灼热不适，时时清嗓，晚上咽部症状尤为明显，伴咽痒，干咳少痰，饮食无碍，手足心热。舌红少津，脉细数。

专科检查：咽腔黏膜暗红，咽后壁淋巴滤泡增生。

诊断：慢咽痹，证属肺肾阴虚、咽窍失养。

治法：滋阴补肾，补肺利咽。

治疗：先针刺太溪、太渊，强刺激，泻法；再针刺廉泉、咽安 2 号，弱刺激，补法；留针期间，在太溪、太渊行针 3 次，每次 10 秒钟；留针 20 分钟。隔日 1 次。

医嘱：勿食辛辣刺激食品，保持口腔清洁。

疗效：治疗 5 次后，咽部灼热感明显减轻，偶有清嗓；继续治疗 5 次，咽部无不适症状，咽腔黏膜光滑无增生，临床治愈。3 个月后随访未有复发。

2. 秦某，男，45 岁，公务员。2019 年 10 月 17 日初诊。

主诉：咽干痛反复发作半年。

现病史：患者诉半年以来咽部时常发干、疼痛不适，心烦口苦，咳嗽、咳黄痰、量不多，痰咳出后咽部稍轻松；稍吃辛辣易发口腔溃疡，夜寐较晚，二便平。舌红，苔稍黄，脉数。

专科检查：咽后壁淋巴滤泡增生成片状，色红，咽侧索肥厚。

诊断：慢咽痹，证属心肺热盛、上灼咽窍。

治法：清热泻心，宣肺利咽。

治疗：先针刺神门、太渊，强刺激，泻法；再针刺廉泉、咽安 2 号，弱刺激，补法。留针 20 分钟期间，在神门、太溪行针 3 次，每次 10 秒钟。隔日 1 次。

医嘱：勿食辛辣、刺激食品，保持口腔清洁，勿熬夜。

疗效：连续治疗 5 次后，咽部干痛感微，咽后壁片状滤泡增生范围明显缩小，咽侧索无肥厚。继续治疗 5 次，咽部症状无。3 个月后随访未有复发。

3. 杨某，女，57 岁，退休人员。2017 年 6 月 12 日初诊。

主诉：咽部痰黏梗阻不适感 5 个月。

现病史：患者诉 2 年前退休后咽部开始出现梗阻不适

感，年初觉咽部症状越来越明显，总觉有痰黏附在咽喉，清嗓多，无痰咳出；饮食无碍且觉得吃东西时咽部反而舒畅，但食量不大，胃中时有胀气感。口不干、不苦，寐可，大便1～2日行1次，偶有溏便，小便平。舌淡稍胖大，苔薄白，脉细弱。

专科检查：咽后壁可见3个黄豆大小的淡红色淋巴滤泡。

诊断：慢咽痹，证属脾胃虚弱、气滞咽窍。

治法：益气健脾，和胃利咽。

治疗：先针刺合谷、足三里，较强刺激，平补平泻法，中途行针1次，每次10秒钟；再针刺廉泉、咽安2号，弱刺激，补法。留针20分钟。隔日1次。

医嘱：适当运动，饮食清淡。

疗效：连续治疗3次后，咽部痰黏梗阻感明显减轻，咽后壁滤泡缩小，胃口较治疗前好；继续治疗3次，咽部已无不适感，很少有清嗓。3个月后随访未有复发。

4. 王某，男，35岁，教师。2018年4月23日初诊。

主诉：咽中异物感，时常咳痰1年。患者诉咽中不清爽感觉已有1年，多为咽异物感，时有梗阻感，时有干痛，清嗓咳痰；平素总觉胸中满闷，口干不苦，胃口尚可，夜寐小便1～2次，大便可。舌暗红，苔稍腻，两侧见小瘀点，脉稍弦涩。

专科检查：咽腔黏膜暗红，咽后壁可见暗红色条索状淋巴滤泡。

诊断：慢咽痹，证属血瘀痰凝、咽窍失利。

治法：活血化瘀，祛痰利咽。

治疗：先针刺合谷、三阴交、丰隆，强刺激，泻法；再针刺咽安 2 号，弱刺激，补法。留针 20 分钟期间，在合谷、三阴交、丰隆行针 3 次，每次 10 秒钟。隔日 1 次。

医嘱：饮食清淡，保持口腔清洁。

疗效：连续治疗 5 次后，咽部诸不适症状缓解明显；继续治疗 5 次，咽部已无不适感，咽腔黏膜色红，咽后壁光滑。3 个月后随访咽部症状未有复发。

第十二节　急乳蛾

【疾病概述】

急乳蛾以发热、咽痛、腭扁桃体红肿，表面覆有黄白色脓点为主要临床特征。本病多发生于冬春及秋冬之交，易反复发作。西医学的急性扁桃体炎可参考本病辨证施治。

【辨证要点】

1. 风热外侵证

主症：病初起咽干燥灼痛，疼痛逐渐加剧，吞咽时更重。舌质红，苔薄黄，脉浮数。

兼症：可伴有头痛、发热、微恶风、咳嗽等。

2. 肺胃热盛证

主症：咽部疼痛剧烈，连及耳根，吞咽困难，痰涎较多，高热，口渴引饮。舌质红，苔黄厚，脉洪大而数。

兼症：可伴有咳痰黄稠、口臭、腹胀、便秘、溲黄等。

【辨证选穴】

1. 风热外侵证

散热消蛾。主穴可选用三商、合谷、曲池；应穴可选用咽安 1 号、廉泉、风池。伴头痛加太阳、百会；伴咳嗽加天突。

2. 肺胃热盛证

清热消蛾。主穴可选用三商、厉兑、合谷、曲池；应穴可选用咽安 1 号、廉泉、大椎。

【操作步骤】

采取转移兴奋灶运动针法，每次主穴、应穴各选 1 ～ 3 穴。先针刺主穴，强刺激，泻法；再针刺应穴，较弱刺激，平补平泻法。留针 20 分钟，主穴中途行针 3 次，每次 10 秒钟，并且嘱咐患者做吞咽运动。此外，主穴可以刺营放血，咽腔患部亦可以刺营放血。每日 1 次。

【注意事项】

1. 注意锻炼身体，提高体质，增强抗病能力。

2. 忌食辛辣、刺激类食物，保持口腔清洁。

3. 起居有时，勿熬夜。

【临床医案】

1. 张某，男，32 岁，出版社职员。2017 年 5 月 10 日初诊。

主诉：咽痛 3 日。

现病史：患者诉 3 日前始出现咽痛，逐渐加重，昨晚发热至 38.8℃，饮食喝水更难受，自觉稍怕冷，刻下已无发热，口干不苦，乏力感，大便日行 1 次，较干燥，小便黄。舌红，苔薄黄，脉浮数。

专科检查：双侧扁桃体充血、Ⅲ度肿大，表面有脓点；体温 37.4℃。

诊断：急乳蛾，证属风热外侵。

治法：疏风清热。

治疗：先三棱针刺三商穴，强刺激，泻血约 0.5 毫升；再用 4 寸长毫针轻浅点刺扁桃体表面黏膜微出血，再用针刀在扁桃体有脓液的隐窝口每个逐一轻浅刺割一下，排出少许脓液，然后在扁桃体表面喷洒少许锡类散。每日 1 次。

医嘱：勿食辛辣、刺激食品，保持口腔清洁。

疗效：连续治疗 3 次后，扁桃体恢复正常，咽痛无，咽喉舒适。检查：双侧扁桃体已无充血肿大，未有再发热，临床痊愈。

2. 余某，女，25 岁，销售。2019 年 3 月 21 日初诊。

主诉：咽喉肿痛、发热 2 天。

现病史：诉 2 天前熬夜后出现咽喉疼痛，吞咽痛甚，觉有口水流出；今晨起床后觉咽痛加重，太阳穴处头痛，饮食困难，口干苦，痛苦面容，平时喜食辛辣、口味较重食物，大便干结，2 日未行，小便黄。舌质红，苔薄黄，脉浮数。

专科检查：双侧扁桃体 II 度肿大，咽腔黏膜充血水肿；体温 38.4℃；血常规检查示红细胞计数 13×10^9/L。

诊断：急乳蛾，证属肺胃热盛。

治法：清泻肺胃。

治疗：先针刺合谷、少商，强刺激，泻法；再针刺咽安 1 号、太阳，较弱刺激，平补平泻法。留针期间，在合谷、少商行针 3 次，每次 10 秒钟，并且嘱患者做缓慢咀嚼、吞咽运动；留针 20 分钟。每日 1 次。针毕，觉咽痛减轻。

医嘱：勿食辛辣刺激食品，保持口腔清洁。

疗效：连续治疗 3 日后，咽痛，发热均消失，双侧扁桃体、咽腔黏膜均恢复正常，临床痊愈。

第十三节　慢乳蛾

【疾病概述】

慢乳蛾以咽干、咽微痛、咽异物感、咽哽不利等咽部不适为主要临床特征。西医学的慢性扁桃体炎可参考本病辨证施治。

【辨证要点】

1. 肺肾阴虚证

主症：咽部干燥，微痒微痛，哽哽不利，痰少而黏，清嗓频频或干咳，午后症状加重。舌质红，少苔，脉细数。

兼症：可伴有午后颧红、手足心热、失眠多梦、耳鸣眼花、腰膝酸软、大便干等。

2. 脾胃虚弱证

主症：咽部不适，异物梗阻感。舌质淡、苔白腻，脉缓弱。

兼症：可伴有咳嗽痰白、胸脘痞闷、易恶心不适、口淡不渴、大便不实等。

3. 痰瘀互结证

症状：咽干涩不利，或刺痛胀痛，痰黏难咳，迁延不愈，全身症状不明显。舌质暗有瘀点，苔白腻，脉细涩。

【辨证选穴】

1. 肺肾阴虚证

养阴消蛾。主穴可选用合谷、太渊、太溪；应穴可选用咽安1号、肺俞、肾俞。

2. 脾胃虚弱证

益气消蛾。主穴可选用合谷、足三里；应穴可选用扶突、咽安 1 号、脾俞。

3. 痰瘀互结证

化瘀消蛾。主穴可选用偏历、合谷；应穴可选用扶突、咽安 2 号、膈俞、丰隆。

【操作步骤】

每次主穴、应穴各选 1～2 穴。先针刺主穴，强刺激，泻法；再针刺应穴，较弱刺激，平补平泻法。留针 20 分钟，主穴中途行针 3 次，每次 10 秒钟。每日 1 次。

【注意事项】

1. 注意锻炼身体，提高体质，增强抗病能力。

2. 忌食辛辣、刺激类食物，保持口腔清洁。

3. 起居有时，勿熬夜。

4. 积极治疗急乳蛾，以减少慢乳蛾发病。

【临床医案】

1. 骆某，男，28 岁，咨询师。2018 年 8 月 13 日初诊。

主诉：咽痛反复发作 2 年。

现病史：诉自 2 年前始 1～2 个月即发作 1 次咽痛，1～2 周方能恢复正常，平素工作较忙，时常熬夜，胃口不佳，咽中时常有异物梗阻感，大便时溏，日行 1 次。舌质淡红，苔白，脉细缓。

专科检查：双侧扁桃体Ⅱ度肿大，充血明显；体温如常。

诊断：慢乳蛾，证属脾胃虚弱。

治法：健脾和胃。

治疗：先针刺足三里、合谷，强刺激，泻法；再针刺咽安 1 号、扶突，弱刺激；留针期间，在足三里、合谷行针 3

次，每次 10 秒钟，并且嘱患者做缓慢咀嚼、吞咽运动。留针 20 分钟。每日 1 次。

医嘱：勿食辛辣刺激食品，保持口腔清洁。

疗效：连续治疗 3 日后，咽痛消失；继续治疗 5 次，改为隔日治疗 1 次，治疗结束后咽痛未再发作，异物梗阻感无，胃口较前佳，大便成形，日行 1 次。双侧扁桃体 I 度肿大，色淡红。3 个月后随访未有复发。

2. 谢某，男，50 岁，物业管理人员。2019 年 7 月 13 日初诊。

主诉：咽中不利感 10 余年。

现病史：患者诉咽中不利，时有发作 10 余年，或有痰黏感，或咽中干涩，饮食辛辣则有肿胀疼痛感，口干不苦，纳可，寐平，大便偶有溏便，1 ～ 2 日 1 次，小便平。舌偏暗红，边有瘀点，苔稍腻，脉细涩。

专科检查：双侧扁桃体 II 度肿大，色暗红。

诊断：慢乳蛾，证属痰瘀互结。

治法：化痰祛瘀。

治疗：先针刺合谷、丰隆，强刺激，泻法；再针刺咽安 2 号，弱刺激；留针 20 分钟期间，在合谷、丰隆行针 3 次，每次 10 秒钟，并且嘱患者做缓慢咀嚼、吞咽运动。隔日 1 次。

医嘱：勿食辛辣、刺激食品，保持口腔清洁。

疗效：连续治疗 3 次后，咽部觉稍轻松；继续治疗 7 次，咽部舒畅感，无不适，治疗期间咽部症状逐渐减轻未有发作；检查示双侧扁桃体 I 度肿大，色红。3 个月后随访咽部症状未有复发。

第十四节　梅核气

【疾病概述】

梅核气是以咽部有梅核状异物感、咳之不出、咽之不下为主要临床特征的慢性咽病。患者进行电子喉镜、咽部 CT、钡餐等检查，鼻咽、口咽、喉咽部组织一般无明显器质性改变。本病多发生于女性，常因精神抑郁而发病或加重。西医学的咽神经官能症可参考本病辨证施治。

【辨证要点】

气郁痰凝，咽喉不舒

症状：咽部异物堵塞感甚，哽哽不利，吞之不下，吐之不出，咽无疼痛，饮食无碍，忧郁寡欢，两胁闷胀，不思饮食，夜寐梦多；一般全身症状不明显。舌暗淡，苔薄白，脉细弦。

【辨证选穴】

理气解郁，化痰利咽。主穴可选用合谷、内关、太冲；应穴可选用扶突、咽安 2 号、廉泉。气血亏虚甚，加肝俞、脾俞；痰血瘀甚，加膈俞。

【操作步骤】

采取转移兴奋灶针法，每次主穴、应穴各选 1～2 穴。先针刺主穴，强刺激，泻法；再针刺应穴，较弱刺激，平补平泻法。留针 20 分钟，主穴中途行针 3 次，每次 10 秒钟。隔日 1 次。

【注意事项】

1. 保持心情舒畅，精神愉快。

2.注意适当锻炼身体，增强体质，改善全身健康状况。

【临床医案】

魏某，女，43岁，会计。2019年3月12日初诊。

主诉：咽中异物梗阻感反复发作3个月。

现病史：咽中异物梗阻感时轻时重，每每情绪低落即觉症状明显，夜卧时觉有物压住咽喉，十分痛苦，纳少，寐平，二便调。舌红苔薄，脉弦细。

专科检查：咽腔未有异物，黏膜稍红。

诊断：梅核气，证属肝郁脾虚、气郁痰凝。

治法：疏肝解郁，健脾化痰。

治疗：先针刺合谷、内关，强刺激，泻法；再针刺扶突、咽安2号，弱刺激，补法。留针期间，在合谷、内关行针3次，每次10秒钟；留针20分钟。隔日1次。

医嘱：饮食清淡，避风寒，保持心情愉悦。

疗效：治疗3次后复诊，咽部异物梗阻感明显减轻，心情较佳。继续治疗5次，咽部异物梗阻感已消失，临床治愈。3个月后随访未有复发。

第十五节　急喉喑

【疾病概述】

急喉喑是以发病急，声音不扬或嘶哑，喉部肌膜红肿为特征的一种急性喉病，又称暴喑。本病无明显地域性，在各种年龄组中均可以发生，若在婴幼儿中发病则症状严重，可引起呼吸困难，发展为急喉风。西医学的急性喉炎、创伤性喉炎、变应性喉炎、声带黏膜下出血、变声期发音功能障碍可参考本病辨证施治。

【辨证要点】

1. 风寒袭肺证

主症：卒然声音不扬，甚则嘶哑，喉部微痒微痛。舌红苔薄白，脉浮紧。

兼症：可伴有恶寒、头身疼痛、鼻塞流涕、口不渴、咳嗽声重等。

2. 风热犯肺证

主症：声音不扬，甚则嘶哑，喉干痒痛。舌边微红、苔薄黄，脉浮数。

兼症：可伴有发热恶风、头痛、鼻流浊涕、口干欲饮、咳痰黄黏等。

3. 痰热壅肺证

主症：声音嘶哑，甚则失音，咽喉疼痛，咳嗽痰黄。舌红，苔黄，脉数。

兼症：可伴有发热、咳喘、鼻息灼热、口渴、小便黄赤、大便结等。

【辨证选穴】

1. 风寒袭肺证

散寒开音。主穴可选用鱼际、合谷、列缺；应穴可选用开音1号、廉泉、喉安1号。

2. 风热犯肺证

散热开音。主穴可选用鱼际、合谷、商阳；应穴可选用开音1号、廉泉、喉安2号。

3. 痰热壅肺

清痰开音。主穴可选用鱼际、合谷、孔最；应穴可选用开音1号、廉泉、喉安3号。若发热甚，加大椎；头痛，加太阳、上星；便秘，加天枢。

【操作步骤】

采取转移兴奋灶运动针法，每次主穴、应穴各选 1～2 穴。先针刺主穴，强刺激，泻法；再针刺应穴，较弱刺激，补法或平补平泻法。留针 20 分钟，主穴中途行针 3 次，每次 10 秒钟，应穴不行针，嘱患者做深呼吸运动。每日 1 次。

【注意事项】

1. 发病后当少用嗓，利于声带病变恢复正常。

2. 饮食清淡，勿食辛辣、刺激类食物。

3. 慎起居，勿熬夜。

【临床医案】

1. 李某，女，19 岁，学生。2018 年 10 月 28 日初诊。

主诉：声嘶 2 日。

现病史：2 日前淋雨后出现声音嘶哑，咳嗽不甚，伴鼻塞流涕，头身沉重，恶寒无发热。舌红，苔薄白，脉浮紧。

专科检查：双侧声带充血水肿，闭合不全。

诊断：急喉喑，证属风寒袭肺。

治法：疏风散寒。

治疗：先针刺合谷，强刺激，泻法；开音 1 号、风池，较弱刺激，平补平泻法。留针 20 分钟。留针期间，在合谷行针 3 次，每次 10 秒钟，嘱其缓慢做深呼吸。每日 1 次。

医嘱：少言语，饮食清淡，避风寒。

疗效：连续治疗 3 次后，声音恢复正常，余症皆除，临床痊愈。

2. 胡某，男，31 岁，房屋中介。2018 年 9 月 20 日初诊。

主诉：声嘶 3 日。

现病史：患者诉感冒后出现声嘶已有 3 日，伴咽干痛，咳嗽，饮食尚可，大便干燥 2 日 1 次，小便黄。舌红，苔薄黄，脉浮数。

专科检查：双侧声带充血水肿，闭合不全。

诊断：急喉喑，证属风热袭肺。

治法：疏风清热。

治疗：先针刺合谷、太渊，强刺激，泻法；再针刺开音 1 号、喉安 1 号、风池，弱刺激，平补平泻法。留针 20 分钟期间，在合谷、太渊行针 3 次，每次 10 秒钟，并且嘱其缓慢做深呼吸。每日 1 次。

医嘱：少言语，饮食清淡。

疗效：第 1 次治疗结束后，声音可发出，咽痛缓解。继续治疗 3 次后，声音恢复正常，无咳嗽，余症皆除；检查示双侧声带已无充血水肿，闭合正常，临床痊愈。

3. 杨某，男，40 岁，后勤人员。2019 年 11 月 10 初诊。

主诉：声嘶 5 日。

现病史：患者诉连日饮酒后出现声嘶已有 5 日，咽喉疼痛不明显，咳嗽，时常咳痰，色黄稠，昨日觉症状加重，口干稍苦，小便黄，大便干结日行 1 次。舌红，苔黄腻，脉浮数。

专科检查：双侧声带稍充血、水肿甚，闭合不全。

诊断：急喉喑，证属痰热壅肺。

治法：清热化痰。

治疗：先针刺合谷、太渊，强刺激，泻法；再针刺开音 1 号、喉安 3 号，弱刺激，平补平泻法。留针 20 分钟期间，在合谷、太渊行针 3 次，每次 10 秒钟，并且嘱其缓慢做深呼吸。每日 1 次。

医嘱：饮食清淡，勿饮酒。

疗效：连续治疗 3 次后，声嘶明显改善，咳嗽、咳痰微；继续治疗 3 次，声嘶、咳嗽、咳痰均无；检查见双侧声带色如常，闭合佳，临床痊愈。

第十六节　慢喉喑

【疾病概述】

慢喉喑是指声音不扬或嘶哑，喉肌膜肿厚，经久不愈的一种喉病，是喉科常见多发病之一，多由急喉喑失治，长期发声过度所致，常以职业用声者居多。西医学的慢性喉炎、声带小结、声带息肉、声带麻痹、癔症性失音及功能减弱性发声障碍等可参考本病辨证施治。

【辨证要点】

1. 肺肾阴虚证

主症：声音嘶哑日久，咽喉干涩微痛，喉痒干咳，痰少而黏，时时清嗓，症以下午明显。舌红少津，脉细数。

兼症：可伴有头晕耳鸣、虚烦少寐、颧红唇赤、腰膝酸软、手足心热等。

2. 肺脾气虚证

主症：声嘶日久，语音低沉，高音费力，不能持久，劳则加重，上午症状明显。舌体胖有齿痕，苔白，脉细弱。

兼症：可伴有少气懒言、倦怠乏力、纳呆便溏、面色萎黄等。

3. 血瘀痰凝证

症状：声嘶日久，讲话费力，喉内异物感或有痰黏着感，时常需清嗓，胸闷不舒，全身症状不明显。舌暗红或有瘀点，苔薄白或薄黄，脉细涩。

【辨证选穴】

1. 肺肾阴虚证

养阴润喉开音。主穴可选合谷、孔最、太溪；应穴可选开音 2 号、廉泉。

2. 肺脾气虚证

益气煦喉开音。主穴可选合谷、孔最、足三里；应穴可选开音 2 号、廉泉、脾俞。

3. 血瘀痰凝证

化瘀利喉开音。主穴可选合谷、孔最、丰隆；应穴可选开音 2 号、膈俞。阴虚者，加肺俞、肾俞；阳气虚者，加脾俞、肾俞；痰瘀者，加丰隆。

【操作步骤】

采取转移兴奋灶针法，每次主穴、应穴各选 1～2 穴。先针刺主穴，强刺激，泻法，中途行针 2 次，每次 10 秒钟；再针刺应穴，较弱刺激，平补平泻法。留针 20 分钟。隔日 1 次。

【注意事项】

1. 发病后当少用嗓，利于声带病变恢复正常。

2. 饮食清淡，勿食辛辣刺激类食物。

3. 慎起居，勿熬夜。

4. 积极治疗急喉暗，以减少慢喉暗发病。

【临床医案】

1. 魏某，女,48 岁,药店营业员,2017 年 11 月 20 日初诊。

主诉：声嘶反复发作 1 年。

现病史：患者诉近 1 年以来咽喉时干涩不适，讲话声音沙哑，若是人感疲倦或饮食辛辣，声嘶更甚，口干不苦，时时清嗓，偶有咳痰，量不多，人偏干瘦，但饮食尚可，夜寐常较晚，大便 2 日 1 次，较干燥，小便可。舌红，苔少，脉细数。

专科检查：双侧声带暗红稍肿，边缘欠光滑，闭合不佳。

诊断：慢喉暗，证属肺肾阴虚。

治法：滋阴补肾，补肺利喉。

治疗：先针刺合谷、太溪，强刺激，泻法，中途行针 2 次，每次 10 秒钟；再针刺咽安 2 号、廉泉、肾俞，弱刺激，补法，中途不行针；留针 20 分钟。治疗隔日 1 次。

医嘱：少言语，饮食清淡，勿熬夜。

疗效：连续治疗 2 次后，咽喉干涩明显改善，自觉讲话较前轻松；继续治疗 8 次，声音恢复正常，咽中亦无其他不适。检查：双侧声带色稍暗，闭合可。3 个月后随访未有复发。

2. 李某，男，36 岁，声乐教师。2019 年 8 月 13 日初诊。

主诉：声嘶反复发作半年。

现病史：1 周前因连续上课后声嘶复又发作，自行服用黄氏响声丸，未有明显改善。自觉讲话稍久即疲劳，咽中异物不适感。面色苍白，语音低微，食少，寐平，大便日行 1～2 次。舌淡红，苔薄白，边缘有少许齿痕，脉细缓。

专科检查：双侧声带水肿，边缘不平，闭合不全。

诊断：慢喉暗，证属肺脾气虚。

治法：补脾益肺。

治疗：先针刺合谷、足三里，强刺激，泻法，中途行针
2 次，每次 10 秒钟；咽安 2 号、脾俞，弱刺激，补法，中
途不行针；留针 20 分钟。隔日 1 次。

医嘱：少言语，饮食清淡，避风寒，适当运动。

疗效：连续治疗 3 次后，声嘶明显改善，但言语久仍易
疲劳；继续治疗 6 次，声音恢复正常；检查双侧声带瓷白，
闭合正常；临床痊愈。3 个月后随访未有复发。

第十七节 口 疮

【疾病概述】

口疮是以口腔之唇、颊、腭、舌黏膜反复发生溃疡为临
床特征的口腔病。西医学的复发性口腔溃疡可参考本病辨证
施治。

【辨证要点】

1. 火热上炎证

主症：发病急骤，溃疡较多、大小不一、常融合成片，
溃疡表面红肿较甚，有黄白色分泌物，溃疡，口腔灼痛甚。
舌红少津，苔黄，脉数有力。

兼症：可伴有口渴口苦、心烦难寐、大便燥结、小便黄
赤等。

2. 虚火上炎

主症：溃疡日久，此起彼伏，口腔灼痛。舌红少津，脉
细数。

兼症：可伴有口舌干燥、午后颧红、心烦失眠、夜寐盗
汗、腰膝酸软、便干尿赤等。

3. 气血亏虚

主症：溃疡日久，此起彼伏，疮面色淡，疼痛轻微。舌质淡，苔薄白，脉细弱。

兼症：可伴有面色无华、倦怠乏力、少气懒言、动则汗出、心慌心悸、失眠多梦、纳食不香等。

【辨证选穴】

1. 火热上炎证

清热消疮。主穴可选用合谷、涌泉；应穴可选用口安1号、咽安1号。

2. 虚火上炎证

降火消疮。主穴可选用合谷、涌泉、三阴交；应穴可选用口安1号、咽安1号。虚火甚，加心俞、肾俞。

3. 气血亏虚证

养血消疮。主穴可选用合谷、三阴交、足三里；应穴可选用口安1号、咽安1号。若气血亏虚甚，加脾俞。

【操作步骤】

采取转移兴奋灶运动针法，每次主穴、应穴各选1～2穴。实证，先针刺主穴，强刺激，泻法；再针刺应穴，较弱刺激，平补平泻法。留针20分钟，主穴中途行针3次，每次留针10秒钟，并且嘱咐患者做咀嚼运动。每日1次。虚证，先针刺主穴，较强刺激，平补平泻法；再针刺应穴，弱刺激，补法。留针20分钟，并且嘱咐患者做咀嚼运动。隔日1次。

【注意事项】

1. 忌食辛辣刺激类食物，保持口腔清洁。

2. 起居有时，勿熬夜。

3. 保持心情舒畅。

【临床医案】

张某，男，45 岁，业务员。2017 年 6 月 21 日初诊。

主诉：口腔溃疡 2 周。

现病史：2 周前始出现口腔溃疡，逐渐加重，饮食痛甚，因平时喜食辛辣食物，故疼痛难忍，心情烦躁，口干稍苦，小便黄，大便 2 日 1 次，较干结。舌红，苔薄黄，脉数有力。

专科检查：下唇、舌尖及两侧见溃疡，疮面色黄、周围稍红肿。

诊断：口疮，证属火热上炎。

治法：清热降火。

治疗：先针刺合谷、涌泉，强刺激，泻法；口安 1 号，较弱刺激，平补平泻法。留针期间，在合谷、涌泉行针 3 次，每次 10 秒钟，并且嘱咐患者做咀嚼运动，疼痛即刻舒缓。留针 20 分钟。每日 1 次。

医嘱：饮食清淡，注意口腔清洁。

疗效：连续治疗 3 次后，口腔溃疡减少，疼痛微；继续治疗 3 日，口腔溃疡无，余不适症皆消失，临床痊愈。嘱平时当清淡饮食，避免复发。

第十八节　针　眼

【疾病概述】

针眼是指胞睑边缘生疖，形如麦粒，红肿痒痛，易成脓溃破的眼病。本病与气候、年龄、性别无关，可单眼或双眼发病。西医学的睑腺炎可参考本病辨证施治。

【辨证要点】

1. 风热客睑证

主症：初起胞睑局限性肿胀，痒甚，微红，可扪及硬结，压痛。舌红，苔薄黄，脉浮数。

兼症：可伴有发热、恶寒、头痛等症状。

2. 热毒壅盛证

主症：胞睑局部红肿灼热，硬结渐大，疼痛拒按，或白睛红赤肿胀嵌于睑裂。舌红，苔黄，脉数。

兼症：可伴有口渴喜饮、便秘、溲赤等。

3. 脾虚夹实证

主症：针眼反复发作，诸症不重。舌淡，苔薄白，脉细数。

兼症：可伴有面色无华、神倦乏力等。

【辨证选穴】

1. 风热客睑证

疏风消肿。主穴可选用合谷、外关；应穴可选用承泣、太阳。

2. 热毒壅盛证

清热消肿。主穴可选用合谷、外关；应穴可选用承泣、攒竹、太阳。

3. 脾虚夹实证

和脾消肿。主穴可选用合谷、外关、三阴交；应穴可选用承泣、四白、丝竹空。

【操作步骤】

采取转移兴奋灶运动针法，每次主穴、应穴各选1～2穴。实证，先针刺主穴，强刺激，泻法；再针刺应穴，较弱刺激，平补平泻法。留针 20 分钟，主穴中途行针 3 次，每次 10 秒钟，并且嘱咐患者做轻微眨眼运动。每日 1 次。虚证，先针刺主穴，较强刺激，平补平泻法，中途行针 2 次，每次 10 秒钟；再针刺应穴，弱刺激，补法。留针 20 分钟，并且嘱咐患者做轻微眨眼运动。隔日 1 次。

【注意事项】

1. 勿挤压患处，保持眼部清洁。

2. 饮食清淡，忌食辛辣，保证大便通畅。

3. 避免用眼过度，勿熬夜。

【临床医案】

1. 秦某，男，23 岁，工人。2018 年 7 月 3 日初诊。

主诉：左眼下睑肿痒 2 日。

现病史：昨晚觉左眼痒，揉搓后觉肿胀，可触及一小硬块，微痛，晨起有少许分泌物，视力如常，全身有乏力不适感。舌红，苔薄黄，脉浮数。

专科检查：左眼下睑近外眦处见一麦粒大小肿起，稍红，压痛，睑结膜充血明显；视力检查结果示左眼 0.8，右眼 0.6。

诊断：针眼，证属风热客睑。

治法：疏风清热。

治疗：先针刺右侧（健侧）外关，强刺激，泻法；再针刺左侧眼周（患侧）承泣、丝竹空，较弱刺激，平补平泻法。留针 20 分钟期间，主穴中途行针 3 次，每次 10 秒钟，并且嘱咐患者做轻微眨眼运动，疼痛即刻舒缓。每日 1 次。

医嘱：饮食清淡，及时清洁眼部分泌物，注意眼卫生。

疗效：第 1 次治疗结束，觉眼痒、肿胀感明显减轻；继续治疗 2 日，眼痒、肿、痛、分泌物已无；检查：麦粒肿已消失，临床痊愈。

2. 刘某，男，30 岁，厨师。2017 年 9 月 12 日初诊

主诉：右眼上睑肿痛 2 天。

现病史：2 天前出现右眼上睑肿痛，今日红肿甚，疼痛加剧，晨起黄色黏性分泌物较多，伴口干、烦躁、小便黄、便秘。舌红，苔黄，脉数有力。

专科检查：右眼上睑见一绿豆大小红肿，触之即痛，结膜充血明显；视力检查结果示左眼 1.0，右眼 1.0。

诊断：针眼，证属热毒壅盛。

治法：清热解毒。

治疗：先针刺合谷、外关，强刺激，泻法；再针刺太阳、丝竹空、攒竹，较弱刺激，平补平泻法。留针 20 分钟，主穴中途行针 3 次，每次 10 秒钟，并且嘱咐患者做轻微眨眼运动，疼痛舒缓些。每日 1 次。

医嘱：饮食清淡，及时清洁眼部分泌物，注意眼卫生。

疗效：连续治疗 2 日，右眼疼痛明显减轻，肿块缩小；继续治疗 5 日，右眼红肿已消失，无分泌物，临床痊愈。

第十九节　白涩症

【疾病概述】

白涩症是以白睛红赤不显，或见白睛赤丝隐隐，自觉干涩不适为临床特征的慢性眼病。西医学的慢性结膜炎、浅层点状角膜炎、视疲劳、干眼症可参考本病辨证施治。

【辨证要点】

1. 邪热留恋证

主症：常见于暴风客热或天行赤眼治之不彻底，致使白睛遗留少许赤丝细脉，睑内可见轻度红赤。舌质红，苔薄黄，脉数。

兼症：可伴有少量眼眵及畏光流泪、干涩不爽等。

2. 肺阴不足证

主症：眼干涩不爽，不耐久视，白睛如常或稍有赤脉，黑睛可有细点状星翳，反复难愈。舌少津，苔薄，脉细无力。

兼症：可伴有干咳少痰、咽干、便秘等。

3. 肝肾阴虚证

主症：眼干涩畏光，双目频眨，视物欠清，久视诸症加重。舌红，苔薄，脉细。

兼症：可伴有口干少津、腰膝酸软、头晕耳鸣、夜寐多梦等。

【辨证选穴】

1. 邪热留恋证

清邪明目。主穴可选用合谷、外关；应穴可选用丝竹空、睛明、翳明。

2. 肺阴不足证

滋肺明目。主穴可选用合谷、外关、太溪；应穴可选用丝竹空、睛明、翳明。肺阴虚甚，加肺俞、肾俞。

3. 肝肾阴虚证

滋肝肾明目。主穴可选用合谷、行间、太溪；应穴可选用丝竹空、睛明、翳明。阴虚甚，加肝俞、肾俞。

【操作步骤】

采取转移兴奋灶针法，每次主穴、应穴各选 1～2 穴。实证，先针刺主穴，强刺激，泻法；再针刺应穴，较弱刺激，平补平泻法。留针 20 分钟，主穴中途行针 3 次，每日 1 次。虚证，先针刺主穴，较强刺激，平补平泻法，中途行针 3 次，每次 10 秒钟；再针刺应穴，弱刺激，补法。留针 20 分钟。隔日 1 次。

【注意事项】

1. 避免用眼过度，勿熬夜。

2. 饮食清淡，忌食辛辣，保证大便通畅。

3. 注意眼部卫生。

【临床医案】

1. 黄某，女，39 岁，银行职员。2017 年 6 月 19 日初诊。

主诉：双眼干涩半年。

现病史：偶有眼分泌物，时常眼痒不适，疲劳时或看电子屏幕时间稍长即觉症状明显。舌质红，苔薄黄，脉细数。

专科检查：视力示右眼 0.8，左眼 0.8；双眼球结膜、睑结膜轻度充血，角膜尚清；眼压示右眼 13mmHg，左眼 14mmHg；Schfrmer 试验示双眼均为 3mm/5min；BUT（泪膜破裂时间）小于 10 秒钟。

诊断：白涩症，证属肝肾阴虚。

治法：滋补肝肾。

治疗：先针刺太溪、外关，强刺激，泻法；继之，针刺攒竹、肾俞，较弱刺激，平补平泻法。留针期间，主针行针 3 次，每次 10 秒钟；留针 20 分钟。隔日 1 次。

医嘱：勿久视电子屏幕，注意眼卫生。

疗效：治疗 3 次后，觉眼部干涩感减轻明显；继续治疗 10 次，眼部干涩不适感已完全消失，临床痊愈。3 个月后随访未有复发。

2. 罗某，男，56 岁，退休。2019 年 5 月 15 日初诊。

主诉：双眼干涩 3 个月。

现病史：时常眼角有少许白色分泌物，视物稍久即有不适感；平素觉口干不渴，腰膝酸软，纳可，寐平，小便黄。舌质红，苔黄腻，脉濡数。

专科检查：视力示右眼 0.6，左眼 1.0；双眼球结膜充血，角膜（－）；眼压示右眼 15mmHg，左眼 13mmHg；Schfrmer 试验示双眼均为 4mm/5min。

诊断：白涩症，证属肝肾阴虚。

治法：滋肾明目。

治疗：先针刺太溪、阳陵泉，强刺激，泻法；继之，针刺攒竹、精明，弱刺激，平补平泻法。留针 20 分钟期间，主针行针 3 次，每次 10 秒钟。隔日 1 次。

医嘱：饮食清淡，注意眼卫生。

疗效：治疗 2 次后，觉眼部干涩不适感减轻；继续治疗 8 次，眼部干涩不适感已完全消失，平素眼角亦无分泌物。3 个月后随访未有复发。

第二十节　胞轮振跳

【疾病概述】

胞轮振跳指眼睑不由自主地牵拽跳动的眼病。该病名见于《眼科菁华录·卷上·胞睑门》，亦名"目瞤""胞轮振跳"。本病常见于成年人,上、下胞睑均可发生,但以上胞多见,可单眼或双眼发病。西医学的眼轮匝肌及面神经痉挛引起的眼睑痉挛可参考本病辨证施治。

【辨证要点】

1. 血虚生风证

主症:胞睑振跳不休,或牵拽颜面及口角抽动。舌质淡红,苔薄,脉细弦。

兼症:可伴有头昏目眩、面色少华等症状。

2. 心脾两虚证

主症:胞睑跳动,时疏时频,劳累或失眠时加重。舌质淡,脉细弱。

兼症:可伴有心烦眠差、怔忡健忘、食少体倦等。

【辨证选穴】

1. 血虚生风证

养血息风止痉。主穴可选用合谷、阳池、行间;应穴可选用翳明、丝竹空、四白。脾虚甚,可选用脾俞、血海。

2. 心脾两虚证

补益心脾止痉。主穴可选用合谷、阳池、三阴交;应穴可选用翳明、丝竹空、四白。脾虚甚,可选用脾俞、血海、足三里;健忘、失眠、心烦、怔忡等可选用神门。

【操作步骤】

采取转移兴奋灶针法,每次主穴、应穴各选 1～2 穴。本病多为虚证,治疗一般先针刺主穴,较强刺激,平补平泻法;再针刺应穴,弱刺激,补法。留针 20 分钟,主穴中途行针 3 次。隔日 1 次。

【注意事项】

1.避免用眼过度，勿熬夜。

2.注意营养均衡。

【临床医案】

1.苏某，女，35岁，外企职员。2018年3月11日初诊。

主诉：左眼上睑跳动3日。

现病史：因近来时常加班，左眼于3日前出现跳动，初起跳动不甚，时有停歇，昨日左眼跳动频繁，自觉体倦乏力，偶有心慌不适感，视力如常。舌淡红，苔薄白，脉细弱。

专科检查：左眼上睑可见痉挛跳动，闭眼可，球结膜稍充血。

诊断：胞轮振跳，证属心脾两虚。

治法：健脾养心。

治疗：先针刺右侧（健侧）三阴交、神门；再针刺左侧眼周（患侧）四白、头维，弱刺激，平补平泻法。留针20分钟期间，主针行针3次，每次10秒钟。每日1次。

医嘱：勿熬夜，注意用眼疲劳。

疗效：连续治疗2日后，眼睑痉挛跳动明显减少；继续治疗3日后，眼睑未有痉挛跳动。3个月后电话随访，患者诉未有再犯。

2.汤某，女，45岁，文员。2017年10月20日初诊。

主诉：右眼上睑跳动5日。

现病史：右眼于5日前无明显诱因出现跳动，每日上午10点左右右眼开始跳动，需频繁眨眼，眼跳动方可稍缓解，昨日觉眼跳牵引右侧面部不适，平素时常有头晕乏力不适感，饮食睡眠无影响，二便平。舌淡，苔白，脉细。

专科检查：右眼上睑可微微跳动，闭眼可，睑裂较左侧稍小。

诊断：胞轮振跳，证属血虚生风。

治法：养血祛风。

治疗：先针刺左侧（健侧）合谷、血海；再针刺右侧眼周（患侧）翳明、承泣，弱刺激，平补平泻法。留针 20 分钟，主针中途行针 1 次。每日 1 次。

医嘱：适当运动，勿熬夜，注意用眼疲劳。

疗效：连续治疗 3 日后，右眼睑跳动已无；继续治疗 2 日后，患者诉右眼睑未再复发，右侧面部亦无不适。3 个月后电话随访，患者诉未有复发。

第九章　妇儿科疾病的临床应用

第一节　原发性痛经

【疾病概述】

痛经是指在经期或经行前后，出现周期性小腹疼痛，或痛引腰骶，甚至剧痛昏厥。西医学把痛经分为原发性痛经和继发性痛经，前者又称功能性痛经，是指生殖器官无明显器质性病变者，后者多继发于生殖器官某些器质性病变。本节所讨论为原发性痛经。

【辨证要点】

1. 肾气亏损证

主症：经期或经后小腹隐隐作痛，喜按，月经量少，色淡质稀。舌淡，苔薄，脉沉细。

兼症：可伴有头晕耳鸣、腰膝腿软、小便清长、面色晦暗等。

2. 气血虚弱证

主症：经期或经后小腹隐痛喜按，月经量少，色淡质稀。舌淡，苔薄，脉细弱。

兼症：可伴有神疲乏力、头晕、心悸、失眠多梦、面色苍白等。

3. 气滞血瘀证

主症：经前或经期小腹胀痛拒按，经行不畅，经色紫暗有块，块下痛减。舌紫暗，或有瘀点，脉弦或弦涩有力。

兼症：可伴有胸胁、乳房胀痛等。

4. 寒凝血瘀证

主症：经前或经期小腹冷痛拒按，得热则痛减，经血量少，色暗有块。舌暗，苔白，脉沉紧。

兼症：可伴有畏寒肢冷、面色青白等。

5. 湿热蕴结证

主症：经前或经期小腹灼痛拒按，痛连腰骶，或平时小腹痛，至经前疼痛加剧，经量多或经期长，经色紫红质稠或有血块。舌红，苔黄腻，脉滑数或濡数。

兼症：可伴有带下量多、黄稠臭秽、低热、小便黄赤等。

【辨证选穴】

1. 肾气亏损证

温阳通经。主穴可选用太溪、血海；应穴可选用气海、命门。

2. 气血虚弱证

益血通经。主穴可选用足三里、血海；应穴可选用气海、脾俞。

3. 气滞血瘀证

理气通经。主穴可选用三阴交、血海；应穴可选用气海、肝俞。

4. 寒凝血瘀证

散寒通经。主穴可选用行间、血海；应穴可选用气海、膈俞。

5. 湿热蕴结证

清湿通经。主穴可选用阳陵泉、血海；应穴可选用气海、关元。

【操作步骤】

采取转移兴奋灶运动针法，每次主穴、应穴各选 1～2 穴。实证，先针刺主穴，强刺激，泻法，中途行针 3 次，每次 10 秒钟；再针刺应穴，较弱刺激，平补平泻法。留针 20 分钟，嘱咐患者做深呼吸运动。隔日 1 次。虚证，先针刺主穴，较强刺激，平补平泻法，中途行针 2 次，每次 10 秒钟；再针刺应穴，弱刺激，补法。留针 20 分钟，并且嘱咐患者做深呼吸运动。隔日 1 次。

【注意事项】

1. 积极治疗引起痛经之原发病。

2. 锻炼身体，增强体质，减少痛经发生。

3. 生活起居有规律，劳逸结合，不宜过食生冷。

【临床医案】

1. 张某，女，22 岁，营业员。2017 年 3 月 28 日初诊。

主诉：痛经 1 年。

现病史：每月经行前 1 周及经行第 1～2 日小腹冷痛，敷热水袋觉痛减，时常觉腰骶部下坠感，酸冷感。月经量少，色暗，血块较多。就诊当日为经行第 1 日，疼痛甚，自行服用去痛片，未有改善。舌淡，苔薄，脉沉细。

诊断：痛经，证属肾气亏损。

治法：补肾益精。

治疗：先针刺太溪、血海，强刺激，泻法；再针刺气海、命门，较弱刺激，平补平泻法。留针 20 分钟，在太溪、血海行针 3 次，每次 10 秒钟，并且嘱咐患者做深呼吸运动，疼痛即刻舒缓。每日 1 次。

医嘱：平素当禁食生冷，避风寒。

疗效：第1次治疗结束时，即觉疼痛减轻大半，人感轻松许多；继续治疗2日，痛经已无。嘱咐其每月经行前1周即来治疗3次，经行时若有疼痛及时治疗，连续针刺3个月，痛经未再犯。

2.刘某，女，34岁，幼师。2018年11月21日初诊。

主诉：痛经半年。

现病史：半年前始出现每月经行前5日至经期结束小腹胀痛，时轻时重，月经色稍暗，有较多血块，伴乳房胀痛，情绪波动较大。10月曾在当地妇幼保健院行B超检查，子宫及其附件未见异常。就诊当日为经前两日，刻下小腹胀痛，面容痛苦，手心有少许冷汗，伴乳房硬胀痛，触痛明显。舌暗红，苔薄，脉弦涩。

诊断：痛经，证属气滞血瘀。

治法：行气活血。

治疗：先针刺三阴交，强刺激，泻法；再针刺气海、肝俞、膈俞，较弱刺激，平补平泻法。留针20分钟，在三阴交行针3次，每次10秒钟，并且嘱咐患者做深呼吸运动，疼痛即刻舒缓。每日1次。

医嘱：平素当禁食生冷，避风寒，保持心情愉快。

疗效：第1次治疗过程中疼痛逐渐减轻，治疗结束时疼痛消失；嘱其连续治疗3日，治疗第2日月经至，小腹觉轻微胀不适；治疗第3日，未有痛经，乳房亦无胀痛不适。嘱咐其每月经行前3日即来治疗3次，连续针刺治疗3个月，痛经未再犯。

第二节　月经不调

【疾病概述】

月经不调是以月经的周期及经量、经色、经质的异常为主症的月经病。临床上有月经先期、月经后期、月经先后无定期等情况。本病如伴有月经涩少，则可形成闭经；如若伴有月经过多，经期延长，则易发展为崩漏之症。月经不调多见于西医学的排卵型功能失调性子宫出血病、生殖器炎症或肿瘤等疾病中，可参考本病辨证施治。

【辨证要点】

1. 月经先期

月经先期为月经周期提前 1～2 周，连续 2 个月经周期以上均有提前者，经期正常。

（1）实热证

主症：月经量多，色深红，质黏稠。舌红，苔黄，脉数。

兼症：可伴有经前乳房、胸胁、少腹胀痛，烦躁易怒，口苦咽干。

（2）虚热证

主症：月经量少或多，色红质稠。舌红，苔少，脉细数。

兼症：可伴有颧赤唇红、手足心热、咽干口燥。

（3）气虚证

主症：月经量多，色淡质稀。舌淡，苔薄白，脉细弱。

兼症：可伴有神疲肢倦、纳少便溏。

2. 月经后期

月经后期为月经周期延后 1 周以上，甚至 3～5 个月一行，连续 2 个月经周期以上均有延后者，经期正常。

（1）血寒证

主症：月经量少，色暗有块。舌淡，苔白，脉沉。

兼症：可伴有小腹冷痛、喜热喜按、腰酸无力、小便清长。

（2）血虚证

主症：月经量少，色淡质稀。舌淡，苔薄，脉细无力。

兼症：可伴有小腹空痛，头晕眼花，心悸失眠，面色苍白。

（3）肾虚证

主症：月经量少，色淡暗，质稀。舌淡，苔白，脉沉细。

兼症：可伴有头晕耳鸣、腰膝酸软、带下清稀。

（4）气滞证

主症：月经量少，色暗有块。舌红，苔薄，脉弦。

兼症：可伴有胸胁、小腹胀痛，精神抑郁，胸闷不舒。

3. 月经先后无定期

月经先后无定期为月经周期提前或延后 1 ～ 2 周，连续 3 个周期以上不正常，经期正常。

（1）肝郁证

主症：月经量或多或少，色紫红，有血块，经行不畅。苔薄白或薄黄，脉弦。

兼症：可伴有胸胁、乳房及少腹胀痛，时欲太息。

（2）肾虚证

主症：月经量少，色淡质稀。舌质淡，苔薄，脉沉细。

兼症：可伴有头晕耳鸣、腰膝酸软、小便频数。

【辨证选穴】

1. 月经先期

（1）实热证

清热调经。主穴可选用足临泣、三阴交；应穴可选用关元、肝俞。

（2）虚热证

益阴调经。主穴可选用太溪、三阴交；应穴可选用关元、肾俞。

（3）气虚证

益气调经。主穴可选用足三里、三阴交；应穴可选用关元、脾俞。

2. 月经后期

（1）血寒证

和血温经。主穴可选用三阴交、血海；应穴可选用气海、命门。

（2）血虚证

益血调经。主穴可选用三阴交、足三里；应穴可选用气海、脾俞。

（3）肾虚证

益肾调经。主穴可选用太溪、三阴交；应穴可选用气海、肾俞。

（4）气滞证

理气调经。主穴可选用足窍阴、三阴交；应穴可选用气海、肝俞。

3. 月经先后无定期

（1）肝郁证

疏肝调经。主穴可选用太冲、三阴交；应穴可选用关元、肝俞。

（2）肾虚证

益肾调经。主穴可选用太溪、三阴交；应穴可选用关
元、肾俞。

【操作步骤】

采取转移兴奋灶针法，每次主穴、应穴各选 1～2 穴。
实证，先针刺主穴，强刺激，泻法；再针刺应穴，较弱刺
激，平补平泻法。留针 20 分钟，主穴中途行针 3 次，每次
10 秒钟。每日 1 次。虚证，先针刺主穴，较强刺激，平补
平泻法；再针刺应穴，弱刺激，补法。留针 20 分钟，主穴
中途行针 2 次。每日 1 次。

【注意事项】

1. 积极治疗引起痛经之原发病。

2. 锻炼身体，增强体质，减少痛经发生。

3. 生活起居有规律，劳逸结合，不宜过食生冷。

【临床医案】

1. 陈某，女，38 岁，教师。2018 年 5 月 18 日初诊。

主诉：月经周期提前 2 年。

现病史：患者既往月经规律，近 2 年因工作压力大，每
次月经提前 6～8 天，经期基本正常，偶有延长，经量时多
时少，色红质稠。经前烦躁易怒，少寐多梦，咽干口燥，有
时自觉下午发热，手足心热，经期大便易干结。舌红，少
苔，脉细数。

诊断：月经先期，虚热证。

治法：养阴清热调经。

治疗：先针刺太溪、三阴交，较强刺激，平补平泻法；

再针刺关元，弱刺激，补法。留针 20 分钟，在太溪、三阴交行针 2 次。每日 1 次。

医嘱：平素保持心情舒畅，情绪稳定，注意休息。

疗效：采取经前 1 周连和经后 1 周连续治疗，月经周期稍改善，提前日期缩短 1 天，经量适中，经期大便通畅，午后潮热及睡眠有所改善，做梦减少；第 2 次月经周期提前日期缩短 3 天，经期情绪较平稳；嘱其经行前 1 周、经后 1 周连续治疗，连续 3 个月，月经周期基本恢复正常。

2.江某，女，29 岁，职员。2019 年 12 月 12 日初诊。

主诉：月经周期推后半年余，经量少 3 个月。

现病史：患者自半年前开始，每次月经推后 15 天，周期 45～60 天，经期 5 天，量中，色淡，少块。近 3 个月经量减少二分之一。末次月经 2019 年 11 月 10 日，月经周期第 45 天月经来潮，量减少一半，色淡。平素易疲倦，久行后腰酸胀，白带量多，质稀，纳可，眠差，入睡困难，多梦易醒，大便正常，夜尿每晚 2 次。舌质淡，苔薄白，脉沉细。

诊断：月经后期，肾虚证。

治法：补肾调经。

治疗：先针刺太溪、三阴交，较强刺激，平补平泻法；再针刺肾俞、气海，弱刺激，补法。留针 20 分钟，在太溪、三阴交行针 1 次。每日 1 次。

医嘱：忌食生冷、寒凉之品，畅情志。

疗效：第 1 次连续治疗 1 周后，于 12 月 22 日月经来潮，5 天净，量、色、质同前，精神稍有好转，仍有腰骶部酸胀，二便、舌脉同前，经前连续治疗 1 周，于 2020 年 1 月 31 日来潮，月经量较前增多，月经周期推后稍改善，为

40 天左右，白带量较前减少，疲乏较前减轻，腰骶部酸胀感明显减轻，夜尿减少，纳眠可，舌质淡，苔薄白。嘱其经行前一周、经后一周连续治疗。连续治疗 3 个月，月经周期基本恢复正常。

第三节　产后缺乳

【疾病概述】

缺乳是指产后哺乳期内，产妇乳汁甚少或全无，又称产后乳少、乳汁不足等。缺乳的发生常与素体亏虚或形体肥胖、分娩失血过多及产后情志不畅、操劳过度、缺乏营养等因素有关。本病多因哺乳方法、营养、睡眠、情绪及健康状况等影响乳汁分泌。

【辨证要点】

1. 气血不足证

主症：产后乳少，甚或全无，乳汁清稀，乳房柔软无胀感。舌淡，苔薄白，脉细弱。

兼症：可伴有神倦食少，面色淡白或萎黄，头晕目眩，少气懒言，倦怠乏力。

2. 肝气郁滞证

主症：产后乳汁甚少，浓稠，或乳汁不下，乳房胀硬疼痛。舌淡红，苔薄黄，脉弦细或弦数。

兼症：可伴有情志抑郁、胸胁胀闷、食欲不振，或身有微热。

3. 痰浊阻滞证

主症：产后乳汁甚少或者全无，乳房硕大或下垂，丰满但无涨感，乳汁稀薄。舌淡胖，苔厚腻，脉弦滑。

兼症：可伴有形体肥胖，胸闷痰多，纳呆呕恶，腹胀便溏，肢体困重，嗜睡。

【辨证选穴】

1. 气血不足证

益气通乳。主穴可选少泽、血海；应穴可选用膻中、脾俞、胃俞。

2. 肝气郁滞证

理气通乳。主穴可选少泽、内关；应穴可选用膻中、肝俞、脾俞。

3. 痰浊阻滞证

化浊通乳。主穴可选少泽、丰隆；应穴可选用膻中、中脘、脾俞。

【操作步骤】

采取转移兴奋灶针法，每次主穴、应穴各选 1 ～ 2 穴。实证，先针刺主穴，强刺激，泻法；再针刺应穴，较弱刺激，平补平泻法。留针 20 分钟，主穴中途行针 3 次，每次 10 秒钟。每日 1 次。虚证，先针刺主穴，较强刺激，平补平泻法；再针刺应穴，弱刺激，补法。留针 20 分钟，主穴中途行针 1 次。每日 1 次。

【临床医案】

1. 杨某，女，32 岁，教师，已婚。2021 年 2 月 25 日初诊。

主诉：产后 7 天，乳汁清稀量少。

现病史：患者于 2021 年 2 月 19 日顺产一男婴，纯母乳喂养，现乳汁量少，质清稀，乳房柔软无胀痛，恶露量少，色淡，面色无华，神疲乏力，气短汗出，头晕目眩，形体瘦削，纳少，寐可。舌质淡，苔薄白，脉沉细。

诊断：缺乳，气血不足。

治法：益气补血。

医嘱：嘱患者提高营养，畅情志，培养婴儿主动吮吸母乳的习惯。

治疗：先针刺少泽、血海，较强刺激，平补平泻法；再针刺膻中、脾俞，弱刺激，补法。留针 20 分钟，少泽、血海中途行针 1 次。每日 1 次。

疗效：初诊连续治疗 1 周后，乳汁稍增，仍不足喂养，头晕目眩较前好转，食欲稍加，面色淡红；2 周后，乳房较前充盈，乳汁增多，分泌通畅，质稠，足够喂养。舌淡，苔薄白，脉细弱。治疗 2 个月后，奶水正常，母婴健康。

2. 陈某，女，36 岁，公务员，已婚。2020 年 8 月 13 日初诊。

主诉：产后 25 天乳汁过少。

现病史：患者诉于 2020 年 7 月 19 日顺产一女婴，产后乳汁量少清稀，双乳胀满疼痛，偶有乳汁不下，婴儿吮吸后极易哭闹不止，日间需添加奶粉 3～4 次，夜间 1～2 次。现精神萎靡，心情抑郁，食少，面色萎黄，大便干结，小便正常。舌淡红，苔薄，脉弦细。

诊断：缺乳，肝气郁滞。

治法：疏肝解郁。

医嘱：嘱患者注意休息，调畅情志，补充营养。

治疗：先针刺少泽、内关，强刺激，泻法；再针刺膻中、肝俞，弱刺激，补法。留针 20 分钟，少泽、内关中途行针 3 次，每次 10 秒钟。每日 1 次。

疗效：连续每日治疗1周后，患者诉乳房胀痛稍减，乳汁较前增加，分泌通畅，日间添加奶粉3～4次，夜间无需添加奶粉，自觉睡眠质量有改善，食量增加；2周后，患者诉乳汁渐多，疼痛消失，仍有胀满感，婴儿吸吮后能安睡一段时间，哭闹次数减少，日间只需添加奶粉2～3次，不适症状明显改善；3周后，患者诉乳汁明显增多，只需添加奶粉1～2次，见面色红润，精神饮食及睡眠尚好；连续治疗5周后，乳汁明显增多，无需添加奶粉喂养。

第四节 带 下

【疾病概述】

带下是指女性阴道分泌物的量明显增多，色、质、气味发生异常。西医学的阴道炎、子宫颈炎、盆腔炎、妇科肿瘤等疾病引起的带下增多可参考本病辨证施治。

【辨证要点】

1. 湿热下注证

主症：多为新病，带下黏腻色黄，其气臭秽，或带下色红。舌红，苔黄腻或黄，脉濡数或弦数。

兼症：可伴有口苦咽干、心悸失眠，急躁易怒，大便干结，小便短赤等。

2. 寒湿内停证

主症：多为久病，带下稀薄色白，气腥。舌淡，苔白滑，脉迟濡或沉迟。

兼症：可伴有腰重酸痛、头晕神倦、肢体疲乏、食欲不振等。

【辨证选穴】

1. 湿热下注证

清湿止带。主穴可选用内庭、侠溪、阳陵泉；应穴可选用脾俞、肝俞。

2. 寒湿内停证

祛寒止带。主穴可选用太白、阴陵泉、足三里；应穴可选用中极、脾俞、命门。

【操作步骤】

采取转移兴奋灶针法，每次主穴、应穴各选 1～2 穴。先针刺主穴，强刺激，泻法；再针刺应穴，较弱刺激，平补平泻法。留针 20 分钟，主穴中途行针 3 次，每次 10 秒钟。隔日 1 次。

【注意事项】

1. 注意个人卫生，保持外阴清洁干燥。

2. 保证营养均衡，锻炼身体，增强机体免疫力。

3. 积极寻找病因，对症治疗。

【临床医案】

1. 李某，女，36 岁，家庭主妇。2018 年 11 月 13 日初诊。

主诉：白带增多 2 个月。

现病史：近 2 个月以来白带突然增多，色淡质稀，微酸无臭味。白天时常觉神疲乏力感，口不干、不苦，纳少寐平，大便时溏，日行 1 次，小便平。妇科检查未见异常。

诊断：带下，证属寒湿内停。

治法：散寒祛湿。

治疗：先针刺太白、阴陵泉，较强刺激，泻法；再针刺脾俞、命门，弱刺激，补法。留针 20 分钟，在主穴行针

3 次，每次 10 秒钟。隔日 1 次。

医嘱：平素当禁食生冷，注意保暖，适当运动。

疗效：连续治疗 3 次后，白带量明显减少，人觉清爽；继续治疗 6 次，白带已恢复正常，人亦无其他不适。3 个月后随访未有复发。

2.王某，女，28 岁，推销员。2018 年 7 月 21 日初诊。

主诉：白带增多、色黄黏稠 3 日。

现病史：白带增多，色黄黏稠，伴有腥臭味，会阴部潮湿痒不适，口干稍苦，有疲倦感，余无明显不适。

诊断：带下，证属湿热下注。

治法：清热祛湿。

治疗：先针刺内庭、侠溪，强刺激，泻法；再针刺肝俞，弱刺激，平补平泻法。留针 20 分钟，在主针行针 3 次，每次 10 秒钟。每日 1 次。

医嘱：饮食清淡，注意患处清洁。

疗效：连续治疗 3 次后，白带量明显减少，色淡，人觉轻松。2 周后随访未有复发。

第五节　阴　痒

【疾病概述】

阴痒是指女性外阴及阴道瘙痒，甚则痒痛难忍，坐卧不宁，或伴带下增多者。西医学的外阴瘙痒症、外阴炎、阴道炎及外阴营养不良等引起的阴痒可参考本病辨证施治。

【辨证要点】

1.肝肾阴虚证

主症：阴部干涩、奇痒难忍，或阴部皮肤变白、增厚或萎缩、皲裂破溃。舌红，苔少，脉弦细而涩。

兼症：可伴有五心烦热，头晕目眩，时有烘热汗出、腰膝腿软等。

2. 肝经湿热证

主症：阴部瘙痒灼痛，带下量多，色黄如脓，稠黏臭秽。舌红，苔黄腻，脉弦滑而数。

兼症：可伴有头晕目眩、口苦咽干、心烦不宁、便秘溲赤等。

3. 湿浊滋生证

主症：阴部瘙痒，痒如虫行，甚则奇痒难忍，灼热疼痛，带下量多，色黄呈泡沫状，或色白如豆渣状，臭秽。舌红，苔黄腻，脉滑数。

兼症：可伴有心烦少寐、胸闷呃逆、口苦咽干、小便黄赤等。

【辨证选穴】

1. 肝肾阴虚证

降火止痒。主穴可选用行间、蠡沟、百虫窝、照海；应穴可选用中极、会阳、肝俞、肾俞。

2. 肝经湿热证

清湿止痒。主穴可选用行间、蠡沟、百虫窝、血海；应穴可选用中极、会阳、胆俞、肝俞。

3. 湿虫滋生证

杀虫止痒。主穴可选用三阴交、蠡沟、百虫窝、血海；应穴可选用中极、会阳、肝俞、脾俞。

【操作步骤】

采取转移兴奋灶针法，每次主穴、应穴各选 1～2 穴。

先针刺主穴，强刺激，泻法；再针刺应穴，较弱刺激，平补平泻法。留针 20 分钟，主穴中途行针 3 次，每次 10 秒钟。每日 1 次。

【注意事项】

1. 积极寻找病因，去除诱因。

2. 注意个人卫生，保持外阴清洁干燥。

3. 避免搔抓及用肥皂烫洗患处。

【临床医案】

1. 王某，女，41 岁，教师。2017 年 8 月 23 日初诊。

主诉：阴部瘙痒 1 个月。

现病史：自觉阴道内及外阴部瘙痒，时有发作，坐卧不安，白带较之前增多，色黄。口干口苦，心情烦躁，纳可，夜寐差，二便尚可。舌红，苔薄黄，脉弦数。

诊断：阴痒，证属肝经湿热。

治法：清肝泄热。

治疗：先针刺行间、百虫窝，强刺激，泻法；再针刺中极，较弱刺激，平补平泻法。留针 20 分钟，在主穴行针 3 次，每次 10 秒钟。隔日 1 次。

医嘱：平素当禁食生冷，注意保暖，适当运动。

疗效：治疗 1 次后，觉痒微，白带量减少，阴部清爽感，心情佳；继续治疗 5 次，阴痒亦无，无其他不适。3 个月后随访未有复发。

2. 张某，女，55 岁，退休工人。2018 年 11 月 20 日初诊。

主诉：阴部瘙痒半个月。

现病史：自觉阴部瘙痒，夜寐尤甚，难以入睡，睡眠时间 3～4 小时，心情烦躁，白带少，口干喜饮冷，大便干结，2 日行 1 次，小便平。舌红，少苔，脉细数。

诊断：阴痒，证属肝肾阴虚。

治法：补肾益肝。

治疗：先针刺照海、蠡沟，强刺激，泻法；再针刺中极、肾俞，较弱刺激，平补平泻法。留针 20 分钟，在主穴行针 3 次，每次 10 秒钟。隔日 1 次。

医嘱：饮食清淡，注意会阴部清洁。

疗效：治疗 1 次后，觉瘙痒感减轻，睡眠时间有 5 小时，人较前觉轻松；连续治疗 7 次，阴痒消失，亦无其他不适。3 个月后随访未有复发。

第六节　小儿痄腮

【疾病概述】

小儿痄腮指以发热、耳下腮部漫肿疼痛为临床主要特征的时行疾病。本病多因风温邪毒壅阻少阳经脉引起，一年四季都可发生，冬春易于流行。学龄儿童发病率高，能在儿童群体中流行。西医学的流行性腮腺炎可参考本病辨证施治。

【辨证要点】

1. 邪犯少阳证

主症：轻微发热恶寒，一侧或两侧耳下腮部漫肿疼痛，咀嚼不便。舌红，苔薄白或淡黄，脉浮数。

兼症：可伴有头痛、咽痛、纳少等。

2. 热毒壅盛证

主症：高热不退，腮部肿胀疼痛，坚硬拒按，张口、咀嚼困难，烦躁不安，口渴引饮。舌红，苔黄，脉滑数。

兼症：可伴有头痛、呕吐、咽部红肿、食欲不振、尿少黄赤等。

变证中尚有邪陷心肝、毒窜睾腹，在此不详述。

【辨证选穴】

1. 邪犯少阳证

疏热解毒消肿。主穴可选用外关、合谷、太冲；应穴可选用翳风、颊车、风池。

2. 热毒壅盛证

泄热解毒消肿。主穴可选用外关、合谷、行间；应穴可选用翳风、颊车、太阳。

【操作步骤】

采取转移兴奋灶运动针法，每次主穴、应穴各选 1～2 穴。先针刺主穴，强刺激，泻法；再针刺应穴，较弱刺激，平补平泻法。留针 20 分钟，主穴中途行针 2 次，每次 10 秒钟，并且嘱咐患者做咀嚼运动。每日 1 次。

【注意事项】

1. 患儿当隔离治疗，避免传染。

2. 饮食清淡，注意口腔卫生。

【临床医案】

1. 曹某，男，8 岁，学生。2019 年 4 月 23 日初诊。

主诉：左侧面部肿痛 3 日。

现病史：母亲代诉，患儿 2 日前左侧耳旁疼痛，今日肿甚，张口不利，触之即痛。舌红，苔薄黄，脉数有力。

专科检查：左侧腮腺管口红肿，左侧耳后及面部肿胀，色如常，触之有弹性、疼痛感加强。

诊断：痄腮，证属邪犯少阳。

治法：清肝泻火。

治疗：先针刺外关、合谷，强刺激，泻法；再针刺翳风、颊车，较弱刺激，平补平泻法。留针20分钟，在主穴行针2次，每次10秒钟，并且嘱咐患者做咀嚼运动，疼痛即刻舒缓。每日1次。

医嘱：饮食清淡，禁食辛辣、刺激食物。

疗效：治疗1次后，觉肿消痛减；继续治疗4次，左侧腮腺管口红肿及左侧面部肿痛完全消失，临床痊愈。

2. 于某，女，9岁，学生。2018年3月28日初诊。

主诉：右侧面部肿痛1日。

现病史：奶奶代诉，患儿今日晨起右脸颊及耳旁红肿疼痛，张口受限。舌红，苔黄，脉滑数有力。

专科检查：右侧腮腺管口红肿，右侧耳后及右侧面颊部红肿、发热，触之痛甚。

诊断：痄腮，证属热毒壅盛。

治法：清热解毒。

治疗：先针刺外关、太冲，强刺激，泻法；再针刺太阳、颊车，较弱刺激，平补平泻法。留针20分钟，在主穴行针2次，每次10秒钟，并且嘱咐患者做咀嚼运动，疼痛即刻舒缓。每日1次。

医嘱：饮食清淡，禁食辛辣、刺激食物。

疗效：第1次治疗过程中，肿痛逐渐减轻；继续治疗2次，右侧腮腺管口红肿及右侧面颊部、耳后肿痛完全消失，临床痊愈。

第七节　小儿厌食

【疾病概述】

小儿厌食指小儿较长时期不思饮食、厌恶摄食的一种病证。若因其他外感或内伤疾病中出现厌食症状，则不属于本病论述。

【辨证要点】

1.脾失健运证

主症：厌恶进食，饮食乏味，食量减少，精神尚可。舌苔薄白或白腻，脉略滑。

兼症：可伴有胸脘痞闷，嗳气泛恶，偶尔多食后脘腹饱胀、大便不调等。

2.脾胃气虚证

主症：不思饮食，食不知味，食量减少，形体偏瘦，面色少华，精神欠振。舌淡，苔薄白，脉细弱。

兼症：可伴有大便溏薄或夹有不消化物。

3.脾胃阴虚证

主症：不思饮食，食少饮多，面黄少华。舌红少津，苔少或花剥，脉细。

兼症：可伴有口舌干燥、大便偏干、小便色黄等。

【辨证选穴】

1.脾失健运证

健脾益气。主穴可选用足三里、三阴交；应穴可选用中脘、脾俞。

2. 脾胃气虚证

补益脾胃。主穴可选用足三里、三阴交；应穴可选用中脘、气海。

3. 脾胃阴虚证

滋胃益阴。主穴可选用足三里、三阴交；应穴可选用中脘、胃俞。

【操作步骤】

采取转移兴奋灶针法，每次主穴、应穴各选1～2穴。先针刺主穴，较强刺激，平补平泻法；再针刺应穴，弱刺激，补法。留针20分钟，主穴中途行针2次。隔日1次。

【注意事项】

1. 明确病因，对症治疗。

2. 定时进餐，营养均衡。

3. 起居有时，适当运动以促进食欲。

【临床医案】

1. 黄某，女，5岁。2018年6月10日初诊。

主诉：胃口不佳2个月。

现病史：奶奶代诉，患儿近2个月以来无明显诱因出现饮食量减少，平时喜喝饮料，面色稍黄，口唇不华，大便干结2～3日行1次。舌鲜红，苔少，脉细数。

诊断：厌食，证属脾胃阴虚。

治法：滋养脾胃。

治疗：先针刺三阴交，较强刺激，平补平泻法，中途行针1次；再针刺承浆、中脘，弱刺激，补法。留针20分钟。隔日1次。

医嘱：勿食饮料、零食，培养正常饮食习惯。

疗效：连续治疗 3 次后，患儿饮食稍有增多；继续治疗 9 次，患儿能正常饮食，面色红润，二便平。3 个月后，随访饮食正常，未有复发。

2.唐某，男，4 岁。2017 年 5 月 12 日初诊。

主诉：饮食不多 6 个月。

现病史：母亲代诉，患儿半年以来饮食量明显减少，常常刚吃几口就说饱了。喜食口味较重食物，但量亦不多，面色苍白，口唇色淡，体形瘦小，大便日行 1 次，质软量少。舌淡红，苔薄白，脉细弱。

诊断：厌食，证属脾胃气虚。

治法：补脾益气。

治疗：先针刺足三里，较强刺激，平补平泻法，中途行针 1 次；再针刺中脘、胃俞，弱刺激，补法。留针 20 分钟。隔日 1 次。

医嘱：清淡易消化饮食，适当运动。

疗效：连续治疗 3 次后，觉患儿饮食逐渐增多；继续治疗 9 次，患儿能正常饮食，面色红润，体重较治疗前重 1.5kg，二便平。3 个月后随访饮食正常，未有复发。

第八节　小儿感冒

【疾病概述】

小儿感冒是小儿常见的外感疾病之一，临床以发热恶寒、头痛鼻塞、流涕咳嗽、打喷嚏为特征。本病发病率占儿科疾病首位，一年四季均可发病，以冬春多见，在季节变换、气候骤变时发病率高。

【辨证要点】

感冒辨证可从发病情况、全身及局部症状着手。冬春多风寒、风热及时行感冒，夏秋季节多暑邪感冒，发病呈流行性者为时行感冒。感冒日久或反复感冒多为正虚感冒。除常证外，小儿患感冒因其生理病理特点，易于出现夹痰、夹滞、夹惊的兼夹证。

1. 风寒感冒

主症：恶寒发热、无汗，头痛，鼻塞流涕，喷嚏，咳嗽，喉痒。舌偏淡，苔薄白，脉浮紧。

2. 风热感冒

主症：发热重，恶风，有汗或无汗，头痛，鼻塞流脓涕，喷嚏，咳嗽，痰黄黏，咽红或肿，口干而渴。舌质红，苔薄白或黄，脉浮数。

3. 暑邪感冒

主症：发热无汗，头痛鼻塞，身重困倦，咳嗽不剧，胸闷泛恶，食欲不振，或有呕吐泄泻。舌质红，苔黄腻，脉数。

4. 时行感冒

主症：全身症状较重，壮热嗜睡，汗出热不解，目赤咽红，肌肉酸痛，或有恶心呕吐，或见疹点散布。舌红，苔黄，脉数。

【辨证选穴】

1. 风寒感冒

疏风散寒解热。主穴可选用合谷、支沟、曲池；应穴可选用风池、迎香、咽安 1 号。

2. 风热感冒

疏风散热解热。主穴可选用少商、合谷、曲池；应穴可选用太阳、迎香、咽安 1 号。

3. 暑邪感冒

清暑解热。主穴可选用合谷、内关、曲池；应穴可选用太阳、迎香、咽安 1 号。

4. 时行感冒

清热化毒解热。主穴可选用合谷、少商、曲池；应穴可选用太阳、迎香、咽安 1 号。

【操作步骤】

采取转移兴奋灶针法，每次主穴、应穴各选 1 ～ 2 穴。先针刺主穴，强刺激，泻法；再针刺应穴，较弱刺激，平补平泻法。留针 20 分钟，主穴中途行针 2 次，每次 10 秒钟。每日 1 次。

【注意事项】

1. 避风寒，适寒暖，保证充足睡眠。

2. 呼吸道疾病高发季节，避免去人群聚集的公共场所，防止交叉感染。

3. 饮食清淡，勿食辛辣刺激类食物。

【临床医案】

1. 肖某，男，6 岁，学生。2019 年 5 月 14 日初诊。

主诉：喷嚏、鼻塞、流涕、咳嗽 2 日。

现病史：母亲代诉，患儿昨日晨起出现打喷嚏、鼻塞、流涕，轻微咳嗽，昨晚发热至 38.8℃，现觉怕冷，人没精神，饮食不多，夜寐不安，大便日行 1 次，小便平。舌淡红，苔薄白，脉浮紧。舌淡红，苔薄白，脉浮紧数。

专科检查：双下鼻甲肿大，鼻黏膜充血水肿，咽腔黏膜充血水肿，扁桃体Ⅰ度肿大。

诊断：感冒，证属风寒犯肺。

治法：疏风散寒。

治疗：先针刺支沟、曲池，较强刺激，泻法；再针刺迎香、风池，较弱刺激，补法。留针20分钟，在支沟、曲池行针2次，每次10秒钟。每日1次。

医嘱：避风寒，清淡饮食。

疗效：第1次治疗后，回家热退，鼻塞、流涕改善；继续治疗2次，打喷嚏、鼻塞、流涕、咳嗽均无，未再发热，临床痊愈。

2.田某，女，7岁，学生。2018年4月3日初诊。

主诉：咽痛、发热2日。

现病史：父亲诉患儿昨晚出现咽痛，发热至39.1℃，刻下仍有鼻塞，咽稍痛，发热畏寒，体温38.4℃，轻微咳嗽，口干。舌淡红，苔薄黄，脉浮数。

专科检查：咽腔黏膜充血水肿，扁桃体Ⅰ度肿大。

诊断：感冒，证属风热犯肺。

治法：疏风清热。

治疗：先针刺合谷、曲池，强刺激，泻法；再针刺咽安1号、迎香，较弱刺激，平补平泻法。留针20分钟，在主穴行针2次，每次10秒钟。每日1次。

医嘱：避风寒，清淡饮食。

疗效：第1次治疗结束后，鼻塞、咽痛明显减轻；继续治疗2次，鼻塞、咽痛、咳嗽均无，未再发热，临床痊愈。

第九节　小儿遗尿

【疾病概述】

小儿遗尿又称尿床，指年满 3 周岁以上的小儿睡眠中小便自遗，醒后方觉的一种病证。偶因疲劳或睡前多饮而遗尿者，不作病态。遗尿的发生常与禀赋不足、久病体虚、习惯不良等因素有关。本病病位在膀胱，与任脉及肾、脾、肺、肝关系密切，基本病机是膀胱和肾的气化功能失调，膀胱约束无权。西医学中精神因素、泌尿系统异常或感染、隐性脊柱裂等导致的遗尿可参考本病辨证施治。

【辨证要点】

主症：睡中尿床，醒后方觉，数夜或每夜 1 次，甚至一夜数次。

1. 肾气不足证

主症：睡中尿床，醒后方觉，数夜或每夜 1 次，甚至一夜数次。

兼症：畏寒肢冷，腰膝软。舌淡，苔薄白，脉沉细无力。

2. 肺脾气虚证

主症：睡中尿床，醒后方觉，数夜或每夜 1 次，甚至一夜数次。

兼症：疲劳后遗尿加重，面色无华，少气懒言，常自汗出，易感冒，纳呆便溏。舌淡，苔白，脉细弱。

3. 心肾失交证

主症：睡中尿床，醒后方觉，数夜或每夜 1 次，甚至每夜数次。

兼症：昼日多动少静，夜间寐不安宁，五心烦热，形体消瘦。舌红少津，脉细数。

4. 肝经郁热证

主症：睡中尿床，醒后方觉，数夜或每夜 1 次，甚至一夜数次。

兼症：尿黄量少，气味臊臭，性情急躁，面赤唇红，或夜寐磨齿。舌红，苔黄，脉弦数。

【辨证选穴】

1. 肾气不足证

益肾止尿。主穴可选用蠡沟、大钟、太溪；应穴可选用肾俞、关元、膀胱俞。

2. 肺脾气虚证

补益肺脾止尿。主穴可选用蠡沟、大钟、足三里；应穴可选用肺俞、脾俞、膀胱俞。

3. 心肾失交证

清宁心肾止尿。主穴可选用蠡沟、大钟、神门；应穴可选用心俞、肾俞、膀胱俞。

4. 肝经郁热证

清肝止尿。主穴可选用蠡沟、大钟、太冲；应穴可选用肝俞、关元、膀胱俞。

【操作步骤】

采用转移兴奋灶针法，每次主穴、应穴各选 1～2 穴。先针刺主穴，较强刺激，平补平泻法；再针刺应穴，弱刺激，补法。留针 20 分钟，中途主针行针 2 次，每次 10 秒钟。每日 1 次。

【注意事项】

1.适当运动，提高身体素质。

2.饮食清淡，营养均衡，忌食寒凉、辛辣、刺激等食物。

3.起居有时，保证充足的睡眠，睡前减少或避免饮水。

【临床医案】

1.李某，男，9岁，学生。2020年1月9日初诊。

主诉：1周遗尿3～4次。

现病史：患儿5岁前曾时有遗尿史，因年龄太小未予重视，现遗尿次数增多，夜间不能控制排尿，遂来就诊。刻下症见：形体瘦小，每周遗尿3～4次，小便清长，伴神疲乏力，睡眠深沉，夜间不易唤醒，畏寒肢冷，纳食一般，大便调，舌淡，苔薄白，脉细。

专科检查：腹软，无压痛及反跳痛，脊柱无畸形，X线片未发现生理缺陷的脊椎裂，头颅CT未发现脑部异常，泌尿系彩超未发现膀胱结构异常，巴宾斯基征、脑膜刺激征均未引出。

诊断：小儿遗尿，证属肾气不足。

治法：补肾益气。

治疗：先针刺蠡沟、太溪，较强刺激，平补平泻法；再针刺肾俞、关元，弱刺激，补法。留针20分钟，主针中途行针2次，每次10秒钟。每日1次，10次为1个疗程。

医嘱：治疗过程中嘱患儿家长多耐心关爱患儿心情，勿打骂；家长要指导患儿养成良好的生活习惯，如控制饮水量、睡前排尿、睡前不过度兴奋等；坚持进行排尿训练，使患儿逐渐延长排尿间隔，并在夜间遗尿时间前唤醒患儿主动排尿。平素当禁食生冷，避风寒。

疗效：2020 年 1 月 20 日二诊，患儿乏力减轻，夜间较易唤醒，夜间遗尿次数明显减少，每周 1 ～ 2 次，继续按上述处方治疗以巩固疗效；持续治疗 3 个疗程后，遗尿症状基本消失，夜间可自行起床排尿。

2. 马某，男，5 岁 10 月。2019 年 8 月 17 日初诊。

主诉：遗尿 2 年余，每周遗尿 ≥ 6 次。

现病史：家长代述，患儿因长期晚间使用纸尿裤，未养成排尿习惯。现每周遗尿 ≥ 6 次，每日可有 1 ～ 2 次，尿量大，味较小，色淡黄，平日饮水量大，晚间有饮水习惯，纳可，平素易积食，眠略差，易翻身。望诊：患儿好动、精神可，无活动后疲乏，脸色略黄。

专科检查：腹软，无压痛及反跳痛，脊柱无畸形，未行辅助检查。

诊断：小儿遗尿，证属心肾失交。

治法：交通心肾。

治疗：先针刺蠡沟、神门，较强刺激，平补平泻法；再针刺心俞、肾俞，弱刺激，补法。留针 20 分钟，主针中途行针 2 次，每次 10 秒钟。每日 1 次，10 次为 1 个疗程。

医嘱：嘱其晚间减少饮水，定时解小便。平素当禁食生冷，避风寒。

疗效：自初诊至 2019 年 8 月 27 日，治疗 10 次，患儿遗尿明显改善，遗尿次数 3 次 / 周，每日遗尿 ≤ 1 次，依上方继续针刺治疗 2 个疗程痊愈。

第十节　小儿食积

【疾病概述】

小儿食积指小儿内伤乳食、积而不化、滞而不消所致的一种胃肠疾病。小儿食积的发生常与素体虚弱、饮食不节、喂养不当等因素有关。本病病位在胃肠。基本病机是脾胃运化失调，气机升降失常。西医学的小儿功能性消化不良等疾病可参考本病辨证施治。

【辨证要点】

1.乳食内积证

主症：不思饮食，脘腹胀满或疼痛，或伴有呕吐，大便酸臭或溏薄。

兼症：脘腹胀满，疼痛拒按，烦躁多啼，夜卧不安，呕吐乳块或酸馊食物。舌淡红，苔厚腻，脉滑。

2.脾胃虚弱证

主症：不思饮食，脘腹胀满或疼痛，或伴有呕吐，大便不成形或溏薄。

兼症：腹满喜按，时有呕恶，面色萎黄，形体消瘦，困倦乏力，夜卧不安，大便夹有乳食残渣。舌淡白，苔白腻，脉细弱无力。

【辨证选穴】

1.乳食内积证

消食化积。主穴可选用四缝、上巨虚；应穴可选用中脘、天枢、梁门、胃俞。

2. 脾胃虚弱证

益气化积。主穴可选用四缝、足三里；应穴可选用中脘、天枢、脾俞、胃俞。

【操作步骤】

采用转移兴奋灶针法，每次主穴、应穴各选 1 ～ 2 穴。先针刺主穴，较强刺激，平补平泻法；其中，针四缝后，须推挤出黄色液体，如由黄色转至红色最佳；再针刺应穴，弱刺激，补法。留针 20 分钟，中途主针行针 2 次，每次 10 秒钟。每日 1 次。

【注意事项】

1. 保证充足的睡眠时间，养成良好的饮食习惯。

2. 进食少量多餐，注意用餐情绪，愉快进食。

3. 饮食多样化，食用易于消化吸收、富有营养的食物。

【临床医案】

1. 朱某，男，8 岁，学生。2021 年 6 月 2 日就诊。

主诉：不思饮食半年。

现病史：患儿半年前出现食欲不振，平素喜油腻饮食；现形体消瘦，面色萎黄，不思饮食，食则饱胀，有少量白发，睡眠不佳，大便溏薄、酸臭，夹有食物残渣，小便黄，舌淡，苔白厚腻，脉细弱。

诊断：小儿食积，证属脾胃虚弱。

治法：补脾益胃。

治疗：先针刺四缝、足三里，较强刺激，平补平泻法；再针刺中脘、脾俞，弱刺激，补法。留针 20 分钟，主针中途行针 2 次，每次 10 秒钟。每日 1 次。10 次为 1 个疗程。

医嘱：嘱清淡饮食，减少油腻肉食，增加蔬菜及粗纤维食物。

疗效：2021年6月12日复诊，患儿食欲较前改善，饮食均衡，面色红润，睡眠安稳，大便成形，无酸臭味。治疗3个疗程痊愈。

2.张某，女，5岁。2019年5月2日就诊。

主诉：不思饮食1周。

现病史：近日饮食过度，胸膨腹胀，脘闷嗳气，纳食呆钝，夜卧不安，手心作热，口干唇焦，大便溏垢不爽，小便短少而浑，苔色黄腻，脉弦滑。

诊断：小儿食积，证属乳食内积。

治法：行气消积。

治疗：先针刺四缝、上巨虚，较强刺激，平补平泻法；再针刺梁门、建里，弱刺激，补法。留针20分钟，主针中途行针2次，每次10秒钟。每日1次，10次为1个疗程。

医嘱：嘱清淡饮食，减少油腻肉食，增加蔬菜及粗纤维食物。

疗效：2019年5月12日复诊，患儿食欲较前改善，饮食均衡，无腹胀、嗳气，睡眠安稳，口唇红润，大便成形。2个月后随访无复发。

参考文献

［1］李梴.医学入门［M］.北京：人民卫生出版社，2006.

［2］周学海.内经评文素问［M］.邹纯朴，薛辉，李海峰，校注.北京：中国中医药出版社，2015.

［3］周学海.内经评文灵枢［M］.李海峰，陈正，刘庆宇，等，校注.北京：中国中医药出版社，2015.

［4］邱茂良.针灸学［M］.上海：上海科学技术出版社，2000.

［5］严洁，朱兵.针灸基础与临床［M］.长沙：湖南科学技术出版社，2010.

［6］王士贞.中医耳鼻咽喉科学［M］.北京：中国中医药出版社，2007.

［7］孔维佳.耳鼻咽喉头颈外科学［M］.北京：人民卫生出版社，2005.

［8］盛燮荪，陈峰.盛氏针灸临床经验集［M］.北京：人民卫生出版社，2008.

［9］王永钦.中医耳鼻咽喉口腔科学［M］，2版.北京：人民卫生出版社，2011.

［10］黄春丽.耳穴治疗学［M］.北京：科学技术文献出版社，2005.

［11］谢强，杨淑荣，黄冰林.盱医谢强五官科针灸传珍［M］.北京：中国医药科技出版社，2016.

［12］谢强，邓玲玲，黄冰林.盱江谢氏喉科传珍［M］.南昌：江西科学技术出版社，2017.

［13］金观源，相嘉嘉，金雷.临床针灸反射学［M］.北京：清华大学出版社，2017.

［14］谢强，李唯钢.耳鼻咽喉的生理病理及治法特点［J］.江西中医药，1987，（1）：46-47.

［15］谢强，卢娜环.盱江喉科流派传衍探析［J］.江西中医学院学报，2014，26（1）：11-15.

［16］唐卫华.十二经脉流注、标本根结理论与五输穴出入合论［J］.中国医药学报，2004，19（4）：197-199.

［17］王鸿模.古典经络理论本义与辨析［J］.中国针灸，2006，26（7）：489-493.

［18］李岩，宫涛.关于标本根结学说几个问题的管见［J］.针刺研究，1998（4）：316-318.

［19］刘颖，张学丽，解秸萍.《难经》五输穴主治作用临床发挥［J］.中国中医药信息杂志.2006，13（7）：85-86.

［20］杨志新."从阴引阳，从阳引阴"理论及临床应用［J］.中国针灸，2003，23（10）：613-614.

［21］王国强，胡森，张宝林，等.中枢神经在神经－内分泌－免疫网络中的调节作用研究进展［J］.感染－炎症修复，2006，7（3）：187-189.

［22］王玢，迟华基，袁方曜.神经内分泌免疫与疾病［J］.山东教育学院学报，2006，115（3）：133-135.

［23］罗燕.论古典经络功能系统与现代神经内分泌免疫网络学说的通融［J］.河北中医，2007，29（4）：343-344.

［24］贾红玲，张永臣，单秋华.针刺镇痛的中医理论与西医神经－内分泌－免疫网络调节［J］.针刺临床杂志，2006，22（9）：6-7.

［25］何晓玲，刘乡.强电针穴位对背角神经元镇痛效应广泛性的中枢机制［J］.生理学报，1995，47（6）：605-609.

［26］刘建武，刘建民，熊源胤，等.针灸对类风湿性关节炎神经－内分泌－免疫网络调节作用的研究进展［J］.中医研究，2006，19（3）：57-60.

［27］李平.耳穴贴压对女性更年期症状及血清内分泌激素的影响［J］.中国临床康复，2005，9（15）：140-141.

［28］阎圣秀，阎庆军.耳穴贴压对幼儿免疫功能的影响［J］.上海针灸杂志，1996，15（3）：18-19.

［29］白海燕，郭敏.耳穴贴压干预下肠癖康对溃疡性结肠炎患者免疫复合物IgG、补体C3的影响针灸学研究［J］.针灸学研究，2009，24（1）：36-38.

［30］谢强，李芳，李思宏，等.简易经典的特色针刺法——旴江转移兴奋灶针刺法［J］.澳门中医药杂志，2021，23（12）：71-77.

［31］李芳，黄冰林，谢强，等.旴江谢氏转移兴奋灶针刺法的临床应用［J］.澳门中医药杂志，2021，23（12）：61-65.

［32］王华，杜元灏.针灸学［M］.北京：中国中医药出版社，2012.

［33］廖品东.小儿推拿学［M］.北京：人民卫生出版社，2016.

［34］马宝璋，齐聪.中医妇科学［M］.北京：中国中医药出版社，2012.

［35］高树中，杨骏.针灸治疗学［M］.北京：中国中医药出版社，2016.

［36］董守义.耿翠芝.乳腺疾病诊治［M］.北京：人民卫生出版社，2017.

［37］张子固.伍建春.实用乳腺良性疾病的诊断与治疗［M］.北京：化学工业出版社，2013.